ME 国家级继续医学教育项目教材

生殖器整形培训系列教材

生殖器整形
综合培训教材

总主编　李世荣

主　编　朱晓海

中华医美研究院
重庆星荣整形外科医院　组织编写

中华医学电子音像出版社
CHINESE MEDICAL MULTIMEDIA PRESS
北　京

图书在版编目（CIP）数据

生殖器整形综合培训教材/朱晓海主编． —北京：中华医学电子音像出版社，2024.5
ISBN 978 - 7 - 83005 - 423 - 6

Ⅰ.①生…　Ⅱ.①朱…　Ⅲ.①生殖器官－整形外科学－技术培训－教材　Ⅳ.①R322.6

中国国家版本馆 CIP 数据核字（2024）第 084417 号

生殖器整形综合培训教材

SHENGZHIQI ZHENGXING ZONGHE PEIXUN JIAOCAI

主　　编：朱晓海
策划编辑：孙晶晶
责任编辑：赵文羽
责任印刷：李振坤
出版发行：中华医学电子音像出版社
通信地址：北京市西城区东河沿街 69 号中华医学会 610 室
邮　　编：100052
E - mail：cma-cmc@cma.org.cn
购书热线：010-51322635
经　　销：新华书店
印　　刷：廊坊市佳艺印务有限公司
开　　本：787mm×1092mm　1/16
印　　张：20.25
字　　数：540 千字
版　　次：2024 年 5 月第 1 版　2024 年 5 月第 1 次印刷
定　　价：208.00 元

内容提要

　　本书是由国内数十位生殖器整形领域权威专家、学者、学科带头人，针对中国生殖器整形发展现状及人才培养需求的主旨，共同总结、编撰的生殖器整形综合性培训教材。

　　本书共分为 8 个部分、34 章，涵盖女性私密美学与整形，女性生殖器整形手术、非手术、光电治疗，以及男性外生殖器整形等相关内容。按照知识体系的构成和学科延续性进行编排，更加方便且符合学习者对于相关知识的系统学习。

　　本书适用于从事生殖器整形工作的医师、护士、研究生等阅读，也可作为临床诊疗决策的参考工具书，同时可作为生殖器整形从业医师的培训教材。

编 委 会

序

  首先对《生殖器整形综合培训教材》的正式出版表示热烈祝贺！这是中华医学美容培训工程的第一本教材，由中华医学美容培训工程生殖器整形培训中心的特聘专家精心编撰。本书凝聚了中国生殖器整形临床及基础研究一线的各学科领域专家、教授们近20余年的经验，从美学理念、检测评估、解剖基础入手，在手术治疗、非手术治疗等方向，将诊疗思路、手术技巧和材料应用融会贯通。编委们基于国家相关政策要求、行业发展情况和学科最新进展，以国内外循证医学资料为依据，参考相关著作、指南、文献，结合国内临床实际情况与经验，反复研讨、精雕细琢、不断完善，最终完成本书编纂。

  随着产业基础与临床应用研究的不断深入与更迭，多学科、跨领域知识的交叉、融合，培育赋能符合中国生殖器整形行业特点需求的复合型高层次医师，适应新形势下学科发展的需求，促进中国生殖器整形学科的健康、可持续发展，离不开相关知识的总结与传承。本书不仅具有先进性、科学性和实用性，还具有鲜明的中国生殖器整形产业发展特色，体现了行业专家、学者及从业医师在生殖器整形领域的认知和诊疗经验。

  本书对生殖器整形从业者有良好、有效的指导意义，对我国生殖器整形整体水平的专业化发展、规范化水准的提高具有重要意义和参考价值。

中华医学会医学美学与美容学分会主任委员

《中华医学美学美容杂志》总编辑

中华医学美容培训工程主任委员

中华医学美容培训工程生殖器整形培训中心主任委员

星荣整形外科医院名誉总院长

生殖器整形综合培训系列教材总主编

2024 年 1 月

前　言

　　中国生殖器整形的发展尚处在初期阶段,相关从业人员无论是在专业度、规范度方面,还是整形疗效方面,均参差不齐。国内尚缺乏相关的基础性、规范化培训教材和工具书。

　　本书联合国内数十位生殖器整形领域权威专家、学者、学科带头人,针对中国生殖器整形发展现状及人才培养需求的主旨,共同总结、编撰而成。

　　本书共分为 8 个部分、34 章,涵盖女性私密美学与整形,女性生殖器整形手术、非手术、光电治疗,以及男性外生殖器整形等相关内容。

　　本书在编写和修订过程中,充分吸收、融合整形美容学、妇产科学、性医学、泌尿外科学、男科学等多学科、跨领域最新研究成果,基于文献及国内临床实践经验的现状与总结,以专家共识的形式产出体系知识,以期保持内容的完整性和系统性。本书内容按照女性、男性,以及知识体系的构成和学科延续进行编排,更加方便且符合学习者对于相关知识的系统学习。

　　本书适合从事生殖器整形工作的医师、护士、研究生等阅读,也可作为临床诊疗决策的参考工具书,同时可作为生殖器整形从业医师的培训教材。

　　在本书付梓之际,感谢所有参与本书编写和审阅的专家,感谢所有为本书编写、审校和出版做出贡献的人员,感谢他们以高度的责任感和奉献精神所付出的辛勤劳动!

主编

2024 年 1 月

目　录

第三部分　女性外生殖器整形手术

第四部分　女性私密光电治疗

第五部分　女性私密非手术治疗

第六部分　女性盆底治疗

第七部分　男性外生殖器整形手术

第一部分

女性私密美学与整形

　　人体美学既是对自身的认知，又是对自身的追求。女性私密美学是人体美学理论研究与应用的新领域，其主要研究女性生殖器（即私密部位）的形态美学、结构美学和功能美学，形成普遍接受的私密美学标准，从而发现缺陷或不足，并通过医学与美学的结合及互动，对其进行弥补和改善，力争达到"完美"。通过开展对女性私密美学的研究，结合外生殖器整形美容操作和技术，可使女性增强性感觉、改善性功能、提升自信心，并有助于促进全身心健康，增进家庭和谐幸福。

第1章

女性外生殖器的正常解剖

人体解剖学是研究正常人体形态结构及结构间关系的一门学科,属于生物形态学范畴。随着生活水平的不断提高,人们除重视自身的容貌和体形外,也更加注重性器官的形态美感和性生活的质量。外生殖器整形美容解剖即是从整形美容临床应用的角度,重点研究并阐述人体生殖器官的形态、位置、层次及毗邻关系,进而揭示医学人体美和美感规律的科学,是外生殖器整形临床实践的形态学和功能学基础,也是整形美容医师培养的一门基础医学必修课程。

第一节　女性外生殖器概述

女性外生殖器(又称外阴)是指女性生殖器官的外露部分,包括小阴唇、阴蒂、阴蒂包皮、阴蒂系带、阴唇后联合、大阴唇、阴道前庭、阴阜和处女膜。其上界为阴阜,下界为会阴,两侧为阴股沟(图 1-1)。

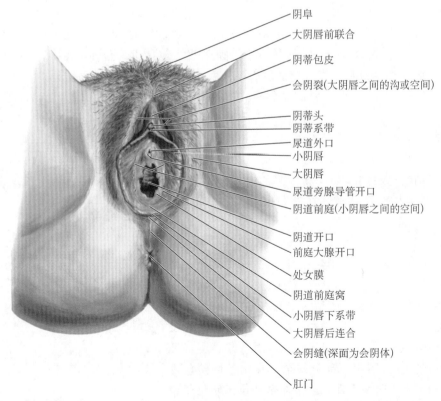

阴阜
大阴唇前联合
阴蒂包皮
会阴裂(大阴唇之间的沟或空间)
阴蒂头
阴蒂系带
尿道外口
小阴唇
大阴唇
尿道旁腺导管开口
阴道前庭(小阴唇之间的空间)
阴道开口
前庭大腺开口
处女膜
阴道前庭窝
小阴唇下系带
大阴唇后连合
会阴缝(深面为会阴体)
肛门

图 1-1　女性外生殖器的解剖结构

一、小阴唇

小阴唇为一对女性会阴部正中的皮肤黏膜皱襞,位于两侧大阴唇之间,幼女或重度肥胖者的小阴唇可被大阴唇完全掩盖,仅可见大阴唇之间的缝隙。两片小阴唇之间有阴道口和尿道口,小阴唇合拢可遮蔽、保护阴道口和尿道口,小阴唇分开则暴露尿道口和阴道口。小阴唇柔软,无皮下脂肪,有丰富的皮脂腺和汗腺,表面湿润、光滑,无毛发生长,游离缘呈现数量不等的皱褶,黏膜下有丰富的神经分布,故感觉十分敏锐。通常认为,小阴唇前端分成内、外两瓣,外侧瓣在阴蒂背侧相互融合并包绕阴蒂形成阴蒂包皮;内侧瓣在阴蒂下方相互融合,以阴蒂系带终止于阴蒂和阴蒂头的腹侧。小阴唇后端或移行于大阴唇,或与大阴唇后端相汇合,在中线形成一条皱襞,为阴唇系带(分娩时易撕裂)。小阴唇覆盖范围内的空间称为前庭,其内容物有尿道开口、阴道开口及前庭大腺开口。

小阴唇的形态和大小在不同个体间差异明显。小阴唇的宽窄变异较大,过宽者可垂到大阴唇外。小阴唇的肥厚度也各异,从单薄到十分肥厚均有。在外形上,有的呈不规则伞状;有的仅有指甲盖大小,呈典型半圆形;有的不对称,一边大一边小。以上均为正常外形。在颜色上,有的呈淡红色,有的呈棕红色,有的小阴唇甚至有 2 种颜色,外侧面呈棕黑色,内侧面为粉红色。通常来说,小阴唇的颜色会随年龄增长和分娩次数增多而加深。

未婚和已婚未产女性的小阴唇是闭合的,起到保护阴道和内生殖器的作用,是女性自然防御功能的一部分。

女性进入性兴奋期后,小阴唇充血肿胀,其直径显著扩张;至性持续期时,可扩张至之前的 2～3 倍,从大阴唇中间突伸出来,使性交时的阴道管壁有效长度至少延长 1 cm,并有助于阴道口张开。随着直径的增加,小阴唇的色泽也会有相应的变化。未产妇由粉红色向亮红色变化,并沿阴道外口向周围扩散,包括阴蒂包皮在内;经产妇则由亮红色变为深紫红色。小阴唇的颜色改变越深,盆腔和阴唇的静脉曲张程度也越严重。至性消退期,小阴唇的颜色迅速(10～15 s)由深红色或亮红色消退成浅粉色。

Georgiou 等总结了小阴唇的血供模式。其主要血供来自阴部内动脉分支,自后向前,在小阴唇基部成为中央动脉;次要血供来自阴部外动脉分支,自前向后,两者在小阴唇内形成交通吻合。还有研究认为,小阴唇内的血管呈弓状分级分布,如同肠系膜的血供。总之,小阴唇的血供是丰富而又充足的(图 1-2)。

二、阴蒂

女性的阴蒂与男性的阴茎相对应,且有很多相似之处。在外形上,阴蒂犹如一个没有尿道口、没有腹侧的微型阴茎;此外,阴蒂头与阴茎头十分相似,也有一个与冠状沟类似的阴蒂头后方小沟,阴蒂包皮在此形成反折,也会产生包皮垢。在日常情况下,阴蒂几乎全部埋藏于皮下;勃起时,阴蒂头部分或全部突出于阴蒂包皮外,并且稍突出于阴蒂系带。阴蒂体全部位于耻骨联合下方皮下,再往深部,紧贴耻骨联合下方;阴蒂海绵体分

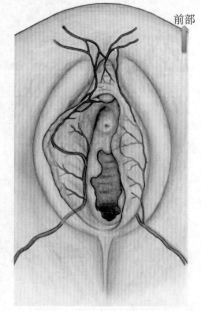

前部

图 1-2 小阴唇血供示意图

成左右对称的 2 个阴蒂海绵体脚,呈 Y 形,固定于耻骨弓,这也与阴茎海绵体类似。阴蒂是一个纯感觉器官,是刺激性欲的基础感受器,其血供和神经分布也与阴茎类似。

　　阴蒂头长度为 6.0~8.0 mm,宽度为 4.0~5.0 mm。阴蒂头连同阴蒂体平均长度为 2.5 cm,而阴蒂脚可长达 9.0 cm(图 1-3)。

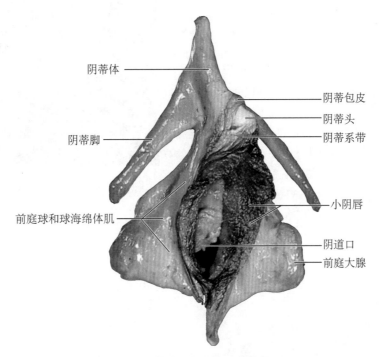

图 1-3　阴蒂的解剖结构及毗邻关系

三、阴蒂包皮

　　阴蒂包皮是位于阴蒂头后上方覆盖阴蒂体的皮肤,且在阴蒂头处形成反折,部分或完全覆盖阴蒂头。阴蒂包皮在发育过程中可能有过长、臃肿,以及包皮垢形成等情况,有时需要进行手术处理。

四、阴蒂系带

　　阴蒂头的腹侧有一类似阴茎系带的纤细结构,称为阴蒂系带,由双侧小阴唇的一部分在此会合而成。

五、阴唇后联合

　　双侧大阴唇在后方的会合处称为大阴唇后联合。小阴唇也在后方形成联合,若与大阴唇形成的后联合分界明显,则称为阴唇系带;若与大阴唇融合或经产后结构不明显,则统一称为阴唇后联合。

六、大阴唇

　　大阴唇是一对肥厚的皮肤隆起,为阴阜向下后方的延伸。阴毛生长于大阴唇的外侧面,内侧面则无毛发生长。大阴唇之间的裂隙称为外阴裂。紧贴大阴唇下方,在皮下组织有一对前庭球,其像一对"括号"那样包绕阴道的下段,具有勃起功能。前庭球在性兴奋时充血、勃起并压紧阴道,从而增强对阴茎的摩擦。大阴唇皮下组织中有子宫圆韧带的部分止点,另一部分止于阴阜皮下组织。

大阴唇内的皮下脂肪呈囊袋脂肪形态,即脂肪外有一层明显的纤维囊性结构包裹。这种结构使皮下脂肪具有一定形状,呈倒三角形,三角形的尖位于大阴唇的最下方(图 1-4),这是维持大阴唇正常形状的解剖基础。这个纤维性囊袋在阴阜处与阴阜筋膜、阴蒂筋膜对侧的大阴唇脂肪囊袋纤维融合,后方在会阴体前与两侧的纤维性囊袋相融合,从而形成年轻态大阴唇的正常外观(图 1-5)。如果这个囊袋结构因发育或产伤引起缺陷,则会直接导致单个大阴唇形态缺陷,出现皱褶或内陷,以及双侧大阴唇的分离,导致整个外生殖器形态异常(图 1-6)。

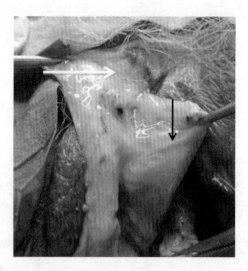

图 1-4 大阴唇内的脂肪被包裹在一个纤维性囊袋中

注:黑箭头所指为囊袋打开处,白箭头所指为囊袋与阴阜筋膜相融合。

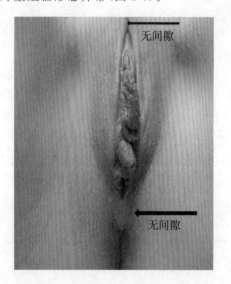

图 1-5 双侧大阴唇脂肪融合良好

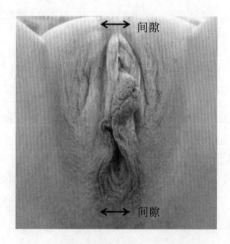

图 1-6 双侧大阴唇脂肪囊袋缺陷,形成大阴唇皱褶凹陷和外生殖器形态异常

七、阴道前庭

阴道前庭是位于两侧小阴唇之间的空间,为一菱形区域,前为阴蒂,后为阴唇系带,两侧为小阴唇。阴道口与阴唇系带之间有一浅窝,称为阴道前庭窝,又称舟状窝。经产妇受分娩

影响,阴道前庭窝消失。此区域包括如下结构。

（一）前庭球

前庭球又称球海绵体,位于前庭两侧、阴道侧壁,由具有勃起性的静脉丛组成。其前端与阴蒂相接,后端膨大,与同侧前庭大腺相邻,表面被球海绵体肌覆盖。

（二）前庭大腺

前庭大腺又称巴氏腺,位于大阴唇后部,被球海绵体肌覆盖,如黄豆大小,左右各一。腺管细长（1～2 cm）,向内侧开口于阴道前庭后方小阴唇与处女膜之间的沟内。性兴奋时,前庭大腺分泌黏液起润滑作用。在正常情况下,前庭大腺不可触及;若腺管口闭塞,可形成前庭大腺囊肿,则能触及并观察到;若伴有感染,可形成脓肿。

（三）尿道外口

尿道外口位于阴蒂头后下方,呈圆形,边缘折叠而合拢。尿道外口后壁有一对并列腺体,称为尿道旁腺。尿道旁腺开口小,易有细菌潜伏。

（四）阴道口和处女膜

阴道口位于尿道外口后方的前庭后部,其周缘覆有一层较薄的黏膜皱襞,称为处女膜,内含结缔组织、血管及神经末梢。处女膜中央多有一孔,为圆形或新月形,少数呈筛状或伞状。孔的大小变异很大,小至不能通过 1 指,甚至闭锁;大致可容 2 指,甚至可发生处女膜缺如。处女膜可因性交撕裂或由于其他损伤破裂。受阴道分娩影响,产后仅留有处女膜痕。

八、阴阜

阴阜位于耻骨联合前方正中的隆起,主要由脂肪组织构成,也是阴毛的主要生长部位。阴阜两侧向肛门方向与大阴唇相连。

第二节　阴　道

阴道是连接子宫与外生殖器的通道,与外生殖器一起组成女性的性交器官;是阴茎和精液进入、经血排出及胎儿娩出的通道;也是妇科检查、产前检查、外生殖器手术操作的重要部位。阴道胚胎学发育来源于两部分,阴道上 1/3～4/5 部分起源于中肾旁管（米勒管）,下 1/5～2/3 部分起源于泌尿生殖窦,最后融合而形成阴道。

一、阴道的形态

阴道前壁长 7～9 cm,后壁长 10～12 cm,是口小内粗、前浅后深、极富弹性及伸展性的扁筒样肌性器官。阴道在阴道扩张器检查及分娩胎儿时可被撑开很大;正常状态下阴道中下段的前、后壁彼此紧贴,仅在阴道两旁的左、右侧壁间有一定间隙,可容纳少量液性白带（图 1-7）。

阴道上端包绕子宫颈阴道部,形成子宫颈与阴道间的圆周状隐窝,称为阴道穹。阴道穹按其位置分为前、后、左、右 4 部分,其中阴道后穹隆最深,与盆腔最低的直肠子宫陷凹（又称道格拉斯陷凹）紧密相邻,常作为穿刺或引流的部位。阴道下端开口于阴道前庭后部。

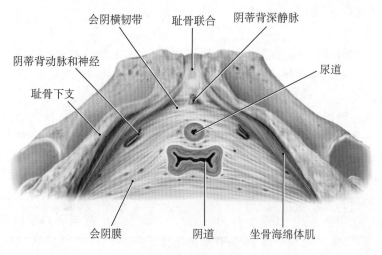

会阴横韧带　耻骨联合　阴蒂背深静脉

阴蒂背动脉和神经

耻骨下支

尿道

会阴膜　　阴道　　坐骨海绵体肌

图 1-7　阴道的形态

二、阴道的位置

　　阴道位于真骨盆下部中央、骨盆底上面,在阴道前庭与子宫之间,前与膀胱、尿道及输尿管下端相邻,后与直肠相邻。从上下而言,其位于外生殖器之上、子宫颈之下;从前后而言,其位于膀胱、尿道之后,直肠之前。女性站立时,阴道向下、向前;仰卧位时,阴道向后、向下。阴道下端较狭窄,开口于阴道前庭,上连子宫颈的阴道段。阴道大部分在尿生殖膈以上,仅有一小部分穿过尿生殖膈而处于会阴部。阴道长轴几乎与骶骨下部平行,由前下斜向后上与子宫颈相连。阴道与子宫之间形成的角度随膀胱和直肠充盈程度而改变(图 1-8)。

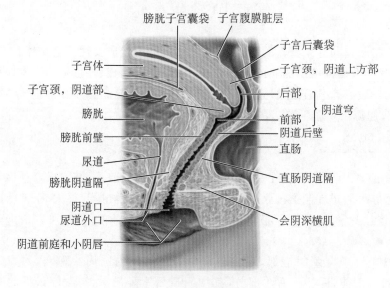

膀胱子宫囊袋　子宫腹膜脏层

子宫体

子宫颈,阴道部

膀胱

膀胱前壁

尿道

膀胱阴道隔

阴道口

尿道外口

阴道前庭和小阴唇

子宫后囊袋

子宫颈,阴道上方部

后部

前部 ｝阴道穹

阴道后壁

直肠

直肠阴道隔

会阴深横肌

图 1-8　阴道的位置及组成

三、阴道的组织结构

阴道是一个肌肉器官,阴道壁厚约 4 mm,自内向外由黏膜层、肌层及筋膜层(称纤维组织膜层)3 层组织构成,有很多横形皱襞,故有较大的伸展性。

(一)黏膜层

黏膜层呈淡红色或粉红色,为复层扁平上皮。阴道黏膜缺乏分泌腺,但伸展性极大。成年女性的阴道黏膜表层上皮细胞内富含糖原,糖原经寄生在阴道内的乳酸菌分解为乳酸,使阴道内保持一定的酸度(pH 为 4～5),是防止致病菌在阴道内繁殖的主要防线。

阴道覆盖的复层扁平上皮比一般内脏黏膜结实,且阴道黏膜上皮不断脱落,使细菌不易繁殖。成年女性阴道黏膜上皮可分为 3 层细胞,分别是:①基底层,包括内底层的原始细胞和外底层的浅棘层细胞;②中层,细胞多种多样;③表层,包括角化前细胞和角化细胞。阴道黏膜受性激素(主要为雌激素)的影响,不论是形态还是功能,均呈周期性变化。儿童期女性及绝经后女性的阴道黏膜上皮非常薄,皱襞少,伸展性小,容易受致病菌的侵袭(图 1-9)。

在阴道前后壁中线处的横行皱襞处可见有较高纵行柱或呈直角的横嵴,各形成一条纵行隆起,分别称为前、后皱褶柱,前者较大而明显,下部尤为显著,称为阴道尿道隆线,向下至尿道外口而终止。阴道前、后皱褶柱中含有平滑肌纤维及丰富的静脉丛(图 1-10)。

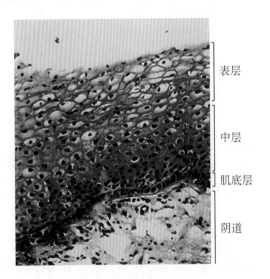

图 1-9　阴道的黏膜层

(HE 染色,300×)

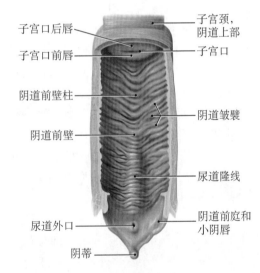

图 1-10　阴道的内膜形态

(二)肌层

阴道由内环和外纵两层平滑肌构成,但其肌层较薄且排列不规则。这些肌纤维上与子宫肌肉相连,下与会阴肌纤维相接,前后延及阴道与邻近器官的间隔内。在阴道下 1/3 处的尿生殖膈内有围绕阴道环形增厚的横纹肌,为球海绵体肌(又称阴道括约肌、阴道缩肌),主要关闭阴道的是肛提肌。阴道肌肉既可自主随意运动,又可自律性运动,但其收缩通常不能单独运动,必须与尿道括约肌、肛门括约肌、盆底肛提肌、会阴浅横肌、会阴深横肌等共同收缩。这些自主和自律性肌肉的重要性在于,它可有意识地进行十分强健、有弹性和有力量的收缩和放松。阴道肌肉这种能力的优点在于：一方面，收缩可增加阴茎与阴道壁摩擦的快感；另一方面，使阴道口更紧，阴道内宽外紧，防止精液外溢，有利于受精。这些肌肉，尤其是盆底和会阴诸肌，在分娩时还有使胎头仰伸的助分娩作用，以保证分娩顺利进行。

（三）筋膜层

阴道的筋膜层是纤维组织膜层，即阴道外膜。此层内与肌层紧密粘贴，在外层将阴道与周围组织连接。这些结缔组织中含有大量的弹性纤维、神经，以及丰富的静脉。阴道外膜上部较为疏松，下部较为致密，并与尿道壁及直肠阴道隔的纤维融合。

阴道的组织结构特点为阴道外围是松软的弹力纤维组织层，肌肉层呈斜方形、方形、栅状分布。阴道黏膜还有许多横行皱襞，故收缩性、伸展性极强，在性交和正常分娩时可以扩张，不致引起裂伤。

虽然女性阴道与男性阴茎一样有很大的伸缩性，但其伸缩方式不同。阴茎勃起时，其长度和直径均显著增加；而女性在性冲动时，阴道的长度和直径改变不大，其分泌的润滑液大量增加。

随着年龄的增长，阴道壁将变薄，皱襞会减少，弹性也会减弱。

四、阴道与周围器官的关系

筋膜是一种纤维肌性组织，其或悬吊、加强器官，或连接器官与肌肉。筋膜由平滑肌、胶原蛋白、弹性蛋白、神经和血管构成。器官间因筋膜相隔形成间隙，筋膜又相互融合使器官间保持一定关系。部分筋膜增厚形成韧带。

盆底器官包括膀胱、阴道和直肠，它们均没有固有形状和强度。筋膜的作用是加强和支持这些器官；而韧带的作用是悬吊这些器官并作为肌肉的锚定点，从而使器官获得一定的形状、形态和强度，并保持在一定位置。如这些筋膜或韧带受损伤而松弛或断裂，可造成相应器官的形状、强度或位置改变，从而导致其功能障碍。

阴道外膜是由一层含静脉丛的结缔组织所形成的筋膜构成，它是阴道壁的主要组成成分，使阴道与周围器官分隔，并形成一些间隙，如阴道膀胱间隙、尿道阴道隔、膀胱子宫颈间隙和直肠阴道间隔。

围绕子宫颈的筋膜称为子宫颈环（子宫颈周围立体环），是环绕子宫颈周围3 cm内环形立体结构的相关解剖学结构和组织的总称。其前界为膀胱后壁，后界为直肠前壁，上界为子宫体部下段，下界为子宫颈外口下3～4 cm（即阴道上段3～4 cm），两侧为输尿管子宫颈段外2 cm。子宫颈环内共包含3个系统的器官、3对主要韧带、7个间隙、1对旁组织，以及若干重要的血管及神经。子宫颈环通过结合所有其他盆腔内结缔组织成分，在坐骨棘水平上稳定子宫颈。子宫颈环发出的子宫主韧带和子宫骶韧带是固定子宫位置的主要支持组织。盆底器官外筋膜以子宫颈环为支点，前与尿道、膀胱、耻骨之间，后与直肠、骶骨之间，均有筋膜相互连接并部分增厚形成韧带。阴道周围筋膜向上与子宫颈环连接，并与子宫主韧带和子宫骶韧带会合。

阴道筋膜与膀胱筋膜是阴道前壁的支持组织。正常阴道筋膜发育好，而膀胱筋膜很薄，在两者间有一间隙，称为阴道膀胱间隙，其内有静脉丛及结缔组织。阴道前壁下部（相当于尿道内口处或以下）的阴道筋膜与其前方膀胱尿道筋膜之间有尿道阴道隔，此隔组织坚固，结构紧密，筋膜相互融合，在尿道后面伸展并一直延伸到尿道外口，形成一条明显的韧带，称为尿道后韧带。尿道筋膜向上与围绕膀胱的筋膜相连,在子宫颈前方及膀胱底部的筋膜向前外方延伸,附着于耻骨联合后面及耻骨弓,是提举膀胱、尿道的主要支持组织,称为耻骨膀胱子宫颈韧带。阴道前壁与子宫颈之间也有筋膜相连,该筋膜增厚形成左右各一条膀胱子宫颈韧带,两侧膀胱子宫颈韧带之间的间隙称为膀胱子宫颈间隙。

若阴道筋膜与膀胱筋膜因分娩而发生过度扩张及损伤,阴道膀胱间隙就会扩大,进而发生阴道壁上 2/3 脱出,膀胱也随之膨出;如尿道后韧带部分松弛,则发生尿道膨出;两者常并存。

阴道后壁自上而下与直肠子宫陷凹、直肠紧贴相邻,后穹隆被直肠子宫陷凹的腹膜覆盖,其内可容小肠袢。约 1/4 的阴道被直肠子宫陷凹分开;阴道中 2/4 段与直肠壶腹部邻接,两者之间的疏松结缔组织含有静脉丛,此结缔组织隔称为直肠阴道隔;阴道下 1/4 段与肛管之间隔有会阴中心腱,下部由会阴体与肛门相隔,此处阴道后壁斜向前方离开直肠,其间形成直肠阴道三角,内含会阴部肌肉。阴道后壁与直肠间亦各有一层筋膜包裹。直肠筋膜从下方的会阴体到上方的肛提肌,呈片状延伸在直肠侧柱之间,向上附着于子宫骶骨韧带和子宫颈环,称为腹膜会阴筋膜(又称迪氏筋膜);两者在其中段形成一间隙,称为直肠阴道间隙。腹膜会阴筋膜对直肠起到一部分支持作用。当直肠筋膜和阴道筋膜松弛时,可发生直肠壶腹部膨出和/或直肠子宫陷凹疝。

阴道侧穹隆位于子宫阔韧带根部下,跨过输尿管距子宫动脉约 1 cm 处,阴道侧穹隆下方的侧壁与肛提肌的前部边缘有关。在阴道两侧下部,相当于骨盆底的水平,有盆筋膜和肛提肌与之相接;在肛提肌以下,阴道穿过尿生殖膈后即有前庭球和前庭大腺在其两侧。阴道下部周围的肛提肌纤维束、尿生殖膈及筋膜对阴道均有固定作用。

五、阴道的血管、淋巴管与神经

(一)动脉

阴道上 1/3 由子宫动脉的阴道支供血。阴道支在子宫动脉从前方跨过输尿管向内接近子宫颈处发出,向内下行,从输尿管后方至阴道上部分出数条小支至阴道,并分支布于膀胱底和后部。阴道中 1/3 由膀胱下动脉的阴道支供血。阴道下 1/3 则由阴部内动脉供血。以上各支均可互相吻合。

(二)静脉

阴道静脉丰富,且与动脉伴行,有一个广泛的静脉丛围绕阴道两侧,与子宫静脉丛汇成子宫阴道丛,此丛向上与蔓状静脉丛相通,向前与膀胱阴道丛、向后与直肠丛吻合。阴道静脉丛上部血液一部分经子宫阴道静脉丛注入子宫静脉,一部分经膀胱静脉丛注入膀胱上静脉,两者最后分别注入髂内静脉;阴道静脉丛下部血液则经阴道内静脉回流到髂内静脉。阴道,特别是阴道两侧上部富有静脉丛及子宫动脉的阴道支,故局部受损伤易出血或形成血肿。

(三)淋巴管

阴道黏膜的固有层中存在毛细血管网,该网与黏膜下层的毛细血管网相连通。在阴道纵肌层、环肌层内部也存在毛细淋巴管。由黏膜下层毛细淋巴管网发出的淋巴管穿过肌层,并与肌层淋巴管汇合,再到外膜的结缔组织中,走向局部淋巴结。阴道的淋巴管与尿道、直肠、子宫及外生殖器之间的淋巴管互相交通。

阴道下段淋巴主要汇入腹股沟浅淋巴结。阴道上段淋巴回流与子宫颈淋巴回流基本相同,大部分汇入髂内及闭孔淋巴结,小部分汇入髂外淋巴结,或经子宫骶韧带汇入骶前淋巴结。

(四)神经

分布于阴道的神经来自子宫阴道丛,其副交感神经来自盆内脏神经脊髓第 2～4 骶节,交感神经来自骶前神经丛。阴道上部由第 2、3 骶神经分出的子宫阴道神经丛及下腹下神经丛支配,为自主神经,同时也含有向心传导的感觉纤维;阴道下部由阴部神经分出的肛管神经分支和阴唇后神经分支支配;阴道口、阴唇和阴蒂由痔下神经、会阴神经和阴蒂背神经支配。

阴道神经伴子宫动脉阴道支下行,随分支神经纤维进入阴道上部和中部,神经纤维在阴道壁内形成网状结构,包含许多小神经节,在阴道黏膜内有环层小体样的神经终末结构。阴道神经末梢主要分布于阴道外端 1/3,而阴道内端 2/3 几乎没有神经末梢。因此,性敏感区为阴道下 1/3 段区域。

六、阴道的分段及其相关肌肉的收缩作用

(一)阴道的分段

从功能上看,阴道可分上 1/3 段、中 1/3 段和下中 1/3 段,3 段在解剖和生理方面均不相同。

1. **上 1/3 段**　该段阴道相对较宽且扩张性强,即阴道穹。该段位于肛提肌上方,其前方与膀胱和子宫相邻,后方是直肠子宫陷凹,两侧是子宫主韧带。阴道后穹隆较前、侧部都长,其具有宽大、向背侧伸展及可扩张等特点,是射精时形成精液池的结构功能的基础。

2. **中 1/3 段**　该段阴道可扩张,但由于外侧与肛提肌接触,故相对固定。其前方与膀胱之间有膀胱阴道间隙,后方与直肠之间有直肠阴道间隙,间隙内结缔组织较疏松,手术中易于分离。该段阴道如发生松弛多见于产科撕裂伤,会引起直肠或膀胱膨出。阴道中部不受膀胱及直肠的影响,因存在膀胱阴道间隙和直肠阴道间隙而可以扩张,其内血管非常少,故各器官能独立扩展、收缩和滑动。

3. **下 1/3 段**　该段阴道是靠近阴道口的部分。其前方与尿道之间有致密的尿道阴道隔,内有静脉丛和结缔组织;后方是会阴体;两侧被球海绵体肌、前庭球、前庭大腺所围绕,并与肛提肌中间部分黏附在一起。该段阴道与周围组织连接紧密,形似一个椭圆形的软垫圈,表面布满横行皱褶,外口因存在会阴肌群、处女膜及残迹而被部分闭锁。前壁阴道肌肉较发达,故前壁比后壁稍长,甚至有些突出。阴道口附近及阴道下段或阴道中下段有丰富的神经末梢网,对触摸反应敏锐,对性刺激反应更强烈。

阴道各段的起源不同,对性刺激的反应也不同。例如,阴道下段是由外胚层分化而来,富含神经纤维,故对于触摸有反应的神经末梢只集中在阴道口附近。阴道上段来自中胚层,仅有较少的感觉神经末梢分布,故阴道下段比上段更富有性感觉。男性阴茎虽然松弛时大小差异较大,但勃起后的差别减小,勃起后通常能够大大超过阴道下 1/3 这个深度。因此,女性性满足的决定因素并非阴茎的大小、粗细。

阴道松紧程度与婚否、性生活史长短及生育等情况有关。阴道壁虽能吸收大量药物,如水杨酸钠、碘化钾等,但对某些物质难以吸收或不能吸收,这与健康状况和年龄有一定关系。与年长女性相比,年轻女性的阴道更易吸收药物。

(二)女性"射液"

性兴奋时,阴道壁由于充血而膨胀,其黏膜周围小血管高度充盈,少量液体可渗透出来,

形成一层被膜覆盖阴道壁表面;还有少量前庭大腺的分泌物,可起到滑润阴道、避免性交摩擦时损伤阴道壁的作用。阴道液的出现是性反应的标志之一,又是精子活动的媒介。受到性刺激时,阴道液量与阴道血流量同步增加,通过光容积图测定和阴道血压脉冲证实,由于阴道周围静脉丛明显扩张,造成池化,血容量增加,这与阴道液增加一致。性刺激及性交可不同程度地升高阴道内 pH,30 min 后可恢复到基础水平。

(三)阴道及其相关肌肉的收缩作用

性兴奋时,阴道皱褶和残存的处女膜与充血的大阴唇、小阴唇及前庭球一起强化了阴道肌肉的收缩功能,对阴茎产生了"握拿"效果,使阴茎摩擦达到极点时射精。由于阴道紧压和摩擦,女性性兴奋提高,相关性肌肉(会阴部肌肉)出现节律性收缩,特别是球海绵体肌的非自主性痉挛性收缩,可使女性在性高潮时产生快感。

七、阴道前壁手术的解剖学标志

(一)尿道下沟

尿道下沟位于尿道后上部距尿道外口约 0.6 cm 的阴道前壁处,相当于尿生殖膈处。在因尿道膨出导致张力性尿失禁而行阴道前壁修补术＋尿道紧缩术时,标志切口从此处开始。

(二)阴道横沟

在阴道前壁下不足 1/2 处,相当于尿道内口处,此处膀胱筋膜与阴道筋膜融合且十分紧密,阴道前壁的黏膜沿融合线有一条浅横形凹陷,称为阴道横沟。此沟下方至尿道下沟标志着尿道后韧带位置,此韧带受损可导致尿道膨出。因阴道与尿道间筋膜紧密融合且无间隙,手术时应采用锐性分离,否则可能损伤尿道。

(三)膀胱沟

膀胱沟为子宫颈与阴道前壁间的横行凹陷,是阴道段子宫颈与膀胱交界处的标志。子宫颈与膀胱之间有膀胱子宫颈间隙,经阴道行子宫切除术时需分离此间隙。阴道横沟至膀胱沟段的阴道与膀胱及子宫颈之间有阴道膀胱间隙,行膀胱膨出修补术时需分离此间隙。以上两间隙之间为耻骨膀胱子宫颈筋膜,且两间隙均组织疏松、无血管,手术时如能找准间隙则很容易进行分离而不导致出血。

八、导致阴道干涩的原因

(一)性兴奋不足

在性交时,即使女性已有性冲动,但由于男性过于急切,在女性前庭大腺来不及分泌黏液润滑阴道口时急于进行性交,可导致性交不适。

(二)阴道炎症及损伤

阴道有炎症或损伤时,阴道黏膜充血、水肿,甚至溃烂,可导致性交疼痛、不适。

(三)服用避孕药

对于长期服用避孕药的女性,孕激素可使阴道上皮细胞脱落,黏膜变薄,并使子宫颈黏液稠厚,阴道分泌物减少,从而导致阴道干涩和性交不适。

(四)过度疲劳及精神压力过大

女性过度疲劳,或因工作、生活压力过大,可能导致其性欲低下、阴道干涩。

(五)过度清洁

经常反复进行阴道冲洗会导致阴道无法存留子宫颈分泌物和益生菌,导致阴道干涩;其至可能因过度清洗阴道,减少或消灭了阴道内益生菌从而破坏阴道正常内环境,导致菌群失调并发阴道炎症。

(六)卵巢功能衰退

通常情况下,女性在 45 岁以后,卵巢功能趋于衰退,可因雌激素分泌不足导致阴道黏膜上皮较薄、阴道分泌物减少,从而出现阴道干涩及性交不适,并且可发生月经紊乱。

(七)饮食不均衡

红色、黄色蔬菜中含有大量维生素 B_2,其对黏膜上皮的生长发育起重要作用。长期缺乏维生素 B_2 不仅会导致口腔溃疡,还会引起阴道壁黏膜上皮病变,导致黏膜充血(甚至溃破)及阴道干涩。

(八)先天性阴道发育异常

先天性阴道发育异常或经手术矫治后效果不好,可导致阴道干涩和性交不适。

(九)心理问题

怀疑自己发育异常或认为手术矫治失败等也会导致自身对性交产生生理抗拒,进而导致阴道干涩和性交不适。

九、G 点

阴道 G 点(the Grafenberg spot;又称女性前列腺)是由德国妇科专家 Grafenberg 首次发现并描述的,为了纪念他,故命名为 G 点(图 1-11)。1980 年,Grafenberg 和 Dickens 报道时指出:在阴道前壁沿尿道走行的区域可找到一个好似被勃起组织所包绕的、对性刺激十分敏感的区域。在性刺激过程中,女性尿道开始扩张,可以清楚地感受到这一敏感区域增大并向阴道内突出;在性高潮达到极点时,它极度膨胀,可达到 5 分硬币大小,并继续向外突出;高潮过后,又恢复原来大小。即在女性阴道内有一个区域可激起异常性欲,如刺激该处,可产生类似射精的反应。该报道在当时并未引起人们的注意。用阴茎、手指或震颤器等刺激该区域(G 点)均可引起性高潮,但 G 点并非女性普遍拥有的生理现象。1983 年,Lades、Whipple 和 Perry 合著的《G 点和人类性行为的其他新发现》出版,在世界性医学领域引起了不小的轰动,为性医学的发展增添了新的"催化剂"。经过性学家的广泛研究,女性阴道内 G 点的存在已得到全世界的公认。

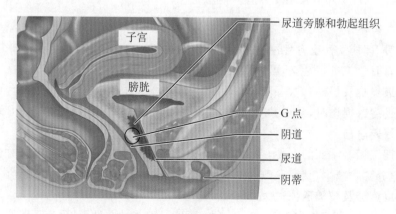

图 1-11　阴道 G 点的位置

第三节　会　阴

一、广义的会阴

广义的会阴又称盆底,是指封闭骨盆出口的所有软组织。其前起自耻骨联合下缘,后至尾骨尖,两侧为耻骨降支、坐骨升支、坐骨结节和骶结节韧带,盆膈与盆腔分界,有消化、泌尿和生殖道末端穿行其中,生殖道的末端在此形成外生殖器。盆膈包含肌肉、韧带及筋膜,其规律排列支持盆腔内脏,为尿道、阴道和直肠提供括约肌样功能,并允许胎儿通过。肌肉筋膜层状排列,互相交织、互相加强,这样的结构使得女性在分娩胎儿时产道能够扩张而在产后能够关闭。会阴的皮下组织中含有丰富的脂肪,具有弹性垫作用,在承托盆腔脏器、收缩直肠和尿道,以及维持阴道功能中发挥重要作用(图 1-12)。

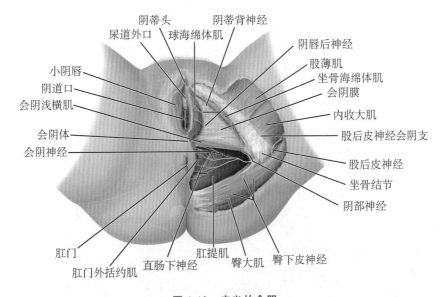

图 1-12　广义的会阴

二、狭义的会阴

狭义的会阴是指会阴中心腱,又称会阴体,是位于阴道口和肛门之间的菱形软组织,厚3～4 cm。其表面是皮肤和皮下脂肪,深面较硬的为会阴中心腱本体。会阴中心腱由部分肛提肌及其筋膜和两侧的会阴浅横肌、会阴深横肌、球海绵体肌肌腱会合连接组成,肛门括约肌肌腱交织其中。会阴中心腱属于骨盆底结构,其伸展性很大,晚期妊娠会变软,在激素水平和持续压力影响下,肌腱和筋膜会发生软化和松弛,表现出良好的伸展性,有利于分娩。过度伸展会影响产后筋膜和肌腱的回缩和恢复,持续的压力也会引起皮肤松弛、皮下组织及筋膜和肌肉肌腱裂伤。阴道分娩时常进行会阴侧切以保护会阴中心腱。

女性的会阴体比较发达且富有弹性,由部分肛提肌及其筋膜和会阴浅横肌、会阴深横肌、球海绵体肌及肛门外括约肌的肌腱共同交织而成,起加固盆底、承托盆内脏器的作用。至晚期妊娠,会阴组织变软,伸展性大,有利于分娩。助娩时要注意保护产妇的会阴,避免发

生盆底软组织被撑松而张力降低或发生裂伤。会
阴体是手术的重要标志。

　　会阴体在女性性生活中有重要意义。完整、宽
厚的会阴体使阴道口环形结构功能健全,可增强性
感。在性反应的持续期,阴道下段形成的高潮平台
可因强有力的会阴体而增强其"紧握"作用,有利
于增强性刺激。同时在性高潮期,完整、有力的规
律性痉挛性盆底肌肉收缩可提高性满足感。盆底
诸肌只能集体运动,很难单独自主收缩。因此,缩
肛运动是阴道、尿道、肛门、盆底肌等的共同运动,
其有利于产后盆底功能恢复及预防盆腔脏器脱垂
(图 1-13)。

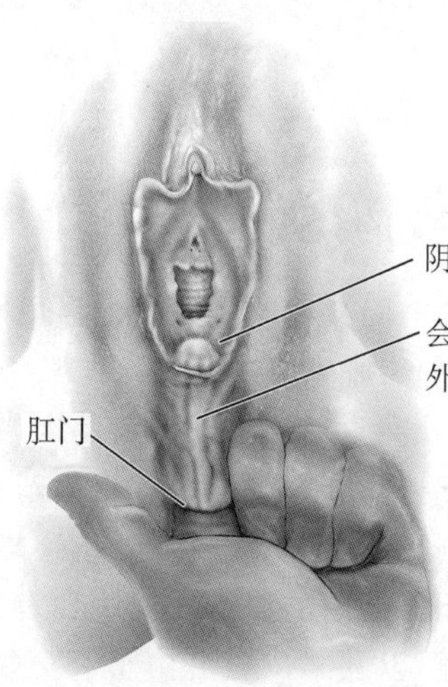

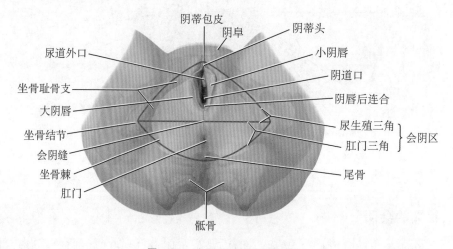

阴道前庭窝

会阴体和肛门
外括约肌

肛门

图 1-13　狭义的会阴所在位置,菱形部分
即会阴体

三、会阴的前、后 2 个三角

　　若在两侧坐骨结节之间作一连线,可将菱形的
会阴区分为前、后 2 个三角区。这 2 个三角区均被
肌肉和筋膜所封闭。前者为尿生殖三角,朝向前下方,与水平面成 45°角,为坐骨结节与耻骨
弓之间的三角区,包括尿道下段、外生殖器及阴道口;后者为肛门三角,朝向后下方,与水平
面成 45°角,有直肠和肛门通过(图 1-14)。

阴蒂包皮
阴阜
阴蒂头
尿道外口
小阴唇
阴道口
坐骨耻骨支
阴唇后连合
大阴唇
尿生殖三角
坐骨结节
肛门三角
会阴缝
会阴区
坐骨棘
尾骨
肛门
骶骨

图 1-14　会阴的前、后 2 个三角

四、会阴的 3 个层面

　　会阴自外向内(由浅入深)可分为以下 3 个层面。

(一)外层

外层(图 1-15)位于外生殖器及会阴皮肤和皮下组织下面,由 1 层筋膜(会阴浅筋膜)、3
对肌肉(球海绵体肌、坐骨海绵体肌、会阴浅横肌)和 1 个括约肌(肛门外括约肌)组成。

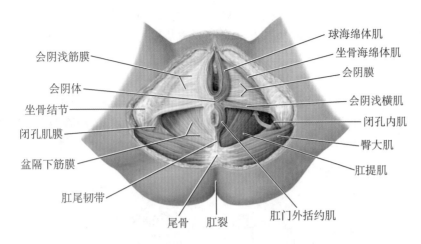

图 1-15　会阴 3 个层面中的外层

1. **会阴浅筋膜**　在肛门三角为富含脂肪的大量疏松结缔组织,在尿生殖三角则分为 2 层:①浅层含脂肪组织,与下腹壁浅筋膜接续;②深层呈膜状,称为会阴浅筋膜。

2. **球海绵体肌**　覆盖前庭球和前庭大腺。向前经阴道两侧附于阴蒂海绵体根部,向后与肛门外括约肌交叉混合。此肌收缩时可紧缩阴道口。

3. **坐骨海绵体肌**　始于坐骨结节内侧,沿坐骨升支及耻骨降支前行,向上止于阴蒂海绵体(阴蒂脚处)。

4. **会阴浅横肌**　从两侧坐骨结节内侧面中线向会阴中心腱汇合。

5. **肛门外括约肌**　为围绕肛门的环形肌束,其前端汇合于中心腱。

会阴皮肤在正中线上有一条色深的线,称为会阴缝。女性性成熟期会阴部长有阴毛及肛毛。

(二)中层

中层(图 1-16)为尿生殖膈,由上、下 2 层坚韧的筋膜及其间 1 对会阴深横肌组成,覆盖于由耻骨弓和两侧坐骨结节形成的骨盆出口前部三角形平面上,又称三角韧带。三角韧带中有尿道和阴道穿过,该段尿道和阴道分别有尿道括约肌(又称尿道外括约肌)和球海绵体

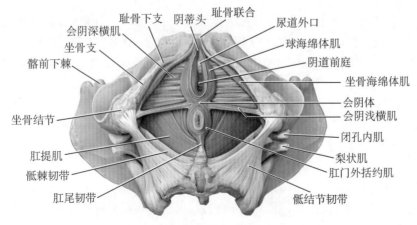

图 1-16　会阴 3 个层面中的中层

肌围绕。会阴深横肌起自坐骨支内侧面,肌纤维向内,在中线处两侧相互交错,一部分止于会阴中心腱,一部分与阴道壁相连,还有部分肌纤维与尿道、球海绵体肌纤维交织。尿道括约肌环绕尿道,控制排尿。

（三）内层

内层（图 1-17）为盆膈,是骨盆底最坚韧的一层,由 1 对肛提肌及其内、外面各覆 1 层筋膜组成。自前向后依次有尿道、阴道和直肠穿过。肛提肌是位于骨盆底的成对扁阔肌,向下、向内合成漏斗形,构成骨盆底的大部分。

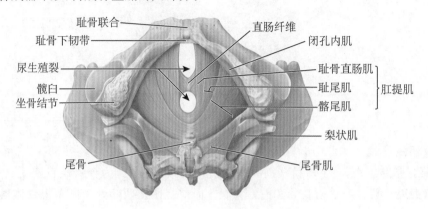

图 1-17　会阴 3 个层面中的内层

每侧肛提肌自前内向后外由 3 部分组成:①耻骨直肠肌。起自耻骨前端盆面,后行绕过直肠肛管交界处两侧和后方,与对侧肌纤维连接,构成 U 形袢。其可拉直肠肛管交界处向前,起肛门括约肌的作用。②耻尾肌。肌纤维起自耻骨降支内侧,绕过阴道、直肠,向后止于尾骨;其中有小部分肌纤维止于阴道及直肠周围。耻尾肌受损伤可导致膀胱、直肠脱垂。③髂尾肌。起自腱弓（即闭孔内肌表浅筋膜的增厚部分）后部,向中间及向后走行,与耻尾肌汇合,绕肛门两侧,止于尾骨。在骨盆底肌肉中,肛提肌起最重要的支持作用;又因其肌纤维在阴道和直肠周围交织,有加强肛门括约肌和球海绵体肌收缩的作用。

五、会阴的筋膜

会阴筋膜由浅入深依次为会阴浅筋膜、尿生殖膈下筋膜、尿生殖膈上筋膜,以及盆膈内、外筋膜。盆膈内筋膜位于肛提肌上面,称为盆筋膜,为坚韧的结缔组织膜,覆盖骨盆底及骨盆壁,并与盆腔脏器底肌纤维汇合,分别形成相应的韧带,对盆腔脏器有很强的支持作用。盆筋膜上面为盆腔腹膜,两者之间的疏松结缔组织称为盆腔结缔组织,盆腔血管、神经、淋巴管,以及输尿管等均位于此层组织中并受到保护（图 1-18）。

会阴浅筋膜、尿生殖膈下筋膜和尿生殖膈上筋膜的外缘均附着于耻骨降支和坐骨升支,后缘则在尿生殖三角后缘处彼此融合,并向后移行于盆膈下筋膜,此 3 层筋膜在解剖学上有如下特殊性。

（一）会阴浅筋膜

会阴浅筋膜位于皮下组织内,分为 2 层。浅层为脂肪性膜,含有脂肪组织并向上移行,与腹前壁浅筋膜脂肪层（又称 Camper 筋膜）相连;深层又称会阴浅筋膜深层、Colles 筋膜,是菲薄的膜样层,位于皮下组织膜深面,覆盖于坐骨海绵体肌、球海绵体、会阴浅横肌和前庭大腺表面;其两侧附着于坐骨结节、坐骨升支和耻骨降支,向前延续于腹前壁的浅筋膜深层（又

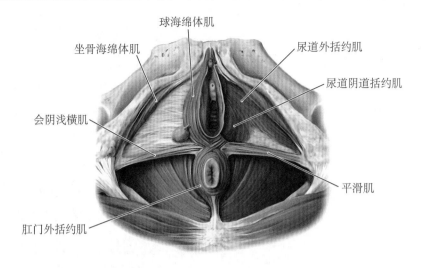

球海绵体肌

坐骨海绵体肌

尿道外括约肌

尿道阴道括约肌

会阴浅横肌

平滑肌

肛门外括约肌

图 1-18　会阴筋膜及其筋膜内组织

称 Scarpa 筋膜），向后在会阴浅横肌后缘处与尿生殖膈上、下筋膜融合，在中线上则与会阴中心腱融合。

（二）会阴深筋膜

会阴深筋膜在肛门三角与臀筋膜相连，贴附于坐骨肛门窝各壁。由浅入深可分为尿生殖膈下筋膜和尿生殖膈上筋膜，两筋膜间夹着尿生殖三角肌（会阴深横肌和尿道括约肌的总称）。

1. **尿生殖膈下筋膜**　又称会阴膜，覆盖于尿生殖三角肌下面，两侧附着于坐骨升支和耻骨降支内面，其前方在尿生殖三角肌前缘处与尿生殖膈上筋膜融合，后方在会阴浅横肌后缘处与尿生殖膈上筋膜、会阴浅筋膜及会阴中心腱融合。尿生殖膈下筋膜与会阴浅筋膜之间有一潜在性（封闭性）间隙，称为会阴浅间隙或会阴浅袋。此间隙的开口向前上方，可达腹前壁浅筋膜的深面。若此段尿道损伤，尿液可渗入此间隙内并向周围组织扩散，同时向耻骨后间隙和直肠后间隙渗透。

穿过尿生殖膈下筋膜的结构包括：①在耻骨联合下缘下方 2～3 cm 处被尿道穿过；②其中心被阴道穿过；③被尿道口后外侧前庭大腺的腺管穿过；④在耻骨弓下缘的中线上被阴蒂背深血管和背部神经穿过；⑤被会阴横肌前方的阴唇后血管和神经穿过。

2. **尿生殖膈上筋膜**　覆盖于尿生殖三角肌上面（深面），两侧附着于坐骨升支及耻骨降支，其前后缘在尿生殖三角肌的前端和后端均与尿生殖膈下筋膜融合。在尿生殖膈上、下筋膜之间形成一个封闭的筋膜间隙，称为会阴深间隙或会阴深袋。此间隙内有尿生殖三角肌、阴部内血管及其分支、静脉丛及阴蒂背神经。此外，还有尿道、阴道从中穿过。若此处发生感染，脓液即留于间隙内，不易蔓延扩散。

尿生殖膈上、下筋膜在尿生殖三角肌的前后缘愈合处增厚，前缘处筋膜张于两耻骨降支之间，称为骨盆横韧带或尿道前韧带。此韧带与耻骨弓韧带之间有裂隙，通过阴蒂背静脉后缘处的筋膜张于两侧坐骨结节之间，称为会阴横（中）隔。尿生殖膈上、下筋膜与其间的尿生殖三角肌共同构成尿生殖膈，封闭盆底裂孔，具有加强盆底稳定性的作用。会阴浅筋膜与深层的尿生殖膈上、下筋膜侧缘均附着于耻骨弓，在尿生殖三角后缘 3 层处彼此愈合，并向后移行于盆膈下筋膜。

盆腔与会阴由内向外的层次及划分见图 1-19。

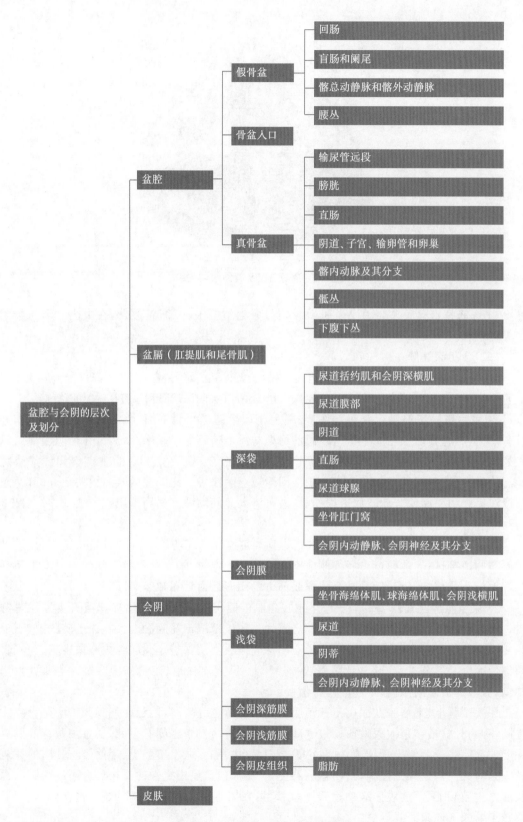

图 1-19 盆腔与会阴的层次及划分

第四节　会阴的血液供应与神经支配

一、动脉

会阴的动脉来自阴部内动脉,为髂内动脉前干终支,经坐骨大孔的梨状肌下孔穿出骨盆腔,环绕坐骨棘背面,经坐骨小孔到达坐骨肛门窝,并分出 4 支:①痔下动脉,分布于直肠下段及肛门部;②会阴动脉,分布于会阴浅部;③阴唇动脉,分布于大、小阴唇;④阴蒂动脉,分布于阴蒂及前庭球。

二、静脉

会阴的静脉与同名动脉伴行,多汇入阴部内静脉。但阴蒂背深静脉穿过耻骨弓状韧带与会阴横韧带之间进入盆腔,汇入髂内静脉。

三、淋巴

会阴的淋巴来自阴唇及会阴体的淋巴管,沿阴部外血管走行,注入腹股沟浅淋巴结。阴蒂的淋巴管注入腹股沟深淋巴结。

四、神经支配

会阴的神经来自阴部神经。阴部神经由第 2～4 骶神经分支组成,含感觉和运动神经纤维,其走行途径与阴部内动脉相同。在坐骨结节内侧下方分出肛门神经(又称痔下神经)、会阴神经及阴蒂背神经 2 支,分布于肛门、会阴体、阴唇及阴蒂。

第 2 章

女性外生殖器的正常测量数据与审美

第一节　中国女性外生殖器的测量数据

一、小阴唇

正常小阴唇：左侧宽 19.92 mm ± 8.46 mm，右侧宽 21.26 mm ± 8.71 mm，厚 3.88 mm ± 1.00 mm。

二、大阴唇

正常大阴唇：左侧大阴唇长 76.73 mm，宽 23.02 mm；右侧大阴唇长 76.73 mm，宽 22.92 mm。

三、其他数据

阴蒂包皮长 25.08 mm，宽 7.32 mm。

阴蒂-尿道间距离为 22.68 mm，阴蒂-阴道间距离为 29.81 mm，尿道-阴道间距离为 8.47 mm。阴道-会阴间距离为 9.96 mm。会阴体长 24.30 mm。

第二节　女性外生殖器的美学比例关系

一、小阴唇

(一)小阴唇的美学比例关系

1. **小阴唇的第 1 种美学比例关系**　最常见的小阴唇美学比例关系是关注小阴唇的上边距(a 点)与下边距(b 点)。a：b＝1：1.618，则无限接近"黄金比例"(图 2-1)。

2. **小阴唇的第 2 种美学比例关系**　此种类型不关注小阴唇上边距和下边距的比例关系，而是将小阴唇分成上段、中段和下段。这样的美学比例关系为 2：3：1。与第 1 种比例关系相比，两者对小阴唇的美学描述是一致的。第 1 种比例关系是关注小阴唇展开后的关系，第 2 种比例关系则关注小阴唇闭合状态的上段、中段和下段的整体比例(图 2-2)。

3. **小阴唇的第 3 种美学比例关系**　阴蒂包皮和阴道前庭的长度也呈现美学比例关系，具体为阴蒂包皮长度：前庭长度＝1：1.628。这个比例关系是现阶段临床医学领域比较通用的美学比例关系(图 2-3)。

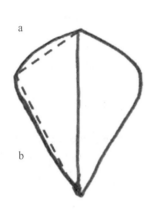

图 2-1　小阴唇的第 1 种美学比例关系

注:a 为小阴唇的上边距,b 为小阴唇的下边距。

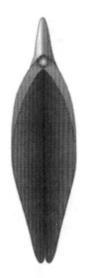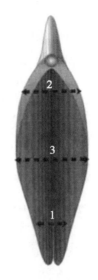

图 2-2　小阴唇的第 2 种美学比例关系

注:两侧小阴唇在直立状态下的比例关系。2 为上 1/3,3 为中 1/3,1 为下 1/3。

(二)小阴唇切除术的合理性反思

在临床接诊的案例中,有小部分女性在完成小阴唇治疗后性感受变差。因此,临床对待小阴唇的治疗应谨慎,绝对不能"一切了之"。小阴唇切除的最佳适应证:①对性生活有影响;②对日常生活有影响。小阴唇的美学比例并不是手术的最主要标准。

二、大阴唇

(一)大阴唇的美学比例关系

1. 大阴唇的平面美学比例关系　在临床检查时发现,大阴唇呈现美观外形的比例主要表现为 2 种平面美学比例关系。a 代表大阴唇上 1/3,b 代表大阴唇中 1/3,c 代表大阴唇下 1/3:①a＞b＞c,此型是上宽下窄类型(图 2-4);②b＞a＝c,此型是大阴唇中间最宽,上段和下段较窄,且接近相等(图 2-5)。

2. 大阴唇的立体美学比例关系　除以上平面比例关系外,大阴唇还有更为精妙的立体结构关系。美观的大阴唇结构有一定特性。从上下角度来看,大阴唇的上段脂肪厚度大于下段脂肪厚度,即上多下少(图 2-6);从左右角度来看,大阴唇的内侧脂肪厚度大于外侧脂肪厚度,即内多外少,形似一种芒果。

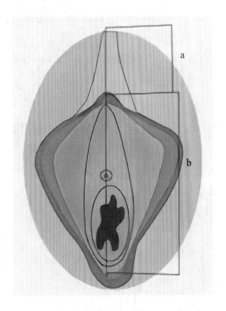

图 2-3　小阴唇的第 3 种美学比例关系

注:a 为阴蒂包皮长,b 为前庭长度(小阴唇底边长)。

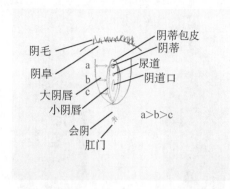

图 2-4 大阴唇的平面美学比例关系(1)

注:a 为大阴唇上 1/3,b 为大阴唇中 1/3,c 为大阴唇下 1/3。

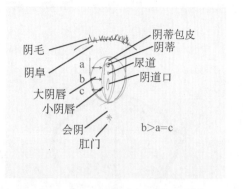

图 2-5 大阴唇的平面美学比例关系(2)

注:a 为大阴唇上 1/3,b 为大阴唇中 1/3,c 为大阴唇下 1/3。

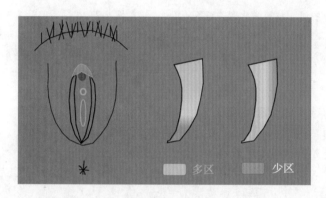

图 2-6 大阴唇的立体美学关系(上下角度)

(二)大阴唇填充的合理性反思

在对大阴唇进行填充时,可能会发生"阴囊畸形"。这是由于材料的注射位置错误导致。当患者取截石位时,从上向下看大阴唇具有一定弧度,该弧度的最高点应维持在上段,同时弧线应自然(图 2-7)。

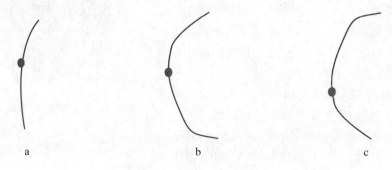

图 2-7 大阴唇填充时的弧度

注:a. 在截石位从上向下观察大阴唇呈自然弧形,且最高点在上段;
b、c. 应避免出现的情况。

三、阴阜

当从上（脐）向下（膝盖）观察时，阴阜的形态很像一个元宝（图 2-8），因此，在打造阴阜部位美学时，要关注其形态美观。阴阜的脂肪是腹部脂肪的延续，阴阜美观与否与脂肪含量密切相关。例如，对于"骨瘦如柴"的女性，这个位置的脂肪含量也相对较少，皮下即是耻骨联合，不符合现代美学标准。

四、阴毛

阴毛可严重影响外生殖器的美观程度，故也是影响外生殖器美观的因素之一。现代女性客户比较重视对阴毛的护理，并且对于形状也有较高的要求。过于浓密且杂乱的阴毛不符合现代美学标准（图 2-9）。

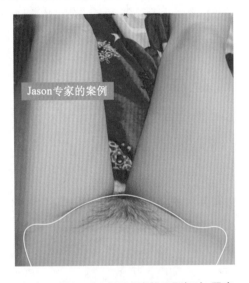

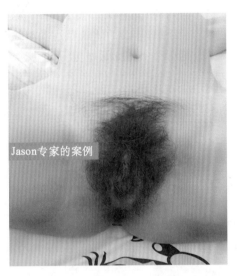

图 2-8　从上（脐）向下（膝盖）观察时，阴阜呈类似元宝形态

图 2-9　过于浓密且杂乱的阴毛

第三节　女性外生殖器的生理和病理变化

中国开展女性生殖器整形修复工作的时间较早，但大多集中在公立专科医院。此外，即使是在专科医院中，专业从事生殖器整形修复的医师也很少，多以进行阴道紧缩、妇科盆底重建等手术为主，主要目的是解决病症、改善病理性症状。

近年来，随着社会的进步和女性自我意识的觉醒，以及因互联网高速发展而快速获得的各类信息，很多女性对于两性交流提出了更高的需求，对自己外生殖器的美观和在性生活中的满意度的关注也进一步提升，很多女性希望通过外生殖器整形（即"私密整形"）来达到外生殖器美化、饱满、色彩改变等目的。如何进行保留生理功能的美型、美色尤为重要。

随着年龄的增长，女性的阴毛分布、皮肤色泽、皮下脂肪层厚度都会发生极大改变，同时，皮肤感染、阴道感染、疾病或护理不当等可能导致以下一系列问题。

一、阴阜问题

阴阜部位的毛发覆盖会因性激素波动而发生阴毛披覆过多或稀疏。由于激素改变、体重改变、妊娠等，阴阜部位的脂肪也会减少，相对地，耻骨的骨骼形态会暴露，减少女性的丰满和柔美感。

二、大阴唇问题

阴毛杂乱和皮下脂肪减少、大阴唇湿疹及皮肤质地"皮革化"是育龄期女性常见的病理性改变。此外，外阴白色病变也可能累及大阴唇。

三、小阴唇问题

如从唇间沟到小阴唇最边缘的距离超过 2 cm，就可诊断为小阴唇过长。冗长的阴唇和多余的系带组织，年龄的增长及运动摩擦都会加剧以上症状。外生殖器边缘颜色逐渐加深，小阴唇内侧有时可见疣状增生。此外，40 岁以后的女性亦好发外阴苔藓样变。

四、阴蒂问题

可能发生阴蒂粘连、阴蒂包皮过长等问题。此外，因阴蒂包皮过长不便经常清理，可藏有包皮垢，不仅容易瘙痒、散发异味，还会影响性交的敏感度。

五、阴道前庭问题

其前尿道口出现肉阜；阴道前壁膨出；处女膜缘肉芽状增生；前庭后部因分娩导致肌肉松弛，后系带松弛，阴道前庭窝消失。

第3章

女性外生殖器的美学元素及健康维护

第一节　中国民间对女性外生殖器的 11种称谓及其美学特征

中国民间将女性外生殖器分为 11 种类型,具有较强的文化价值和医学参考价值。现代医学认为,女性生殖器并无刻板标准和固定外观,只要性功能和生育功能正常即可。

一、中国民间对女性外生殖器的 11 种称谓

(一)章鱼壶型

章鱼壶就是用于抓章鱼的瓦罐。这种罐子的入口较小,表面光滑,容易进入;里面是圆圆的,十分宽敞。章鱼壶型女性外生殖器就如同章鱼壶一般,阴道口很窄,里面则稍微松弛。

(二)鳖型

鳖型女性外生殖器的阴道口非常小,在性交插入时存在一定困难。

(三)印笼型

印笼是古时武士佩挂在腰上的饰品,由互相嵌合的小盒串成,其内放置伤药等物品。印笼型女性外生殖器的阴道口软组织很厚且富有弹性,其伸缩性及弹性均有限。

(四)海葵型

海葵型女性外生殖器的阴道门四周皱褶很细且数量很多,就像有无数的"小触手"。

(五)前垂型

前垂型女性外生殖器的阴道口前庭部分肌肉非常发达,如同覆盖着阴道口一般,阴蒂发育非常好。在正常状态下,即未性兴奋时,阴蒂也会露出来。

(六)蛞蝓型

蛞蝓是一种软体动物,身体圆而长,没有壳体,其表面有很多黏液,又称鼻涕虫。蛞蝓型女性外生殖器在性兴奋时,其阴道内部黏液分泌较多,阴道内的皱褶也会如同虫体蠕动一般。

(七)收口荷包型

收口荷包型的女性外生殖器形状就像一个收口的荷包,其阴道内部就是荷包的袋子部分,阴道口就是穿绳子的部分。阴道口有很多皱褶,这些皱褶的下方就具有收口作用。

(八)鲱鱼子型

鲱鱼子型女性外生殖器是指其阴道内部前壁有粗粗的、如同鲱鱼子一般的粒状结构。

（九）章鱼型

海生章鱼有很多脚,其脚上布满了吸盘且拥有会喷墨的嘴。章鱼型女性外生殖器的阴道口收缩得很小,像荷包型,但其阴道内部布满许多像吸盘一样的疣。

（十）千条蚯蚓型

千条蚯蚓型女性外生殖器是指阴道内的皱褶软软地卷在一起,性兴奋时如同蚯蚓般蠕动。

（十一）梯田型

普通女性的阴道内部有很多皱褶,在性交时,这些皱褶会伸展开来变成光滑状态。梯田型女性外生殖器的阴道不会完全伸展开,而是出现类似梯田的形状。

这 11 种民间文化对于女性外生殖器的分析和研究包括大、小阴唇的厚实程度,阴道紧窄程度,阴道壁皱褶少及收缩感等特征,涵盖了女性外生殖器的结构和功能 2 个方面,较为形象和全面。

二、民间文化中的女性私密美学特征

以上 11 种对女性外生殖器的分析和研究,从以下 4 个方面体现了女性私密美学特征。

（一）客观性和社会性的统一

女性的会阴部位是客观存在的。女性生育后代的功能被图腾崇拜,故对女性生殖器的物质和精神方面的研究也是社会和文化的组成部分。

（二）形象性和理智性的统一

以上 11 种对女性生殖器的描述都非常形象,以耳熟能详的客观事物进行分析和比对,同时又十分贴切,使人容易理解和接受,绝不是怪异和荒诞不经的,具有理智性。

（三）真实性和功利性的统一

女性生殖器是人体多个器官组成的系统,担负着人类繁衍的重大使命,是不可忽视的真实存在。古代社会对"传宗接代"有着太多精神和文化上的寄托,故对女性的生育功能也有功利性的追求;而生殖器的优质与否是决定生育功能的重要因素,故对生殖器也有着功利性的追求。这个"功利性"是指社会功利性,是社会文明的一个组成部分。对女性生殖器进行分类、分析和研究,归纳外形和功能良好的女性生殖器的参数要点,正是这种真实性与功利性的美学统一。

（四）内容美与形式美的统一

女性生殖器绝对不是污秽的。对每个解剖结构进行细微分析,从外形和功能上归纳出美好的女性生殖器特征,是崇高的研究,也是对女性的尊重和赞美。而将女性生殖器用可爱、优美的事物进行比拟和象征,给人以美的享受,则达到了内容美与形式美的统一。

人类的性行为与动物不同,繁衍后代并不是唯一目的,还有情感归属的重要属性。女性生殖器的解剖学属性、美学属性和社会学属性是一个有机整体,因此,其形态、功能和称谓是关联的、一致的。

中国文化博大精深,用词精妙绝伦。其对女性生殖器的称谓十分传神,听其称谓即可其对形态和功能特点有所了解。不同的称谓是对女性生殖器的大阴唇、小阴唇厚实程度,阴道紧窄程度,以及阴道壁多皱纹、富收缩感等特征进行了有侧重的差别化命名和描述,具有一定科学性的形态和功能分型,对指导现代外生殖器整形术有较大的借鉴作用。

第二节　女性外生殖器的美学内涵与标准

女性外生殖器的私密美学具体内涵表现为成熟态、年轻态、健康态和自信态 4 个方面。

一、成熟态

世上任何天然事物都能从中发现美。但女性外生殖器的私密美学应该在成年以后，即法定性成熟后才可进行的研究。幼女和少女应严格以医学的正常、异常、疾病来进行分析和研究。美学的属性之一是其社会性，即应该符合伦理道德。因此，女性外生殖器的美学研究必须从成熟态开始。成熟态的美学内涵应该给人以信任、无忧的感觉，是处在和谐性生活和良好生育功能的最佳状态。成熟态的对立面是衰老态，年轻而成熟是女性外生殖器的基本私密美学要素。

二、年轻态

年轻总是与"丰满""光泽""有弹性"等形容词汇联系在一起。女性外生殖器的年轻态也是这些因素的总和。女性外生殖器解剖结构的各个组成部分从年轻到衰老的变化十分明显。女性外生殖器承担着性爱和生育功能两大使命，共同构成了女性外生殖器的美学内涵。年轻态可保证性爱和生育功能的最佳搭配和最佳状态，其标准包括浅色、丰满且有弹性的大阴唇，淡色和对称的小阴唇，完整的阴道前庭，紧致且有弹性的阴道等。

三、健康态

年轻与衰老是相对的，而且衰老是总体生命进程，可以被延缓，但不能被逆转。健康是可以贯穿终身的，因此，女性外生殖器的健康态也是美学内涵之一。会阴部是女性疾病的好发部位，所有解剖结构均有可能发生病变，从而破坏其外观、构造和功能。健康态的标准至少包括良好的外形和功能、绝经后萎缩性阴道炎的防治，以及高质量的性爱等。

四、自信态

自信就是在适当场合（如在医师和爱人面前）毫无心理压力地袒露自己的私密部位，没有外形上和功能上的担忧、害怕、自卑等心态。这种自信态与上述成熟态、年轻态、健康态密切相关，尤其与年轻态和健康态关系更为密切。在特定场合下，自信态表现为对享受性爱，以及充当一个好爱人、好妻子、好母亲充满了信心。

第三节　女性外生殖器的美学体现

女性外生殖器的私密美学在生活中有具体的体现，而现代医学的进步也极大地延长了女性私密美学的生命期。

一、生活美学的体现

女性外生殖器的生活美学主要体现在夫妻恩爱方面。外生殖器是私密部位，因此，只有在特定场合才有美的展示，而这种特定场合主要就是夫妻/伴侣之间，以夫妻之间最多。

家庭是社会的细胞,夫妻恩爱是家庭稳定和幸福的基石。人类天性对美丽的向往和追求毫无疑问会延伸到人体所有部位,因此,女性外生殖器的美学在生活中也有非常具体和丰富的表现。美好的女性外生殖器能够引导夫妻进入愉悦、舒畅、振奋、和谐、圆满、轻松、快慰、满足、爱意、欣赏、享受等境界,感受到生活的美好。女性外生殖器的成熟态和自信态是其生活美学的主要表现形式。女性外生殖器的生活美学可以通过保养得以保持和健康地维护。

二、医学美学的体现

(一)健康态和年轻态是医学美学的主要体现

女性外生殖器的医学美学有更为客观和具体的标准。医学科学对女性外生殖器的解剖、生理、病理学及其衰老变化的规律已有极为详尽、细致的研究,明确了健康与疾病的分界,以及年轻与衰老的差异。同时,医学技术在不断发展和进步,对疾病也有了治疗和干预手段,这些干预手段可以为女性外生殖器的医学美学保驾护航。女性外生殖器的医学美学就是通过医学手段达到健康、年轻的目的。

(二)生活美学是目的,医学美学是手段

女性外生殖器的生活美学和医学美学之间的关系表现为生活美学是目的,医学美学是手段。女性外生殖器美学是通过研究医学美学的理论和技术,普及医学美学知识,早期发现和治疗疾病,帮助女性保持健康;同时,通过各种医学手段,保持女性外生殖器的年轻态,延缓衰老,让生活更加美好。

(三)女性外生殖器的美和健康需要有意识、有步骤地维护

女性外生殖器的美体现在女性外生殖器部位的美学觉醒、美学享受、美学维持和美学修复。

1. **美学觉醒** 就是女性有意识地关心自己外生殖器的解剖构造,了解生理卫生功能,建立自尊和自信。

2. **美学享受** 就是充分享受性爱,发挥女性外生殖器每个结构在性爱中的潜能和活力。

3. **美学维持** 就是通过日常生活和医学手段维持女性外生殖器的健康态和年轻态,维持最佳的外形美和正常功能,延缓衰老。

4. **美学修复** 就是修复因生育、外伤、疾病等引起的美学毁损,重建优美外形,恢复正常的性爱功能、生育功能、排尿功能、排便功能等,恢复对生活的自信和热爱。

(四)女性外生殖器健康包括心理健康和生理健康

1. **心理健康** 对女性外生殖器有一个正确的心理定位,既追求“形美功能佳”的年轻态,又认可并服从生命的客观规律;不去强求超出现代医学科技所能达到的效果,对年龄与私密美学状态之间的关系有理性的认识。

2. **生理健康** 就是在女性性器官的发育阶段、育龄阶段、绝经期阶段及绝经后期进行有规律的健康监测,及时发现和治疗疾病,及时调整生理周期至正常,做好妊娠规划,平稳度过绝经期。同时,以医学美学的规范和原则对女性外生殖器的解剖结构和功能状态进行年轻化处理,维持健康与美丽之间的平衡。

第四节　女性外生殖器的健康维护

女性外生殖器的美学与健康互为因果、相辅相成,需要采取正确的维护措施以达到两者的和谐统一。因此,需要做到以下几点。

一、了解女性生殖系统生理学基本知识

女性外生殖器美学架构是一个比较脆弱的生态,受到很多因素的干扰、削弱和破坏。女性外生殖器是疾病的好发部位,又要经历月经、妊娠、绝经等考验,是一个特别需要保护的器官群。因此,普及和了解女性生殖系统的生理学基本知识,从生理学角度理解女性生殖系统特有的系统性功能及其变化,有利于主动采取预防性措施,及时发现某些病变的先兆并及时就医,将疾病控制在萌芽状态,尽早治愈。此外,通过掌握女性生殖系统生理学基本知识还可了解各种外生殖器美容治疗的优缺点和局限性,使女性外生殖器的美学和功能得到最佳的保护和维持。

二、设定基本的生活品质

应对美学有较高的认识和追求。女性外生殖器与夫妻恩爱、子孙繁衍、家庭幸福等密切相关,也是生活品质的重要组成部分。当今社会,女性权益得到了更加完善的保护,随着新时代女性的个性解放,女性更加重视生活品质,对私密美学的要求也得到了充分释放。女性对生活品质的基本设定,很大程度上取决于其对性心理和性生理的了解和理解程度。因此,应该有针对性地开展知识普及活动,使适龄女性了解自己身体的潜能,以及激发这种潜能的充分和必要条件。由于每位女性的性格、生活阅历和家庭条件各不相同,更需要在专业人员的指导和帮助下设定一个切合实际的女性基本生活品质,并帮助其在不同年龄阶段维持最佳状态。

对女性私密美学的保护与维持是一个系统工程,需要根据不同阶段女性不同的心理预期,采用不同的药物、光电技术或手术技术以维持美学和年轻态。因此,需要个体化设计每位女性的维护方案,并定期检查、随访。

美学建立在健康的基础上,对美学的追求不能损害健康。而健康不能仅解决生理功能问题,还应成为女性增强心理自信的坚强推手,在健康的基础上达到美学的高度。

第五节　女性私密美学与手术设计的关系

一、手术的作用和地位

随着年龄的增长,女性外生殖器的组织结构逐渐萎缩和松弛,妊娠和生育也可导致女性盆底各结构受到较大的损伤。虽然人体有强大的修复能力,但这种修复也有一定限度,必要时需引入手术治疗才能最终完成修复和矫正,恢复外生殖器的正常结构、功能和年轻态。手术是通过强有力的手段直接恢复正常解剖结构、重建正常功能的治疗方式,同时尽可能地恢复年轻外观。因此,手术是女性私密美学维护的"终极武器"。

二、手术的目的

女性外生殖器手术必须有严格的医学适应证和手术目的。在此基础上，按照美学原则，进行女性外生殖器的美学修复。女性外生殖器美学受到破坏的 2 个最主要原因：①衰老，可导致阴唇颜色加深、大阴唇萎缩、阴道松弛等；②妊娠和生育，可导致女性会阴体松弛、撕裂、畸形愈合等。衰老和损伤在结构、功能，以及美观方面均有体现。现代女性对生活品质有较高的要求，使得进行美学修复手术操作的理念和技术得到了认可和拓展。美学的修复与提升要求手术更加精细、解剖组织复位更加精准，并且应结合年轻化的内容。

三、手术与美学的统一

手术是医学科学，具有严格的规范，其主要以治疗疾病为目的，有时需要进行组织切除，切除后闭合创面即完成了治疗任务。但有时，即使身体上的疾病已经治愈，患者生活的勇气和乐趣却大受打击，其很重要的原因之一就是手术破坏了生命的美。整形医学在第二次世界大战后蓬勃发展，其原因就是战争中的武器极具杀伤力，对人体美学的破坏力也极其强大，治疗不仅需要挽救生命，还需要拯救心灵。因此，挽救并修复人体美学被提到了与生命相同的高度。女性外生殖器也是如此，必须达到手术与美学的统一，即在治疗疾病的基础上恢复外生殖器的美学形态，从而重建并保持女性的自信心。

四、手术设计应遵循的美学原则

女性外生殖器手术设计的美学原则为在切除、修复、重建再造的过程中，时刻考虑美学的要求和规范；以美容为主要目的的手术更应重视美学的恢复和提升。对于肿瘤的大范围切除手术，一期用皮瓣进行重建再造；不适合同期再造者，应保护好未来皮瓣的血管蒂。对于单纯的美容手术，尽量结合光电疗法和人工充填物制剂等，将手术创伤控制在最小范围内。

第 4 章

阴道的功能解剖与健康

健康的阴道应是温暖、洁净并有自净功能的,并且在遇到性刺激时有敏锐的反应和应答。与之相关的功能支持包括:①阴道黏膜;②阴道敏感区;③阴道血供;④阴道筋膜组织。

第一节　阴道黏膜

一、黏膜的定义

黏膜是生物体(口腔、胃、肠、尿道等器官内部)中由上皮组织和结缔组织构成的膜状结构。其结缔组织部分被称为固有层;其上皮组织部分被称为上皮,内有血管和神经,能分泌黏液。黏膜是人体免疫系统的"第一道防线"。

二、阴道黏膜的特征

健康、年轻的阴道黏膜富含皱襞,有弹性、润滑,呈淡粉色;而衰老的阴道黏膜会失去弹性,阴道萎缩变薄,阴道皱褶消失,阴道干涩,阴道口开放,阴道 pH 上升,可反复发生炎症。

对阴道进行激光治疗就是通过激光的热作用和局部剥脱达到阴道黏膜增厚,或者促进黏膜更新的治疗目的(图 4-1)。

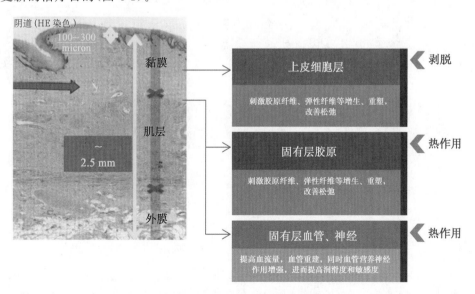

图 4-1　激光的能量穿透示意图

三、阴道黏膜的厚度

不同年龄段女性的阴道黏膜厚度也不同。阴道黏膜的厚度受激素、阴道菌群、月经周期、日常生活习惯等多因素影响。阴道壁厚度为 6.2～25.9 mm，平均为 14.5 mm±4.2 mm；阴道黏膜厚度为 0.9～2.4 mm。女性阴道黏膜厚度不在正常范围内，可通过药物（如激素）、激光射频、营养注射、填充注射等方法进行治疗，以维持黏膜的自我更新，并保持一定厚度。

第二节 阴道敏感区

很长一段时间内，性学家认为女性的性高潮仅有阴蒂高潮，而阴道内感受来自阴蒂脚的持续刺激，再引发深度高潮。自从解剖发现阴道 G 点结构后，人们认为女性存在第二种高潮——阴道高潮。通过大量人群调查和体检发现，存在阴道高潮的女性，其阴道前壁较为敏感，通过反复摩擦阴道前壁，可产生舒适感和尿意，并可使阴道快速湿润。此外，女性的性高潮比男性更为复杂，除因直接对阴蒂刺激、阴道壁和敏感区摩擦外，还可由阴茎快速运动引起阴道内负压增加而引发的本体感受器导致的内脏神经兴奋。

一、"潮喷"

"潮喷"是指女性达到性高潮时阴道大量喷出液体。其中一部分来自 G 点分泌；另一部分来自阴道收缩引起尿道括约肌收缩，将膀胱内残余尿逼出，也有认为是尿道旁腺分泌。

二、敏感区域

（一）G 点

如前文所述，G 点（又称女性前列腺）是 1950 年由 Grafenberg 首次提出，并于 1981 年命名。其是位于阴道前壁深部（尤其是尿道外括约肌周围）的蚕豆或黄豆大小的一种结构，具有与男性前列腺相似的组织学结构。30%～40% 的女性阴道内有此结构。当 G 点受到刺激时，可引起高度性兴奋及强烈的性高潮（图 4-2）。

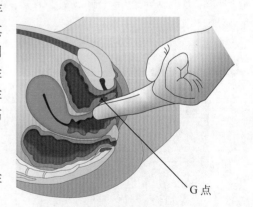

G 点

图 4-2 G 点刺激手法

（二）A 点和 U 点

除 G 点外，阴道中还有 A 点和 U 点 2 个性敏感区域，是外生殖器整形中常用的作用部位。

1. A 点 位于 G 点和子宫颈中间。A 点可以接受直接刺激，也可以通过摩擦阴道壁获得刺激。

2. U 点 U 点是位于阴道前壁处的一个小区域，在阴道入口处 2.5～3.0 cm。刺激 U 点会使女性产生排尿欲望。当 U 点刺激与阴蒂刺激联合进行时，可获得更好的性兴奋效果。

A 点和 U 点在临床上并无确定的解剖结构支持，只是针对大多数女性阴道进行检测而发现的比较容易兴奋的区域（图 4-3）。

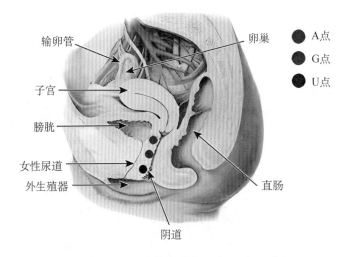

图 4-3　阴道的性敏感区域(A 点、G 点、U 点)

第三节　阴道血供及健康阴道特征

一、女性内、外生殖器的血供

女性内、外生殖器的血供主要来自卵巢动脉、子宫动脉、阴道动脉及阴部内动脉。

卵巢动脉自腹主动脉分出,子宫动脉为髂内动脉前干分支,阴道动脉为髂内动脉前干分支,阴部内动脉为髂内动脉前干终支。阴道上段的血液由子宫动脉子宫颈阴道支供应,阴道中段由阴道动脉供应,阴道下段主要由阴部内动脉和痔中动脉供应。

阴道在进入处女膜缘内,4 点钟和 7 点钟处 1.5 cm、3.0 cm、4.5 cm 深度,均可触及动脉搏动(图 4-4)。

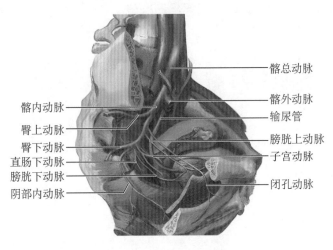

图 4-4　阴道的血供分布

二、健康阴道特征

阴道的健康与其功能解剖密不可分,通过妇科检查、阴道镜检查可观察到一个健康的阴道具有以下特征:①阴道黏膜完整,呈粉红色,检查者手探入或放入阴道扩张器无不适和疼痛;②阴道口自然闭合,处女膜缘清晰可见;③会阴体完整,皮肤无瘢痕,肌肉无断裂;④阴道扩张器打开阴道后,可见阴道系带饱满、皱褶丰富,无明显裂伤、瘢痕或阴道筋膜过度扩张后折叠的痕迹(图 4-5)。

丰富的血供和正常的菌群能帮助阴道黏膜迅速进行更新和修复,以保证阴道黏膜复层鳞状上皮有核部分上披覆多层无核的鳞状上皮。完整的阴道上皮黏膜能在较长时间内保持一定厚度,并且保持更新速度。

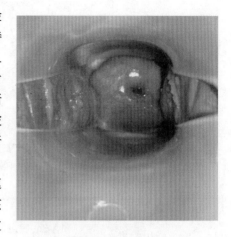

图 4-5　阴道镜下健康阴道特征

黏膜下阴道角膜基质的弹性蛋白——胶原蛋白是维持阴道弹性和饱满度的基础。这些组织容量使阴道黏膜系带外突,形成人们常说的皱褶、肉芽样突起,这些在性交时与阴道肌力同样重要。为了维持黏膜下肌层结构完整、收缩有力,除血供、菌群和激素的支持外,还需要后期的治疗和养护,而治疗的基础就是找到解剖的缺失并将其修复。

第四节　阴道筋膜组织

阴道筋膜组织是近年提出的一个新理论,其是指阴道黏膜下一层广泛覆盖在阴道肌肉、阴道直肠之间的一层组织。如果阴道肌筋膜组织发生缺血性痉挛,可导致疼痛和局部组织增厚。常用手法去激活盆底肌筋膜,并找到触发点及挛缩的肌纤维局部增厚部分,用手触及触发点并按压去除扳机点、条索、结节、组织增厚及粘连,并进行抗压抗阻训练,以强化盆底肌功能。

第二部分

女性私密检查、检测和评估方法

第5章

女性私密检查、检测

女性私密美学和性学检查、检测是进行女性外生殖器整形前的专科检查,主要是对女性外生殖器和部分内生殖器的检查、检测,不但涉及外生殖器结构及组织的美学检查、检测,还涉及部分性学相关检查。医师对就医者进行全面的女性私密美学和性学检查、检测后,才能为就医者提供私密结构和功能情况相关信息,这些信息是医师、设计师和就医者沟通的基础。就医者需要正确了解自己的私密状态,才能理解医师给出的外生殖器整形治疗项目建议及治疗效果的预测,进而接受外生殖器整形项目设计及治疗方案。

第一节　美学检查、检测

外生殖器整形项目的开展首先要看到就医者真实的私密状态,才能开展康复项目的设计和整形方案的制定。私密检查、检测则是获得就医者真实私密状态的办法。私密检查、检测的过程就是揭开女性就医者私密状态"真相",取得私密状态认知共识的过程。进行私密美学检查、检测时,就医者需要接受并配合,同时与医师进行充分且良好的沟通。

一、检查、检测环境:合规的医疗机构

由于女性私密结构位置的特殊性,检测时需要把身体的私密部位暴露出来,同时进行阴道内部情况和性感觉等方面的检查。私密检查和检测是一种专业医疗行为,因此,对于操作人员、检查环境、检查工具及设备等有严格的要求。

(一)医疗机构执业范围

女性私密美学和性学检查、检测是医疗行为,开展该项目的机构必须具备医疗美容(简称"医美")执业许可资质。生活美容等相关休闲类场所不能开展此项工作。

(二)医师、诊室

由于女性外生殖器整形项目问诊内容的特殊性,需要在相对安静、温馨且独立的诊室进行。男性医师接诊时,应留1名女性护士或医师在场,便于医师与就医者进行涉及私密问题的问诊,但女性设计师在场陪同并不合规。由于大部分就医者对生殖器结构认知的不完整性,诊室内需要展示相关结构的医学解剖图,以及男性、女性生殖器模具,也可展示一些相关内容的照片或视频资料等。

(三)场所

诊室附带的专用检查区域,美容外科、美容皮肤科检查室、治疗室,以及手术室等均可进行女性私密检查、检测。进行检查、检测的房间要有隐秘性,以保护就医者的隐私,不能安装(或方向选择性安装)监视用摄像头,进行检查、检测的房间应符合医院感染相关规定,每位就医者在检查、检测前后的空间消毒、检查床消毒、物料更换等均应按照医院感染管理要求实施。

二、检测人员资质:医护人员相关技能培训

女性私密检查、检测是医美专业的一项专科检查,美容外科医师或美容皮肤科医师均可进行操作。女性私密检查涉及身体部位的特殊性,不但需要掌握医美专业的检查、检测方法和技术,还要用到妇科检查的部分检查方式和工具,在女性私密检查、检测结果记录方面也需要用到部分妇科检查的术语。因此,有妇科经验的美容科医师进行该项检查、检测时更具优势;而没有妇科经验的美容科医师应学习和练习妇科检查的部分必要技术,也可对相关医护人员开展相关技能培训。此外,医美科医师不具备诊断妇科疾病,尤其是子宫颈及盆腔器官疾病的技能,因此,女性私密检查、检测不等于妇科检查、检测,它是有医美特色的一项专科检查。检查过程需要医护配合,1 名检查医师应配 2 名护士,其中 1 名护士配合进行检查台上无菌物品的传递,另 1 名护士协助记录并及时补充检查台上所需的物品。护士可作为检查辅助人员,但不能单独完成检查、检测。为了保证女性私密检查和检测的操作合规、结果准确及质量优良,非执业医师、非专科专业医师不能单独开展此项检查、检测。为了便于检查、检测,检查医师可以提前列出外生殖器整形项目检查、检测记录表。

三、就医者检查前准备

(一)知晓检查流程

有外生殖器整形需求的就医者需要做私密检查、检测,医师或护士要充分向其说明私密检查、检测的流程和目的,取得就医者的认可。对于是否需要陪同人员或设计师在场、是否有需要其他人回避的要求,双方应提前沟通清楚。如果就医者需要陪同,陪同人员需要符合医院感染防护控制要求。

(二)更衣

外生殖器整形项目的私密美学和性学检查、检测涉及女性外生殖器和部分内生殖器,就医者需要松解塑身衣裤,或者更换方便检查的衣服。

(三)检查时机及注意事项

1. **检查时机** 私密美学和性学检查、检测需要避开月经期、妊娠期、哺乳期,外生殖器和阴道药物治疗期、相关生殖器物理治疗期、邻近器官疾病治疗期等。应及时发现有性激素低下可能的就医者;对于阴道干涩或紧张者,必要时可给予相关润滑等措施。

2. **注意事项**

(1)进行私密美学和性学检查、检测前需要排空膀胱,有明显便秘的就医者,可给予通便药物辅助排便后再检查;需要进行外生殖器清洁的就医者,可提供外生殖器清洁的条件,但不建议进行阴道内清洗;需要观察漏尿情况者不要提前排尿。

(2)检查体位主要采用膀胱截石位,该体位需要就医者配合,应提前告知。检查时间约为 15 min,需要保障就医者腿部放置舒适。

(3)阴毛处理。阴毛修整前、后外生殖器差别很明显,修剪后外生殖器皮肤状态更清晰,结构测量更方便。因此,在阴毛状态检查后,阴毛浓密的就医者应修整阴毛,但是否修剪及修剪程度需要与就医者沟通、说明。

四、检查、检测所需耗材和器械

进行女性私密美学和性学检查、检测的房间需要配备检查床、检查车,以及相关检查所

需的医疗器械、一次性材料及消毒液等物料。常用的一次性耗材(仅供参考)及重点材料、器械的使用说明见表 5-1。

表 5-1　女性私密检查、检测耗材物料单

项目	物料名称	规格	单位	数量
检查床上物料	中单	90 cm×180 cm	张	1
	小单	40 cm×50 cm	张	2
	腿套	90 cm×30 cm	对	1
检查车上物料	小头棉签	15 cm×20 支/包	包	1
	长棉签	15 cm×20 支/包	包	1
	一次性阴道扩张器(检查用、治疗用)	1 个/包	个	2
	一次性弯盘	2 个/包	包	1
	一次性换药盒	2 个/包	包	1
	外科手套	根据实际情况选择尺码	副	3
	液状石蜡棉球	3 个/包	包	1
	纱布	10 片/包	包	2
	生理盐水	250 ml	瓶	1
	备皮刀(单面刃)	1 个/包	个	2
	测量尺(软尺、游标尺)	1 个/包	个	1
	画线笔(蓝色、白色)	1 个/包	支	2

(一)备皮刀

外科备皮刀常用双面刀刃,但单面刀刃的备皮刀更适合私密部位,特别是松弛的大阴唇及肛门周围。专用单面备皮刀保护性更好,修整阴毛时更为方便、安全(图 5-1)。在修整阴毛时应注意不同区域阴毛的生长方向,注意使用软化乳膏,也可使用医用冷凝膏;不能使用非医用脱毛膏,因其会影响毛囊,有发生过敏或感染的可能。修整阴毛时应注意保护阴蒂包皮和小阴唇,可用生理盐水纱布遮盖后将其推开。在修整顺序方面,注意肛门区应最后处理。

(二)擦拭液

可用生理盐水或无色消毒液擦拭。擦拭时需注意以下 2 点。

1. **不要过度用力**　擦拭除去影响观察的分泌物即可,不可过度擦拭、刺激,以免引起相关器官的充血反应,影响检查、检测的真实状态。

2. **擦拭液温度适当,不可过冷**　擦拭液过冷会给就医者带来不适感觉,并引起血管收缩反应,影响感觉检查的效果。

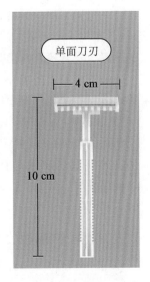

图 5-1　外生殖器专用备皮刀

（三）阴道扩张器

不同种类阴道扩张器（俗称"阴道窥器"）的固定螺口方向不同。根据阴道扩张器叶片宽窄和推开阴道壁的范围分为不同型号（图 5-2）。应选择方便进行私密美学和性学检查、检测的阴道扩张器，一次性无菌、透明的阴道扩张器较为适合，方便检查时调整方向及观察阴道黏膜。检查医师应熟练掌握阴道扩张器的使用方法，阴道扩张器进入阴道口时要斜行沿阴道侧后壁缓慢插入，进入 3 cm 左右转为横向，边缓慢张开边内推暴露子宫颈，同时观察阴道左右侧壁；后退合拢，再转方向打开，观察阴道前后壁。

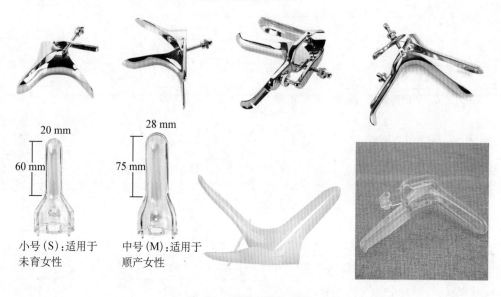

图 5-2　常见阴道扩张器

（四）液状石蜡

对于阴道干涩的就医者，在扩张阴道时，可在阴道扩张器前端加少许液状石蜡；进行内诊时，可在检查者手指前端抹少许液状石蜡。应注意的是，即使加用了润滑剂，在对阴道干涩的就医者进行检查时仍需缓慢进入，打开阴道扩张器和调整阴道扩张器方向均应缓慢进行。如果需要采集阴道分泌物进行检查，可用生理盐水替代液状石蜡起润滑作用。

（五）棉签

私密检查、检测需要使用长棉签（15 cm），便于蘸取阴道分泌物、辅助检查阴道黏膜及观察子宫颈；大头妇科棉签（20 cm）用于外生殖器的擦拭及阴道内黏液的蘸取（图 5-3）。

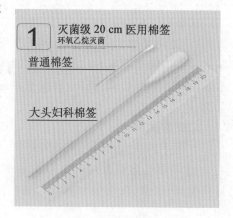

图 5-3　外生殖器检查用长棉签

五、检查、检测相关设备

女性私密检查、检测项目是特殊的美学项目。在就医者的求美过程中，不但有医学审美的参与，还要有美学审美的参与，达成私密状态的认知和共识尤为重要。因此，在私密检查、检测过程中使用一些可视的检查记录设备很有必要。常用设备包括检查床、辅助照明灯、阴道镜(检查镜)、相机、手机、阴道压力检测仪及盆底肌功能检测仪。

(一)检查床

选择检查床时应注意就医者大腿放置的舒适性。妇科检查床或综合手术床均可。因为检查时间长,需要就医者持续配合,配备舒适的托足架非常重要。用于分娩的产床床面过宽,就医者双腿分开过大,不适合;如选择有足踏的托足架,检查时就医者通常会用力,也不合适。私密检查、检测要进行阴道内检查,检查床的臀板位置要有半圆形的会阴凹槽,而没有会阴凹槽的床会影响阴道扩张器打开。此外,还需要有满足腿部平伸的尾板,没有尾板的床不方便进行某些检查和检测(图 5-4)。医护人员应熟悉检查床及其配件的安装、调节及使用方法。美容床没有腿架和臀部半圆形会阴凹槽,不适合进行私密检查。

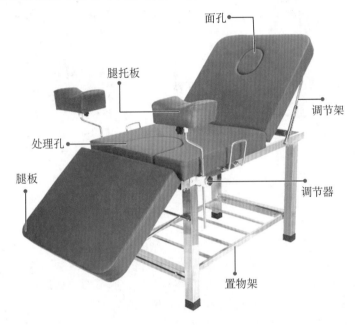

图 5-4　私密检查用床

(二)辅助灯光

进行私密检查时,选用合适的辅助灯光有利于观察外生殖器及阴道内结构。单头冷光源手术灯和手术用无影灯的光线适当且可调,检查外生殖器和阴道时均可使用。过强的灯光会影响观察的真实性;发光二级管(light emitting diode,LED)美容灯照射阴道内黏膜时反光明显、检查外生殖器时灯光过强、皮肤过白,均不适合用于私密检查。

(三)阴道镜系统

通过显示屏,医师和就医者可共同实时观察外生殖器皮肤及结构状态、阴道黏膜及子宫颈情况,观察子宫颈及阴道黏膜下移状态,有利于就医者了解自己的私密状态,认知私密结构。若在检查过程中发现外生殖器、阴道及子宫颈可疑疾病,建议转到专科就诊。

(四)可视检查设备

实时影像显示设备可实时把影像信息分享到屏幕上,医师和就医者可同步观察。也可使用录像机、相机、手机等图像清晰不变形且没有美颜功能的设备,不局限于医疗专用影像设备。检查情况以医师直接观察为准。

（五）私密结构形态图片采集设备

可视检查设备通常可同时拍照。例如，阴道镜可以留取图片，相机、手机等均可拍照采集图片，也可多种工具联合使用。为了保证图像清晰，推荐借助三脚架等工具（图 5-5）。

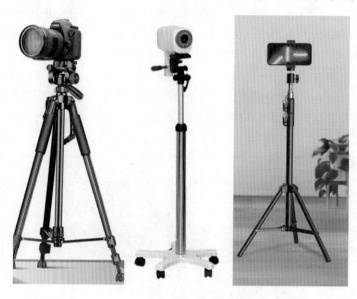

图 5-5　图像采集设备

（六）阴道压力检测仪

采用气囊式测压原理，将测压头放入阴道，收缩阴道，得出瞬间阴道内压力变化情况，体现阴道内压力变化的能力。

阴道借助相连的子宫颈，邻近器官膀胱、尿道和直肠，阴道周边韧带及筋膜，以及盆底肌肉的支持，维持其在盆腔内位置，呈潜在闭合状态，并保持一定的紧致能力。当受到刺激时，其收紧加强。通过观察阴道用力收紧时阴道内置气囊压力值升高的变化观察记录阴道张力情况。

（七）盆底肌功能检测仪

盆底肌功能检测仪是检查盆底肌群功能的设备，主要用于盆底功能障碍性疾病的排查。对于有外生殖器整形项目需求的就医者，有必要排除盆底功能障碍性疾病。盆底功能障碍性疾病的诊断还需要结合其他相关检查、检测，由专科医师来诊断。如果就医者患有明显的盆底功能障碍性疾病，则女性外生殖器整形项目的帮助有限；如果就医者的盆底功能良好或仅有轻微功能减退，则可以进行外生殖器整形，并且外生殖器整形项目配合盆底功能康复治疗可得到更好的效果。

六、检查、检测项目操作流程

女性外生殖器整形项目的检查、检测是多学科知识综合的、特殊的检查项目，是医美外生殖器整形项目的过程之一。外生殖器整形项目需求的检查、检测操作流程包括问诊、私密检查、拍照、结构测量、功能检测及检查结果记录等内容；之后将检查、检测结果与设计师、就医者共同讨论并分析。根据检查、检测结果对女性私密结构和状态做出评估及诊断，用于后续项目设计，也用于治疗效果的预测。根据医美外生殖器整形需求，女性外生殖器检查、检测的具体流程如下(实际工作中为穿插进行)。

(一)问诊

女性外生殖器整形项目检查、检测流程的第一项是医师问诊。医师问诊内容除基本就医者的基本情况外,还应包括:①本次就医需求,医美经历;②以往相关妇科、泌尿外科、肛肠外科疾病史,妊娠期疾病史,产时情况,产后康复史,哺乳情况,以及二胎、三胎生育间隔等;③关于性生活情况的问诊(非常重要)。需要注意的是,很多就医者在面对医护时可能会说出一些"隐私"情况,但可能不全,如有遗漏,可在后续检测中根据被检者的结构状态,按照具体情况加入补充问诊内容。

(二)私密检查

做私密检查时不要急于拍照和测量各个结构的大小数值,应先做相关结构状态的检查,排除疾病类问题。例如,外生殖器色素沉着及脱色的部位、组织硬度如何、是否凸起,以及色变组织边界情况等,有些异常可能与疾病相关。子宫颈情况虽不是女性医美外生殖器整形检查、检测的目的,但也应做相关检查以排除明显问题,并向就医者宣传定期进行子宫颈检查的益处。如检查发现阴道分泌物过多等异常,也应提示就医者,分泌物异常时不适合做阴道内相关仪器的检测和部分医美外生殖器整形项目。

特殊的结构和功能检查应提前向就医者清晰讲解检查、检测方式,以及所使用的设备、器械。检查顺序和内容可以按设定好的记录表顺序进行,并将结果记录明确,特殊事项标注清楚。特别是在使用阴道扩张器时,要再次提示并安慰被检者,阴道扩张器进入阴道口时要避开前端敏感的尿道口,打开速度要慢;观察子宫颈配合被检者的阴道壁运动下移程度时,阴道扩张器不能用力。阴道黏膜内诊检查时动作要适度,阴道黏膜触诊范围要全面。盆底肌功能检查及评估很复杂,医美检查可以确认盆底肌功能是否良好,这也是可以进行外生殖器医美治疗的条件。如果发现就医者的盆底肌功能明显减退,建议其去妇科做全面的盆底肌检查、超声检查或尿动力学检查等。

(三)拍照

在记录外生殖器检查、检测结果时,除使用文字记录外,拍照留取图片记录也应贯穿于整个检查、检测过程中。私密状态和结构采用图片记录更为方便,使用阴道镜、相机、手机记录均可。阴道镜的拍照功能由一个足踏控制,医师可以随时选取相应的图片,特别是阴道内图片,阴道镜显示较为清晰。外生殖器检查镜等也有类似的阴道内图片采集功能。如果用手机或相机对阴道内进行拍照,照明灯光会有明显影响,图像显示不清晰。全景及局部情况的拍照角度要仔细记录和说明。鉴于检查、检测过程中阴毛的影响,修整阴毛后外生殖器的结构和状态更为清晰(图 5-6),故阴毛处理很重要,但是否修剪阴毛应与被检者提前沟通。

(四)结构测量和肤色、阴道肌张力等检查

私密检查时不但要对内、外生殖器各部分结构数值进行测量,还要检测阴道肌张力。针对特殊部位要明确测量和记录的方法,包括数值记录、分级记录等。

1. **结构测量** 借用一些医美外科测量尺测量外生殖器各部分结构的长、宽和厚度,如小阴唇和大阴唇的测量。可通过检查医师的手指长度比对测量阴道壁的长度和宽度、不同状态下子宫颈到达处女膜缘的长度、G 点深度。对于一些特殊结构,则需要一些特殊的测量、计算方法。例如,对于松弛的阴蒂包皮,需要测量和计算获得阴蒂包皮的总长度(图 5-7),要获得 A2 的长度,但测量 A 和 A1 的长度比较方便,A2 的长度则可通过计算获得。该测量方法还可用于很多结构的测量。

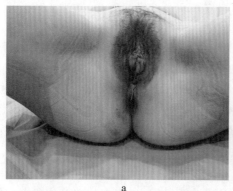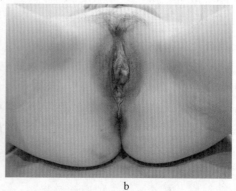

a b

图 5-6 阴毛修剪前后的不同拍照效果

注:a. 阴毛修剪前;b. 阴毛修剪后。

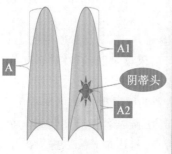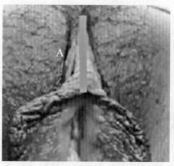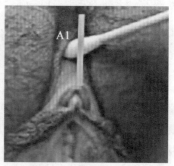

图 5-7 特殊的测量、计算方法

注:A. 阴蒂包皮自然松垂状态外面的长度;A1. 阴蒂包皮提升术后希望达到的长度;A2. 需要去除皮肤的长度,且要去除 2 个 A2 的长度。因女性阴蒂包皮无法全部展平,故必须分段测量。

2. 肤色测量 可通过皮肤色板比对测量外生殖器皮肤颜色分级状况(图 5-8)。性激素水平,特别是睾酮水平与大阴唇肤色有关,身体的肤色也与大阴唇的肤色深浅有关。如外生殖器发生感染则皮肤潮红,如营养不良则阴唇脱色、白色变。

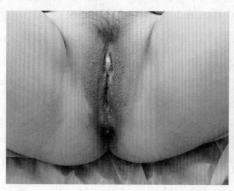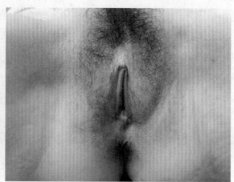

图 5-8 外阴各部分结构皮肤颜色不同

3. **阴道张力检测**　通过观察及阴道触诊来检查阴道筋膜和周边肌肉张力。通过阴道压力检测仪的反应衡量阴道收缩时的压力变化，评估阴道张力情况。

4. **盆底肌功能检测**　通过盆底肌功能检测仪来检测盆底肌快肌、慢肌的肌力及变化情况，通过转换软件程序进行评分。

（五）性感觉检测

性学是一个很复杂、影响因素多样且涉及多学科的一门科学。外生殖器整形项目的性感觉检测并无明确的界定检测范围。检测是为了排除性感觉缺失，了解性感觉减退的可能，为外生殖器整形对性感觉的局限作用做好解释。外生殖器整形的性感觉检测局限于女性生殖器部分，涉及性唤起反应的初步检测，这是对生殖器皮神经感知功能的检测。性兴奋与性高潮是运动神经、自主神经及中枢神经共同参与的一个复杂反射，其检测十分复杂且没有明确标准。因此，外生殖器性唤起反应的检测通常采用对阴蒂头、阴蒂体、G 点及子宫颈后部区域的感觉检测，轻度触摸刺激有感觉即可，不能进行性兴奋、性高潮的评估。

（六）检测结果记录（检查、检测结果记录和照片采集）

1. **检查、检测的内容记录**　按照女性外生殖器整形检查、检测的内容、顺序及记录方法，确定记录表，在使用过程中可不断改进（表 5-2）。在进行私密检查、检测时要同时完成医美的专科检查。

表 5-2　外生殖器整形项目检查、检测记录表

项目	检查部位	结果	说明
阴毛（体毛）	阴阜	浓密□，稀疏□ 光亮□，干枯□ 深色□，白色变□	多选
	大阴唇	浓密□，稀疏□ 光亮□，干枯□ 深色□，白色变□	
	肛周	有：浓密□，稀疏□ 无□	单选
	乳晕	有□，无□	
	下腹	有：浓密□，稀疏□ 无□	
肤色	腹股沟	浅□，棕□，深棕□，色斑□	多选
	大阴唇	浅□，棕□，深棕□，色斑□	
	小阴唇（边缘）	浅□，棕□，深棕□，色斑□	
肤质	腹股沟	细纹□，皱纹□，皱褶□，赘生物□	多选
	大阴唇	细纹□，皱纹□，皱褶□，赘生物□	
	小阴唇（边缘）	细纹□，皱纹□，皱褶□，赘生物□	
	腹壁	细纹□，皱纹□，皱褶□，妊娠纹□	

续表

项目	检查部位	结果	说明
外生殖器	阴阜	长：____ cm，上部宽度：____ cm，下部宽度：____ cm 厚度：薄 □，适中 □，厚 □	
	大阴唇（左） （分3段）	长：____ cm，最宽：____ cm	薄（＜1.0 cm） 中（1.0～1.5 cm） 厚（＞1.5 cm）
		上部宽度：____ cm，中部宽度：____ cm，下部宽度：____ cm	
		上部厚度：____ cm，中部厚度：____ cm，下部厚度：____ cm	
	大阴唇（右） （分3段）	长：____ cm，最宽：____ cm	
		上部宽度：____ cm，中部宽度：____ cm，下部宽度：____ cm	
		上部厚度：____ cm，中部厚度：____ cm，下部厚度：____ cm	
	小阴唇（左）	长度：____ cm，边缘伸展长：____ cm	小阴唇内侧宽度与外侧宽度不相等。需要分别测量并记录内、外侧宽度
		外侧最宽：____ cm，内侧最宽：____ cm	
	小阴唇（右）	长度：____ cm，边缘伸展长：____ cm	
		外侧最宽：____ cm，内侧最宽：____ cm	
	阴唇系带	长度（左）：____ cm，（右）：____ cm	左右长度可能不相等
		无皱褶 □，皱褶轻 □，皱褶明显 □	
	阴蒂	阴蒂包皮紧致 □，阴蒂包皮松垂 □	内折包皮长度：A2＝A－A1
		阴蒂包皮外部长度（A）：____ cm	
		阴蒂头到包皮上缘长度（A1）：____ cm	
		阴蒂头宽度____ cm	
阴道	阴道壁	前壁凸出：无 □，轻 □，中 □，重 □	阴道扩张器适度打开
		后壁凸出：无 □，轻 □，中 □，重 □	
		左侧壁凸出：无 □，轻 □，中 □，重 □ 左侧壁凹陷：无 □，有 □	
		右侧壁凸出：无 □，轻 □，中 □，重 □ 右侧壁凹陷：无 □，有 □	
	阴道黏膜	皱褶：多 □，中 □，少 □，平滑 □	
		颜色：粉嫩 □，潮红 □，渗血点 □，苍白 □	
	子宫颈	光滑 □，赘生物 □，肥大 □	
		糜烂面：Ⅰ度 □，Ⅱ度 □，Ⅲ度 □	

项目	检查部位	结果	说明
触诊	盆腔、子宫、子宫颈、附件区	压痛 □，盆腔包块 □，拒绝检查 □	如不检查需说明原因
	阴道	前、后壁:触痛 □，结节 □，柔软 □	全面、轻柔滑动触诊
		左、右侧壁:触痛 □，结节 □，柔软 □	
		子宫颈外口距处女膜缘:____ cm 用力屏气时子宫颈外口距处女膜缘:____ cm	
		阴道上段横径宽:____指(____ cm)	需要时可使用检查医师的示指宽度进行测量
		阴道中段横径宽:____指(____ cm)	
		阴道下段横径宽:____指(____ cm)	
	尿道	凸向阴道:轻 □，明显 □	阴道内触诊检查结果不完善
	直肠	凸向阴道:轻 □，明显 □	必要时结合肛诊检查
	会阴体	厚度:____ cm,长度:____ cm,宽度:____ cm	必要时联合肛诊检查
性敏感反应	阴蒂头反应	棉签触□,手指轻按压□,手指按摩局部□	可使用润滑油
		有反应□,无反应□	
	阴蒂体反应	手指轻轻按压□,手指按摩局部□	用力要轻,时间要短
		有反应□,无反应□	
	G点感应	手指触□,手指轻按压□,手指按摩局部□	用力要轻,时间要短
		有反应□,无反应□	
检测设备	盆底肌功能检测仪	评分:____分	专业报告,检测结果评级明确
		前静息:____分,后静息:____分	
		快肌:____分,慢肌:____分	
		腹肌参与度:____%	
	阴道压力检测仪	静息压力:____ mmHg,收缩压力:____ mmHg	检测结果用于评级不明确

2. **检查照片采集**　应提前告知就医者,在私密检查过程中要进行照片采集,用于进行私密状态记录和评估,这是了解私密状态的一个正常手段。由医师或护士拍照,照片呈现的状态和范围涉及被检者隐私的部分要做好遮蔽。特别强调其他人员不可偷拍。女性外生殖器整形项目从检查、检测到治疗前、后的效果观察都需要拍照,留取照片资料。照片可直观反映就医者的私密状态和问题,通过照片医师和设计师对外生殖器整形诊疗项目的设计更加直接,就医者也比较容易接受。在拍照之前,可以预设照片采集表(表5-3),明确照片采集方式与信息对应需求,确定需要拍摄的结构及拍摄角度,私密结构局部的照片也要明确并记录角度。拍照的原则是先全景,再局部。阴道内的子宫颈、处女膜等结构应包含在照片中,起参照作用。照片采集要保障图像质量,相关结构不要遗漏,拍摄对焦要仔细。阴道黏膜照

片要清晰、明确。如果只拍膀胱截石位,部分结构状态无法反映完全。站立位照片可反映大阴唇的松垂情况,以及大阴唇和小阴唇的关系。不同体位照片相互结合,对于设计师和医师有很大的帮助。需要注意的是,随着大腿的外展程度不同,外生殖器结构也会有一些变化(图5-9)。阴道镜是一个很好的拍照方式,但其有局限性,应与其他拍摄手段结合。进行私密检查和检测时要保证资料的真实性和完整性,不能仅用照片来替代文字记录。

表5-3　照片采集方式与范围

序号	体位	拍摄角度	照片内容	照片包含范围
1	站立位,双腿分开与肩同宽	正位	阴阜、大阴唇、小阴唇	阴阜上10 cm,左、右髋部,大腿上1/3
2	平卧位,双腿分开与肩同宽	腹侧面正位	阴毛、阴阜、大阴唇、小阴唇	阴阜上10 cm,左、右髋部,大腿上1/3
3	平卧位,双腿屈曲分开与臀部同宽	会阴部正位	阴毛、阴阜、大阴唇、小阴唇、阴裂	阴阜、大腿内上1/3、后臀线
4	膀胱截石位	会阴部正位	阴毛、阴阜、大阴唇、小阴唇、阴蒂包皮、阴道前庭、会阴体、肛门	阴阜、大腿内上1/3、后臀线
5	膀胱截石位	会阴部左、右侧位(45°侧面)	阴阜、大阴唇、小阴唇、阴蒂包皮、会阴体	阴阜、大腿内上1/3、后臀线
6	膀胱截石位	腹侧面	阴毛、阴阜、大阴唇、小阴唇	阴阜上10 cm,左、右髋部,大腿上1/3
7	膀胱截石位	大阴唇正面(小阴唇翻开)	大阴唇、阴蒂包皮、小阴唇、阴唇系带、会阴体	阴阜,左、右腹股沟,肛门
8	膀胱截石位	大阴唇正面(小阴唇聚拢)	大阴唇、阴蒂包皮、小阴唇、阴唇系带、会阴体	阴阜,左、右腹股沟,肛门
9	膀胱截石位	大阴唇左、右侧面(小阴唇聚拢)	大阴唇、阴蒂包皮、小阴唇、阴唇系带、会阴体	阴阜,左、右腹股沟,大腿内上1/3、后臀线
10	膀胱截石位	阴蒂包皮自然状态正面(小阴唇翻开)	大阴唇、阴蒂包皮、小阴唇、阴唇系带、会阴体	阴阜,左、右腹股沟,会阴体
11	膀胱截石位	阴蒂包皮提升暴露1/3阴蒂头状态正面	大阴唇、阴蒂包皮、小阴唇、阴唇系带、会阴体	阴阜,左、右腹股沟,会阴体
12	阴道扩张器上下开	阴道正位	子宫颈、阴道左右侧壁	子宫颈、阴道
13	阴道扩张器上下开	阴道左、右侧位(30°侧面)	阴道左、右侧壁	阴道左、右穹隆,处女膜痕
14	阴道扩张器左右开	阴道正位	阴道前、后侧壁	阴道穹隆、尿道口、阴道前庭窝
15	特殊部位	局部需要的角度	局部	局部

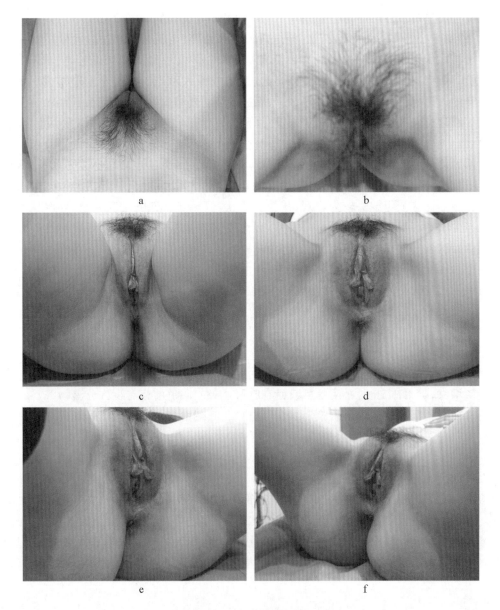

图 5-9　标准拍照位置

注：a. 平卧位；b. 膀胱截石位腹侧面；c. 双腿屈曲位，足平放床上；d. 膀胱截石位正面；e. 膀胱截石位右侧面；f. 膀胱截石位左侧面。

第二节　私密性学检测

性反应是人体受性刺激后，身体出现的可感觉到、观察到并能测量到的变化。这些变化可发生在生殖器，也可发生在身体的其他部分。私密性感觉检测是女性外生殖器整形前的必备检查，是对女性生殖器部分结构给予短暂的触、按、摩擦刺激后性感知、性敏感性反应的检测。

　　女性神经系统对性反应的调控基本上是反射性调控。腰骶部脊髓接受来自生殖器的刺激,通过感觉神经传入初级中枢,再由传出神经达到性器官,引起性兴奋。大脑皮质和边缘系统对于接收的性信号进行处理后产生性兴奋或抑制。女性性功能障碍主要包括:①性兴趣或性唤起障碍;②性高潮障碍;③生殖道、盆腔痛或插入障碍。女性外生殖器整形项目性感觉检测的问诊包括就医者的性兴趣、性欲想法或性幻想情况,是否接受性伙伴的性交前启动方式等心理类问题。在性活动接触中,性兴奋或性愉悦缺乏或低下与神经性因素、血管性因素、性激素、生殖器解剖结构等相关。任何改变阴道解剖结构、影响盆腔血流及破坏盆腔神经的原因均可影响性功能。目前,用于测定女性性反应的方法主要包括生殖器血流测定、阴道容积压力和顺应性差检测、阴道湿润度测定、盆底肌张力测定、脑部功能性磁共振成像检查等。虽然这些测定方法较为客观,甚至可量化,但由于女性的主观唤起、外源性刺激和性唤起与生殖器客观性反应并不始终一致,而是更多地依据主观感受来评价自身的性生活满意度,因此,各种物理测定的临床意义有局限性。

　　进行女性外生殖器整形前对必要的内、外生殖器及邻近器官的相关检查是必需的,可明确生殖器发育情况,排除生殖器器质性病变,了解内、外生殖器与性活动相关结构功能(性感知)状态,必要时还应对直肠及泌尿系统进行检查。

一、女性私密性感觉检测

　　女性外生殖器性感觉反应包括阴阜和大阴唇触碰感觉敏感、有充血肿胀感,阴蒂头有突出及轻微增大,阴蒂体变硬,小阴唇黏膜面有肿胀、潮红,阴道前庭有少许分泌物。

　　阴道性感觉反应包括阴道黏膜温润、颜色粉红、皱褶增多、柔软有弹性、触碰感觉敏感。

二、女性私密性反应检测

　　性唤起反应有很多相关因素,视觉、听觉、身体接触均可唤起性的欲望。常用的性唤起反应检测方法为刺激生殖器官(特别是性敏感部位),如阴蒂头、阴蒂体及G点的性刺激反应检测。对于不敏感及伴有性反应低下表现症状者,推荐进行专门的性功能检查和检测。

　　性敏感点唤起反应检测方法包括:①观察阴蒂头用棉签摩擦刺激和手指触压有无反应;②观察阴蒂体用手指触压和加压摩擦有无反应;③观察G点用手指触压和加压摩擦有无反应。

第6章

女性私密检查、检测结果评估

女性外生殖器整形是美学和性学结合的医美项目。女性外生殖器整形既要满足就医者对外生殖器外形美观的要求，又要满足其性功能和性感觉改善的需求。但在性功能和性感觉改善方面，大部分现代医学技术难以达到极致效果。进行女性外生殖器整形前的状态评估，可让就医者对自身私密状态有充分的认识，也对现有医美整形手段和效果的局限性有所认知，对治疗后的状态能有合理的理解。全面详细的女性私密状态评估有利于就医者全面认识自己，也有利于医师和设计师对女性外生殖器整形项目的设计，提高就医者对外生殖器整形治疗后的满意度。女性私密状态评估是美容外科医师、美容皮肤科医师、涉及女性外生殖器整形项目的妇科医师、女性外生殖器整形项目专科护士、女性外生殖器整形项目专科设计师的基础课程。

第一节　女性私密相关结构的生理形态特点

女性私密相关结构包括外生殖器和阴道，但子宫、卵巢及盆底结构均与女性的阴道状态和性功能显著相关，因此，女性私密结构的生理形态与内、外生殖器系统，邻近的部分泌尿系统，消化道系统的直肠和肛门结构的生理形态均有关系。女性私密相关结构形态特点与妇产科学的女性生殖系统解剖结构生理形态上存在观察角度和理解的不同。

一、阴毛

阴毛是女性的第二性征。阴毛的出现与性激素相关。绝经期前后由于激素水平下降，阴毛变得稀疏并发生白色变。阴毛有防护作用，还有接受和增加性刺激的作用。不同年龄、不同个体、不同种族间女性的阴毛分布差异明显（图6-1）。

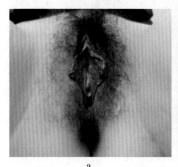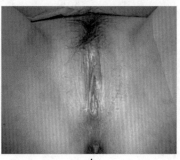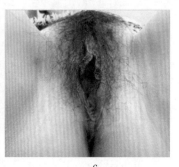

a　　　　　　　　　　b　　　　　　　　　　c

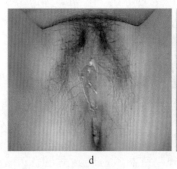
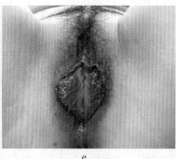
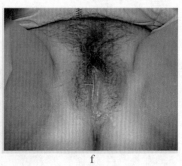

图 6-1　阴毛分布的年龄和个体差异

注：a. 31 岁女性阴毛分布；b. 34 岁女性阴毛分布；c. 42 岁女性阴毛分布；d. 46 岁女性阴毛分布；e. 49 岁女性阴毛分布；f. 52 岁女性阴毛分布。

二、阴阜

阴阜是耻骨联合前方隆起的脂肪垫。其脂肪厚度和阴毛发育与个体及种族差异有关，也与激素水平和体脂相关。阴阜脂肪垫在性交过程中起缓冲碰触压力及性吸引的作用。

三、大阴唇

大阴唇是两股内侧一对纵行隆起的皮肤皱襞。未婚女性的两侧大阴唇自然合拢，产后向两侧分开（图 6-2）。大阴唇皮肤颜色、阴毛生长及皮下脂肪厚度与激素水平有关。绝经后，大阴唇逐渐出现萎缩。大阴唇内侧为类黏膜的无毛皮肤，有皮脂腺；皮下为疏松结缔组织和脂肪组织；脂肪层下为会阴浅筋膜，与腹前壁浅筋膜延续。大阴唇皮下有丰富的神经、血管和淋巴管；皮下血管损伤易出血，性刺激反应可出现大阴唇充血。

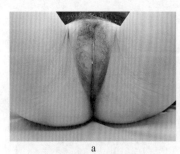
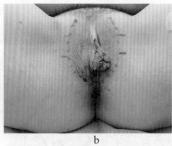
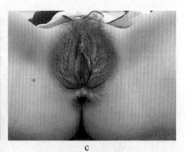

图 6-2　生育对大阴唇形态的影响

注：a. 27 岁未生育女性大阴唇形态；b. 36 岁生育二胎后 2 年的女性大阴唇形态；c. 35 岁生育三胎后 2 年（减肥后）的女性大阴唇形态。

四、小阴唇

小阴唇和阴蒂包皮是大阴唇内侧一对较薄的皮肤皱襞。两侧小阴唇的前端融合，再分为前、后两叶。小阴唇前叶形成阴蒂包皮，后叶形成阴蒂系带；阴蒂系带下端连接在小阴唇内侧上 1/3 段;小阴唇后端连接阴唇系带,阴唇系带在会阴中心键会合。小阴唇和阴蒂包皮富含神经末梢,对性刺激敏感,刺激兴奋后充血、潮红。

五、阴蒂

阴蒂由 2 个阴蒂海绵体组成,推开阴蒂包皮可露出阴蒂头;耻骨联合下方阴蒂包皮下为阴蒂体;深部向后下分开,两侧附着在耻骨下支为阴蒂脚,坐骨海绵体肌附着其表面。阴蒂富含神经末梢,感觉敏锐,接受性刺激后有充血反应,感觉信号传递到脊髓和大脑中枢,传出信号至生殖器,引起性反应的变化(图 6-3)。

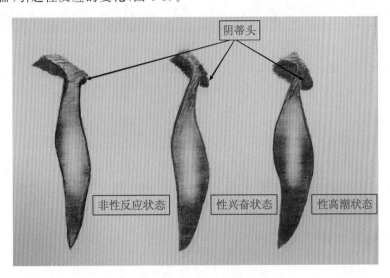

图 6-3　性反应与阴蒂头形态的关系

六、阴道前庭

阴道前庭是一个菱形区域,前面是阴蒂,两侧是小阴唇,后面是阴唇系带。阴道前庭内有尿道外口、阴道口、处女膜和前庭大腺开口;处女膜与阴唇系带之间有阴道前庭窝,两侧有前庭球(又称球海绵体),其后有前庭大腺。未生育女性的阴道前庭呈紧密闭合状态。产后女性的阴道口松弛闭合不全,阴道前庭窝消失,小阴唇肥厚外翻,阴唇系带松弛或断裂;前庭大腺开口出现闭塞,可形成囊肿,如伴感染可形成脓肿。

七、阴道

阴道属于内生殖器,是女性的性交器官,以及经血排出和胎儿娩出的通道。阴道与子宫颈连接,部分子宫颈在阴道内。阴道后穹隆薄弱,与盆腔直肠子宫陷凹紧密相连,可经此做穿刺引流或手术。阴道壁由黏膜层、肌层和纤维组织膜构成。黏膜层由非角化复层扁平上皮覆盖,无腺体,呈淡红色,有许多横行皱襞,有较大的伸展性;阴道上端 1/3 黏膜受性激素影响,呈周期性变化。肌层由内环和外纵 2 层平滑肌构成。纤维组织膜与肌层紧密粘贴。性反应时阴道扩张,发生渗液及充血;性兴奋时表现为阴道肌肉紧张;性高潮时阴道外 1/3 段呈环状收缩,内 2/3 段扩张伴子宫提升(图 6-4)。

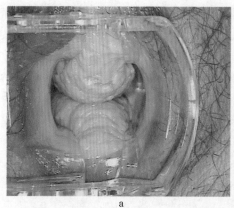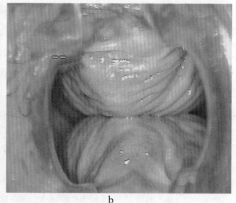

a   b

图 6-4 性兴奋时阴道镜下观

注:a. 正常状态时;b. 接受阴道黏膜按摩刺激后。

八、子宫

子宫依靠 4 对韧带、盆底肌和盆底筋膜的支撑维持其位置。子宫体增大、周围韧带松弛和盆底功能减退均可导致子宫向下、向前移位。阴道内表现为屏气用力时可见子宫颈在阴道内下移,松弛严重时子宫体可部分下移至阴道口外。

九、骨盆形态和骨盆各关节

骨盆形态和骨盆各关节与分娩的关系较为密切,与外生殖器整形项目关系不大。耻骨联合、骶髂关节及周围韧带保持紧致很重要,松弛或过度紧张是性交疼痛的原因。

十、会阴体

会阴体的概念见第 1 章第 3 节"狭义的会阴",此处所指会阴体即产科所指的"会阴"。会阴体的伸展性很大,晚期妊娠会阴体组织变软,在激素水平和持续压力影响下,肌腱和筋膜会发生软化和松弛,表现出良好的伸展性,有利于分娩。过度伸展会影响产后会阴体筋膜和肌腱的回缩和恢复,持续的压力也会引起皮肤松弛、皮下组织及筋膜裂伤、肌肉肌腱裂伤。阴道分娩时常进行会阴侧切以保护会阴体(图 6-5)。

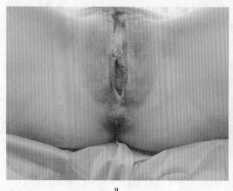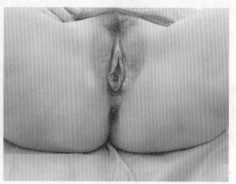

a   b

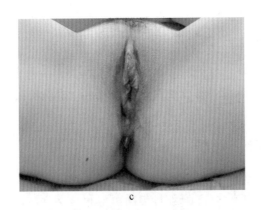

图 6-5　会阴侧切对会阴体的保护作用

注：a. 顺产生育一胎会阴裂伤；b. 顺产生育二胎会阴裂伤；c. 顺产生育一胎会阴侧切后。

十一、尿道

女性尿道短且直，与阴道邻近；也有学者认为女性尿道在阴道前壁内。尿道括约肌由慢缩型肌细胞构成，可持久收缩，以保持尿道闭合。尿道的快速闭合需要借助尿道周围肛提肌收缩。肛提肌及盆筋膜对尿道起支撑、支持作用。

十二、膀胱

排空的膀胱位于耻骨联合和子宫之间。膀胱底部与子宫颈及阴道前壁相连，其间组织疏松。盆底肌肉及其筋膜受损时，膀胱与尿道可随子宫颈及阴道前壁一并下脱突入阴道内。

十三、直肠

直肠前壁与阴道后壁联系密切，如果盆底肌肉和筋膜受损伤，常与阴道后壁一并向前突入阴道内；肛管长 2～3 cm，借会阴体与阴道下段分开。如果阴道分娩时会阴体损伤严重，可损伤肛管。

第二节　女性私密检查、检测结果的评估方法

医美就医者一般处于非疾病状态，并无疾病类的明确诊断，外生殖器整形医美需求是为了美观和年轻化。私密检查、检测是医美专项医疗行为，其结果的评估需要结合医学标准和美学知识。私密检查、检测结果经评估呈现给就医者，让其接受并认同其自身的私密状态，提出合理的外生殖器整形医美需求，理解外生殖器整形项目设计，接受外生殖器整形治疗。评估结果也是医师预测所要实施的外生殖器整形项目效果的依据。

医学或医美通常采用常规模型评估和区间标准值的评估方式。由于女性私密结构的特殊性，评估需要满足美学和性学的需求。医美的常规模型和标准值区间正随着医美技术的不断发展而完善，而女性外生殖器整形医美的常规模型和标准值区间也在不断完善。

一、常规模型评估

通过与常规模型比对,评估个体与常规模型的近似度,找出美学欠缺。医学统计、美学统计及流行共识模拟出的常规模型有所不同,设计师和医师应尽量达到近似的共识,并且与客户趋同。评估参照标准的选择需要就医者的参与,该标准对评估结论来说是至关重要的因素。

二、区间标准值评估

在医学上,很多结构形态都有检查、检测标准的区间值。女性私密检查、检测可获得很多数值,将这些数值与标准值的区间范围(包括医学和美学)做对比,以评估私密结构状态。医学和美学的标准值区间可以不同,但应尽量趋近。

第三节 女性私密结构形态及性敏感性评估

私密结构形态的评估主要以美观、年轻化、性感为常规模型和区间标准值,进而对女性私密部位的皮肤状态、外生殖器结构及阴道结构形态检查、检测结果进行评估。性敏感点检测结果可用于评估性敏感反应状态,排除性反应障碍。

一、私密结构形态评估

1. **阴毛** 阴毛量最好适中,分布在阴阜部分;大阴唇上部少量,大阴唇下部及肛门周围不可过多。过长及杂乱干枯的阴毛显得不温柔、不美观,且可能有污物存留。

2. **腹股沟及大、小阴唇皮肤** 腹股沟及大阴唇皮肤颜色与个体、种族及激素水平有关,浅褐色或粉红色通常是就医者要求的年轻化状态。肤质暗沉、细纹及皱纹与皮肤的衰老和激素水平下降有关,后期还可能出现大阴唇皮肤松垂。小阴唇边缘的皱纹及皮肤增厚伴随着小阴唇肥厚,这与长期外露摩擦有关,增厚的边缘皮肤敏感性下降。

3. **阴阜及大阴唇的饱满度** 与年轻化及性吸引密切相关。大阴唇饱满度以遮盖较窄的小阴唇为宜,过度肥厚的大阴唇影响阴道分泌物的排出及小阴唇的敏感性。阴阜与大阴唇饱满、和谐、顺畅,与小阴唇比例和谐为宜。

4. **小阴唇** 很多女性有小阴唇发育不对称现象,为单侧轻微或明显偏大。小阴唇整形可修复达到相对对称的小阴唇,对称形态的小阴唇与外观美及性敏感紧密相关。就医者小阴唇整形的需求也多是希望术后小阴唇对称、较薄,周边色素沉着、粗糙的皮肤减少。对小阴唇肥厚和不对称的评估要仔细,考虑每侧小阴唇的肥厚状态及小阴唇对称的可能性。在进行小阴唇缩小美容手术前,对小阴唇形态进行评估时要考虑其功能,并考虑其与阴蒂包皮及阴唇系带止点的关系。为了保护小阴唇的功能,术后可能会发生不能完全对称、不能达到期望的小和薄的情况。

5. **会阴体** 会阴体的状态评估要排除严重的陈旧性Ⅲ度裂伤。对于Ⅱ度裂伤,要明确损伤组织范围及瘢痕状态;对于Ⅰ度裂伤及阴唇系带松弛者,应明确修复意义。

6. **阴道黏膜** 在性成熟期激素水平正常的情况下,女性阴道黏膜呈现水润、温暖、皱褶适当、颜色粉红的状态,并且分泌物适量、无异味,紧致、敏感。

二、性敏感性评估

通过生殖器性敏感的几个点对刺激的反应,排除明显性唤起障碍及性反应障碍。通过刺激阴蒂、阴蒂系带、阴唇系带及 G 点,记录这些区域的性敏感反应,来评估被检查者是否有性唤起反应和性敏感反应,但不能作为有无性兴奋及性高潮的评估。

具体私密检查、检测结果评估项目可见表 6-1 和表 6-2。

表 6-1　私密检查、检测结果评估记录表

项目	检查部位	检查、检测结果	评估
阴毛	阴阜	浓密□,稀疏□ 光亮□,干枯□ 深色□,白色变□	阴毛浓密且范围广,有睾酮水平过高的可能;稀疏、白色变,有雌激素水平下降的可能
	大阴唇	浓密□,稀疏 光亮□,干枯□ 深色□,白色变□	
	肛周	浓密□,稀疏□,无□	
	乳晕	有□,无□	
	下腹部	浓密□,稀疏□,无□	
肤色	腹股沟	浅□,棕□,深棕□,色斑□	色深及色斑与皮肤养护不佳有关,也与激素水平有关
	大阴唇	浅□,棕□,深棕□,色斑□	
	小阴唇(边缘)	浅□,棕□,深棕□,色斑□	边缘色素沉着与小阴唇肥大及摩擦有关
	腹壁	浅□,棕□,深棕□,色斑□	与生育有关,性吸引下降
	大腿内侧	浅□,棕□,深棕□,色斑□	
肤质	腹股沟	细纹□,皱纹□,皱褶□,赘生物□	与雌激素水平下降有关,性吸引、性敏感、性自信下降
	大阴唇	细纹□,皱纹□,皱褶□,赘生物□	
	小阴唇(边缘)	细纹□,皱纹□,皱褶□,赘生物□	
	腹壁	细纹□,皱纹□,皱褶□,赘生物□	
	大腿内侧	细纹□,皱纹□,皱褶□,赘生物□	
外生殖器	阴阜	薄□,适中□,厚□	偏薄则性吸引和缓冲力下降
	大阴唇	薄□,适中□,厚□	萎缩则影响美观,性吸引、性敏感及缓冲力下降,防御能力下降

续表

项目	检查部位	检查、检测结果	评估
外生殖器	小阴唇	长：____ cm，边缘长：____ cm 外侧最宽：____ cm，内侧最宽：____ cm 边缘色素沉着部分宽度（内侧）：____ cm	肥大则影响美观和性交敏感，性交内卷可引发牵拉痛
	阴唇系带	皱褶轻□，皱褶明显□	松弛，出现阴道排气
	阴蒂	阴蒂包皮长度（A）：____ cm，（A1）____ cm 阴蒂头宽度：____ cm	显露部分过少或包皮过长与性敏感有关
阴道	阴道壁	前壁凸出：无□，轻□，中□，重□ 后壁凸出：无□，轻□，中□，重□ 左侧壁凸出：无□，轻□，中□，重□ 凹陷：有□，无□ 右侧壁凸出：无□，轻□，中□，重□ 凹陷：有□，无□	G点位置、尿道开口位置控便能力结合直肠指检注意阴道侧壁线性凹陷部位
	阴道黏膜	皱褶：多□，中□，少□，平滑□ 颜色：粉嫩□，潮红□，渗血点□，苍白□	与激素水平、黏膜代谢、阴道血供情况有关
	子宫颈	光滑□，赘生物□，肥大□ Ⅰ度□，Ⅱ度□，Ⅲ度□	
触诊	盆腔	压痛□，包块□，无□	排除相关疾病
	子宫	形态：_____ 压痛□	
	附件区	压痛□，包块□，无□	
	阴道壁	皱褶□，弹性□，柔软□，水润□	有皱褶、有弹性、柔软且水润是阴道黏膜的年轻状态
	子宫颈下移	距处女膜缘：____ cm	阴道松弛评估
	阴道宽度	上段宽：____指 中段宽：____指 下段宽：____指	
	尿道	突入阴道：有□，无□	触诊是否有下脱
	直肠	突入阴道：有□，无□	前凸、下脱则引起便秘
	会阴体	厚度：____ cm	过薄则阴道口松弛

续表

项目	检查部位	检查、检测结果	评估
性敏感	阴蒂头反应	棉签触□,轻按压□,按摩□	排除性唤起、性反应障碍
		有反应□,无反应□	
	阴蒂体反应	轻触□,按压□,按摩□	
		有反应□,无反应	
	G 点感应	轻触□,按压□,按摩□	
		有反应□,无反应□	
	阴蒂系带	棉签触□,轻按压□,按摩□	性敏感区反应
		有反应□,无反应□	
	阴唇系带	棉签触□,轻按压□,按摩□	
		有反应□,无反应□	
其他	盆底肌检测	评分:＿＿＿分	排除明显盆底功能异常
		腹肌参与度:＿＿＿%	
	阴道压力	静息压力:＿＿＿mmHg	阴道收缩能力
		收缩压力:＿＿＿mmHg	

表 6-2　私密检查、检测结果中与性敏感性相关内容

项目	部位	检查、检测结果	关联内容
阴毛	阴阜	浓密□,稀疏□ 光亮□,干枯□ 深色□,白色变□	与睾酮、雌激素水平有关,与性反应相关
	大阴唇	浓密□,稀疏□ 光亮□,干枯□ 深色□,白色变□	与睾酮、雌激素水平有关,与性反应相关
	肛周	浓密□,稀疏□,无□	易有异味,影响性自信
	乳腺	有□,无□	与睾酮水平有关,与性欲相关
	下腹	有□,无□	与睾酮水平有关,与性欲相关
肤色	腹股沟	浅□,棕□,深棕□,色斑□	与性吸引相关
	大阴唇	浅□,棕□,深棕□,色斑□	与睾酮水平有关,与性吸引、性交痛相关
	小阴唇	浅□,棕□,深棕□,色斑□	与性交痛、性吸引、性反应相关
	腹壁	浅□,棕□,深棕□,色斑□	与性吸引、性反应相关

续表

项目	部位	检查、检测结果	关联内容
肤质	腹股沟	细纹□,皱纹□,皱褶□	与激素水平低有关,与性吸引、性自信、性反应相关
	大阴唇	细纹□,皱纹□,皱褶□	与激素水平低有关,与性交痛、性自信、性反应相关
	小阴唇	细纹□,皱纹□,皱褶□	与生育有关,与性吸引、性敏感、性自信相关
	腹壁	细纹□,皱纹□,皱褶□,妊娠纹□	与性吸引、性自信、性反应相关
外生殖器结构	阴阜	饱满度:满意□,不满意□	与性吸引、性交痛、性反应相关
	大阴唇	饱满度:满意□,不满意□ 紧致度:满意□,不满意□	与性吸引、性自信、性反应相关
	小阴唇	性感状态(包括阴蒂包皮):满意□,不满意□	与性吸引、性自信、性反应相关
	会阴体	紧致状态:满意□,不满意□	与性感觉、性自信、性敏感相关
	阴蒂	阴蒂暴露状态:满意□,不满意□	与性欲、性敏感、性快感相关
阴道结构	阴道壁	紧致状态:满意□,不满意□	与性敏感、G点敏感、性快感、性交痛相关
	阴道黏膜	水润状态:满意□,不满意□ 敏感状态:满意□,不满意□	与激素、代谢、血供情况有关,与性敏感、性快感、性交痛相关
性敏感	阴蒂头反应	性反应状态:满意□,不满意□	与性唤起、性敏感、性快感相关
	阴蒂体反应	性反应状态:满意□,不满意□	与性敏感、性唤起、性快感相关
	G点感应	性反应状态:满意□,不满意□	与性敏感、性唤起、性快感相关
	阴蒂系带	性敏感:满意□,不满意□	与性敏感、性唤起、性快感相关
	阴唇系带	性敏感:满意□,不满意□	与性敏感、性唤起、性快感相关
肌力	盆底肌	肌群功能:满意□,不满意□	与性兴奋、性高潮相关
	阴道压力	肌群功能:满意□,不满意□	与性兴奋、性高潮相关

第四节　女性私密检查、检测与整形项目的关系

　　女性外生殖器整形医美项目前的检查、检测结果及其分析评估的目的是项目设计、项目实施及项目效果预测。若就医者刚开始接触外生殖器整形医美项目,比较容易接受的是光电类康复治疗,其恢复期短,对性生活无太大影响;外生殖器的填充注射改善效果明显,就医者也比较容易接受;阴道内及会阴体等部位的注射在医师进行详细解释后,就医者也可能接受。手术类项目的效果虽然直接,但需要术后恢复,就医者需要充分理解并做好充足的准备后择期进行。

　　女性外生殖器整形单一项目的效果有限,私密抗衰老、美观和性感觉的改善通常需要多项目联合,部分项目可能需要反复进行。例如,小阴唇缩小美容整形是就医者需求较多的项

目之一,在经过全面检测评估后,常发现其同时存在大阴唇萎缩,故需要同时改善或后续改善;小阴唇肥大也多伴有阴蒂包皮松垂,是否需要同时改善还需考虑阴蒂敏感问题。女性私密检查、检测结果单项分析对应外生殖器整形单一项目治疗,在整体分析后进行多项目联合治疗才能获得较好的治疗效果。如因客观原因而选择先进行单一项目治疗,其他项目也可在后期有计划地进行。

第三部分

女性外生殖器整形手术

第 7 章

阴道紧缩术

第一节　阴道松弛的临床表现与解剖学机制

一、阴道松弛的临床表现

阴道松弛是阴道周围肌肉和阴道、尿道括约肌松弛,同时伴随阴道黏膜及阴道腔周围筋膜的松弛而导致其膨出或下垂症状的总称。盆底肌肉特别是耻尾肌松弛,收缩力下降,导致其调节能力下降。阴道松弛是盆底功能障碍的早期症状之一。近年来,临床上因阴道松弛而就诊的人数逐年增加,逐渐形成阴道松弛综合征的诊断。其临床表现主要为:①阴道口或阴道壁宽大松弛;②阴道顺应性下降或阴道壁萎缩、干燥;③性生活满意度下降和性功能障碍。

二、阴道松弛的解剖学机制

(一)阴道松弛的解剖学特点

盆底支撑结构发生改变。因妊娠和分娩导致骨盆和周围结缔组织、盆侧壁筋膜、肛提肌肌腱弓及其筋膜的支撑力下降,进而导致阴道前壁膨出或压力性尿失禁。

围绕阴道、尿道的肌肉,如耻尾肌、耻骨内脏筋膜、髂尾肌断裂和松弛,部分阴部神经受损,导致盆腔脏器脱垂,具体可分为前、中、后盆腔脱垂。

(二)阴道松弛的解剖学变化

阴道松弛的解剖学变化包括:①膀胱脱垂或尿道膨出,又称阴道前壁脱垂;②直肠脱垂和肛管脱垂,又称阴道后壁脱垂;③阴道裂孔隙增大松弛,部分伴随会阴撕裂而导致阴道轴改变。

第二节　阴道紧缩术的常用手术方法及步骤

一、常用手术方法

阴道紧缩术的常用方法包括:①阴道前、后壁修补;②阴道后壁收紧(去除黏膜的阴道收紧);③保留黏膜的阴道收紧;④阴道紧缩术联合会阴后联合修复。

二、手术步骤

以目前最常使用的保留黏膜的阴道紧缩术为例,手术步骤如下。

（一）术前准备

1. 清洁灌肠 术前 12 h 使用开塞露灌肠或术前 2 h 清洁灌肠。

2. 术前谈话

（1）在决定手术前，关于手术后的期待值与实际手术结果，医师应与就医者做好充分的沟通。

（2）应就术后就医者需经历的恢复过程或预计可能发生的并发症进行充分说明，并签署手术知情同意书。手术知情同意书中需要注明禁欲期，即手术后 4～6 周才可进行性生活；女性需要 3～6 个月的适应期，在此期间可能会出现性交痛，这些情况不能作为手术成功与否的评价标准。

（3）手术本身不可能解决女性性功能障碍中存在的心理精神因素等，对此需要向就医者进行充分说明。另外，必须说明的是，如就医者伴有泌尿生殖结构和功能异常（如尿失禁、盆腔器官脱垂），需要同时治疗以达到健康状态的整体改善，并且手术后需要进行盆底肌肉强化运动。

3. 术前检查 术前除常规检查外，还需要进行白带常规检测和尿妊娠试验，有条件者建议做盆底肌检测，并测量阴道裂空隙大小。

4. 手术时间 手术时间为 1～2 h，术后在恢复室观察 4～6 h，当天即可出院。

5. 麻醉方式 麻醉方式包括：①全身麻醉（简称"全麻"）＋局部麻醉（简称"局麻"）；②静脉注射麻醉（如丙泊酚、芬太尼）＋局麻；③局麻（利多卡因 10 ml＋罗哌卡因 10 ml＋生理盐水 20 ml）；④会阴神经阻滞（图 7-1）。

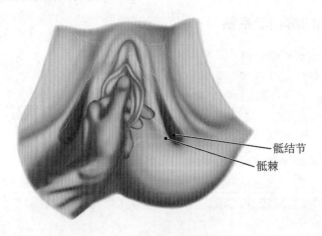

骶结节

骶棘

图 7-1 会阴神经阻滞示意图

6. 具体步骤

（1）切口与局麻：单纯阴道紧缩术可选择处女膜缘切口。联合会阴后联合修复需要先设计会阴和阴道切口，用 2 把鼠齿钳（组织钳）钳夹两切口端，对合，感受新的阴道开口大小，以一指半为最小直径为宜。在黏膜下注射局麻药约 20 ml。注射范围为阴道内 3 点到 9 点。

（2）将阴道会阴皮肤切开，用剪刀分离阴道黏膜下直至肛提肌。

（3）继续分离肛提肌和直肠前筋膜，分离的长度为沿处女膜缘向阴道深处约 5 cm。

（4）用 3-0 不可吸收缝线间断缝合肛提肌和阴道黏膜下组织，从里到外缝合 3～5 针，阴道口留线不打结（图 7-2）。

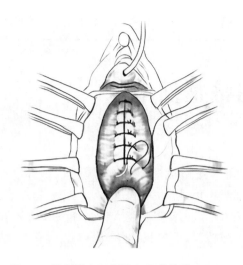

图 7-2　间断缝合肛提肌和阴道黏膜下组织

(5)阴道黏膜向阴道中间呈几字形隆起,用 3-0 可吸收缝合线从里到外兜底间断缝合。

(6)肛提肌缝合后,剥离的阴道黏膜在阴道口有富余,用精细剪刀修剪多余组织,在黏膜下留线打结,并用 5-0 可吸收缝合线沿处女膜缘间断缝合。

(二)术后注意事项

术后应注意:①口服消炎药;②保持排便通畅;③2 周内避免提重物。

第三节　阴道紧缩术的常见并发症及防治

一、近期并发症

阴道紧缩术的近期并发症包括:①血肿。由剥离层次过深或过浅引起。应严格止血,注意术后填塞得当。②感染。应避免在阴道炎症期操作,预防性用药,以减少血肿。

二、远期并发症

阴道紧缩术的远期并发症包括及其防治:①直肠阴道瘘。防治方法为术前清洁灌肠,避免暴力操作。直肠损伤通常可以在术中发现,一旦发现,应立刻分层间断缝合。术后 7 天无渣饮食。②阴道狭窄。防治方法为术前设计要考虑全面。半年后可修复。③阴道口狭窄。防治方法为缝合不宜过密,联合后联合设计时会阴体不宜过高,球海绵体肌缝合不宜过紧。

第 8 章

阴蒂整复术

阴蒂是女性外生殖器的重要组成部分,是性敏感区,内有丰富的神经末梢,在产生女性性快感和性高潮中发挥重要作用。正常成年女性阴蒂总长度为 1.76 cm,可视部分长度为 1.00 cm,阴蒂头宽度约为 0.50 cm。阴蒂肥大常见于女性假两性畸形,由于肥大的阴蒂影响了女性外生殖器的形态和功能,早在 20 世纪 30 年代就有学者提出对女性假两性畸形患者肥大的阴蒂进行手术整复,且建议在患者性心理形成之前的婴幼儿期进行。此后,阴蒂整复术技术逐步应用到按女性抚养的真两性畸形、男性假两性畸形患者的会阴部整复,以及易性癖患者男转女转性术中的阴蒂再造。随着对阴蒂解剖结构和功能的了解逐渐深入,阴蒂整复术技术也在不断改进,从最简单的阴蒂切除术发展到目前既考虑外生殖器美学效果又考虑阴蒂功能的术式,从单一整复术发展到外生殖器联合整复术。

第一节 阴蒂整复术的适应证与禁忌证

一、适应证

阴蒂整复术的适应证包括:①阴蒂包皮过长;②阴蒂肥大;③易性癖患者男转女转性术中的阴蒂再造。

二、禁忌证

阴蒂整复术的禁忌证包括:①会阴局部感染者;②目标是通过手术达到提高性生活满意度的患者;③全身凝血功能障碍患者;④患有性功能障碍,以及合并抑郁、焦虑或其他精神疾病患者。

第二节 阴蒂整复术的常用手术方法及步骤

一、阴蒂部分切除术或阴蒂全切术

若采用该术式,术后患者性兴奋时有痛感,明显影响性功能。现已基本不采用此术式行阴蒂整复。

二、阴蒂退缩成形术

在阴蒂背侧做切口,楔形切除背侧多余皮肤,再分离切除阴蒂海绵体及阴蒂脚,保留阴蒂头并使之与腹侧阴蒂包皮相连。将阴蒂头向后退缩,缝合并固定于耻骨联合下方。但由于切断阴蒂头背侧血管、神经束的支配,血供不足导致阴蒂头部分或全部缺血性坏死;且残余阴蒂头缺乏神经支配,导致性敏感度降低,目前此术式也很少使用。

三、阴蒂隐藏术

去除阴蒂干皮肤,松解悬韧带,修剪阴蒂头至正常同龄人大小。在尿道口上方小阴唇联合处向上做皮下隧道至阴蒂根部,将肥大的阴蒂置于皮下隧道隐藏,阴蒂头暴露于尿道口上方。然而,阴蒂本身有勃起功能,在性兴奋时隐藏的阴蒂勃起受限,易引起疼痛;若阴蒂肥大明显,则术后外观不美观,此术式亦不常用。

四、保留部分阴蒂神经血管束的阴蒂头缩小成形术

首先在阴蒂头部缝一牵引线,将阴蒂垂直提起。在阴蒂头近端约 0.5 cm 处、阴蒂腹侧正中线两侧各做一纵向切口,两切口间保留 0.6～0.8 cm 的长条形皮瓣。切口远端至冠状沟,近端至阴道口,切开皮肤、阴蒂浅筋膜及深筋膜至白膜。在阴蒂背侧正中做一环形切口,近端至阴蒂根部,远端至冠状沟,切开至阴蒂浅筋膜。沿冠状沟做一圆形切口,将腹侧和背侧切口相连。保留腹侧条形皮瓣处的冠状沟皮肤。沿腹侧切口在白膜表面向背游离至正中神经血管束处,注意勿损伤神经血管束。保留海绵体背侧宽 0.5～0.8 cm 的条形白膜组织(内含神经血管束)。在保留组织两侧纵向切开白膜,在海绵体组织内和对侧贯通。将阴蒂腹侧的条形皮瓣沿白膜表面游离至阴蒂海绵体部。在白膜表面分离阴蒂背神经血管束并注意保护,确保阴蒂头的血供及神经传导。如分离困难可附带部分白膜组织,在耻骨联合下方分离至两侧阴蒂脚,分别切断两侧阴蒂脚并缝扎止血;远端于冠状沟处切断阴蒂海绵体,保留阴蒂头及与其相连的神经血管束。至此,除阴蒂头以外的海绵体和皮肤完全游离。将 2 根阴蒂海绵体切除。对于阴蒂头肥大者,在其腹侧楔形或 O 形切除部分阴蒂头组织,重塑阴蒂头,并将其固定于耻骨联合下方近端海绵体脚上的正常位置,切除多余皮肤组织,修整包皮。缝合切口,依情况可行小阴唇成形术,以获得更为满意的外观(图 8-1)。

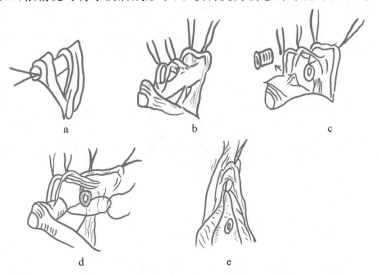

图 8-1　保留阴蒂头和阴蒂背动脉、静脉、神经的阴蒂缩小示意图
注:a. 包皮环状切口;b. 游离阴蒂血管神经及阴蒂体;c. 切除部分阴蒂体;d. 缝合阴蒂;e. 阴蒂头侧面楔形切除。

第三节　阴蒂整复术的常见并发症及防治

　　阴蒂整复术的常见并发症包括瘢痕、感染、血肿、高敏感性及阴蒂损伤。

　　阴蒂整复术是通过切除阴蒂周围多余的皮肤，减小阴蒂包皮的长度、厚度和突起，缩小阴蒂包皮，以达到美学要求，并通过缩小包皮而显露阴蒂，增强性刺激，以提升性生活满意度。术中应注意保留阴蒂包皮的良好形态，维持小阴唇和阴蒂的协调性，并确保良好愈合，避免严重瘢痕形成。

第 9 章

小阴唇成形术

目前,人们对美的追求越来越高,小阴唇整形也逐渐受到人们的关注。小阴唇成形术的术式很多,手术适应证、手术方式选择、围手术期管理及术后并发症防治等尚缺乏统一标准。

第一节　小阴唇肥大的定义与分型

小阴唇是位于阴道前庭两侧、大阴唇内侧的一对皮肤黏膜皱褶。其外形、大小、对称性、自然轮廓及色泽因人而异,并与年龄、种族、身高、是否生育及产次等有关。

一、小阴唇肥大的定义

一般认为小阴唇不应突出于大阴唇,宽度(从阴唇间沟到小阴唇最宽处的垂直距离)平均为 25 mm,>50 mm 即可诊断为小阴唇肥大(图 9-1)。

二、小阴唇肥大的分型

小阴唇肥大有多种分型。Smarrito 将其分为 3 种类型:Ⅰ型为小阴唇上部肥大(旗型);Ⅱ型为小阴唇中部肥大(斜型);Ⅲ型为小阴唇下部肥大(完全型)。

三、小阴唇肥大的分度

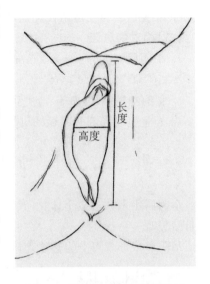

图 9-1　阴唇高度与长度示意图

Ⅰ度为小阴唇超过大阴唇 0～2 cm;Ⅱ度为小阴唇超过大阴唇>2 cm,但<4 cm;Ⅲ度为小阴唇超过大阴唇>4 cm。

第二节　小阴唇成形术的适应证与禁忌证

小阴唇成形术属于美容手术,原则上只要就医者有修整的要求且不存在禁忌证就可考虑进行相关美容整形手术。但术前必须与就医者充分沟通,充分告知其手术效果和可能的风险,取得就医者的认可并签署手术知情同意书后,方可进行手术。

一、适应证

1. 小阴唇肥大Ⅱ度及以上、质地粗糙肥厚、色泽较深,造成局部不适、生活不便或严重影响美观者。

2. 小阴唇两侧明显不对称(形状或宽度)者。

3. 小阴唇形状存在畸形,或有色素痣、肿物等情况,需要同时处理时。

4. 小阴唇外观形态无发育异常,也不影响功能,但因就医者心理需求而进行小阴唇美化整形手术者。

二、禁忌证

(一)绝对禁忌证

1. 就医者的身体功能状态不能耐受手术,可能因为手术刺激而诱发危及就医者健康的危急情况。

2. 就医者的凝血机制存在问题,术后可能出现难以控制的出血。

3. 患有严重传染病,手术可能导致传染病播散者。

4. 小阴唇宽度<10 mm,手术可能危及局部的美学或生理需求者。

5. 有心理障碍性疾病者。

6. 外生殖器与阴道急性炎症期和月经期。

(二)相对禁忌证

1. 小阴唇宽度为 10～15 mm,局部存在畸形或不对称,渴望进一步修整者。

2. 小阴唇宽度为 10～15 mm,希望通过手术修整,实现局部更加美观者。

3. 伴有糖尿病、高血压、心脏病等疾病的小阴唇肥大者,病情已经控制,健康状态尚好者。

4. 外生殖器局部有明显的、原因不明的感觉异常者。

第三节　小阴唇成形术的常用手术方法及步骤

小阴唇手术方法应个体化,其基本原则是不能破坏小阴唇的正常生理功能,同时术后外形自然美观。

小阴唇成形术可分为边缘切除法、楔形切除法和中央切除法。

一、边缘切除法

通过切除小阴唇最突出的部分以去除多余组织,包括直线切除法、低弯度的 S 形切除法及双 W 形切除法(图 9-2)。该方法操作简单,适用于任何大小和形状的小阴唇,且切口很少裂开,无须进行二次修复,但术中可能存在过度切除的风险,且术后易形成瘢痕。

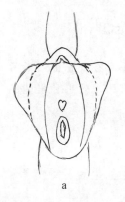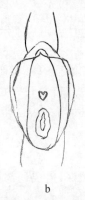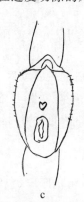

图 9-2　边缘切除法示意图

注:a. 切口设计线;b. 切除;c. 缝合完成。

a　　　　b　　　　c

二、楔形切除法

楔形切除法是目前较流行的小阴唇成形手术方法,包括扩大的中央楔形切除法、中央楔形切除法合并 90°Z 成形术、下方楔形切除合并上蒂皮瓣重建法,以及保留中心血管和神经束的下外侧楔形切除法。楔形切除法是一种相对安全的手术方法,其优点是小阴唇不会被过度缩小,保留了小阴唇的形状和颜色,防止功能和感觉丧失。但其无法解决唇缘的问题,还可能造成中央血管和神经束损伤,增加小阴唇远端缺血性坏死的风险(图 9-3)。

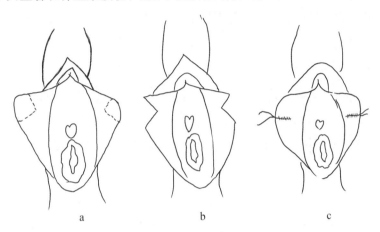

图 9-3　楔形切除法示意图

注:a. 切口设计线;b. 切除;c. 缝合完成。

三、中央切除法

保留小阴唇边缘原有的纹理、轮廓和颜色,同时也保留小阴唇的解剖结构,但可能会出现小阴唇增厚、唇缘皱褶及缝线处颜色衔接不自然等情况。术前使用冷光源照射小阴唇的外表面,可明确小阴唇的血管走行,避免因术中过度切除富含血管的组织而导致术后血供不佳(图 9-4)。中央切除法包括去上皮化和"开窗术"。此外,还可通过大阴唇脂肪填充来覆盖小阴唇,以及通过脉冲式 CO_2 激光来切除多余的小阴唇组织。

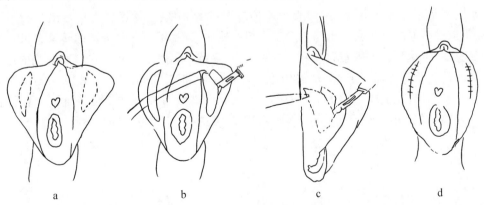

图 9-4　中央切除法

注:a. 切口设计拟切除部位;b. 透光试验避开主要血管;c. 切除;d. 缝合完成。

第四节　小阴唇成形术的常见并发症及防治

一、出血和血肿

小阴唇血供丰富,术后出血和血肿大多因止血不当或缝合不当而引起。应注意小阴唇切割后,小的出血处需用小功率电凝设备进行精确点对点止血,切忌大面积电凝;明显的或活动性出血则需要结扎止血。有条件者可用激光切割以减少术中出血。术后可局部适当加压 24 h 以预防出血。

二、创口裂开及阴唇瘘

常见于楔形切除及 W 形切除等术后。由于小阴唇组织薄且扁,组织切除后,切缘对合存在一定张力,必须在阴唇组织中间层进行减张缝合,然后在阴唇切缘的内、外侧面做对应缝合。此外,注意止血,避免形成血肿。

三、皮瓣坏死

通常见于过大、过多和大片的下极切除手术。切除前应注意阴唇的解剖和血管走行,保留相应的血液供应。局部止血采用点对点的方法,避免大面积电凝而引起组织缺血性坏死。

四、瘢痕、疼痛

小阴唇的神经分布十分密集,是性敏感区域,手术中注意切缘不要过于接近阴蒂。

五、小阴唇不对称

术前应进行充分评估,在阴唇完全伸展状态下评估其对称性和大小。术前在小阴唇内侧、外侧均应画好标志线,对侧阴唇采用映像法以求尽量对称。画线完成后,在小阴唇内注入肿胀液,然后切除多余的小阴唇。

六、小阴唇切除过多(小阴唇缺如)

小阴唇切除过多是小阴唇缩小整形术比较严重的并发症,就医者术后可出现投币孔样畸形,阴道外口暴露导致阴道干涩。对于小阴唇缺如,可利用阴蒂包皮瓣的转移来进行小阴唇修复重建,可达到较为满意的效果。普遍认为,存留小阴唇组织从小阴唇宽度的中点到阴唇间沟的垂直距离不能短于 1 cm;采用边缘切除法时,相对黏膜面而言,皮肤面的组织应保留稍多一点,以避免造成术后小阴唇外翻。小阴唇作为女性身体非常独特且缺少替代物的组织,一旦被过多切除则很难重建。因此,切除时需遵循"宁少勿多"的原则。

第 10 章

大阴唇成形术

第一节　大阴唇成形术的适应证

随着年龄的增长,女性大阴唇的形状和连贯性会发生很大的变化。儿童期和青春期女性的阴唇十分丰满,这要归功于丰富的脂肪组织将位于其上的皮肤充分舒展(图 10-1)。年轻女性大阴唇的形状并无太大变化(没有小阴唇的变化明显)。但年龄增长会导致个体差异变得更加明显,其原因在于,年龄增长难免导致身体不同部位出现脂肪萎缩,大阴唇尤其明显。此外,阴唇皮肤下垂和冗余(类似男性阴囊皮肤肥大和下垂),大阴唇如空皮囊样皱褶悬垂,不仅影响美观,还可能因失去机械保护和阴道闭合功能而导致干燥,频繁发生念珠菌感染(图 10-2)。

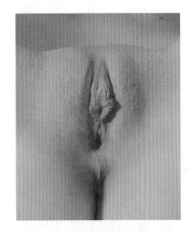

图 10-1　年轻、丰满的大阴唇

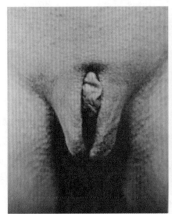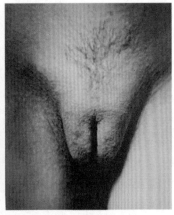

图 10-2　萎缩和失去保护功能的大阴唇

大阴唇为两股内侧一对纵形隆起的皮肤皱襞,覆盖小阴唇上段的 2/3,从阴阜到肛门距离为 2.5 cm,分别位于阴裂的两侧。亚洲女性的大阴唇大小约为 7.0 cm×3.0 cm,属于泌尿生殖裂两侧突出的外侧边界。前后有阴唇联合,与男性阴囊类似。

一、大阴唇松弛分度

女性大阴唇的松弛度与其年龄、体重、妊娠等因素有关。皮下脂肪增多、减少,皮肤松弛、皱褶增加等均可导致大阴唇松弛,具体可分为:Ⅰ度,为轻度松弛;Ⅱ度,为中度松弛(皮肤松弛、干瘪);Ⅲ度,为重度松弛(皮肤折叠超过 0.5 cm 及以上)。

二、治疗

对于希望改变大阴唇外形的女性,可根据其大阴唇松弛程度来选择适宜的方式,包括填充、大阴唇缩小或大阴唇假体。轻、中度松弛以填充为主,重度松弛以手术缩小为主。

三、术前准备

1. 检查前备皮,由医师检查就医者大阴唇松弛程度,以决定具体行何种术式。
2. 检查是否有阴道炎、外阴炎。
3. 月经完全结束后 3～5 天是最佳手术时机。
4. 术前 1 周停用阿司匹林等影响凝血功能的药物。
5. 术前 2 周戒烟。
6. 术前保持外生殖器干燥、清洁。

第二节　大阴唇缩小术

对于希望改变大阴唇外形的女性,可以根据大阴唇松弛程度选择适宜的方式。缩小/收紧大阴唇的难点在于,没有一个确定的可固定和维持皮肤张力的解剖点。如果大阴唇皮肤切除过多,可能会造成阴道口扭曲和/或张开。此种情况必须避免。一旦皮肤被切除过多,则需确保在没有张力的情况下缝合伤口。这一点虽然在理论上看起来容易,但在实践中却非常有难度。

手术瘢痕应尽量隐蔽,大阴唇部皮肤应尽可能有效收紧。然而,该区域在解剖上并无太多选择,因为瘢痕不可能位于阴唇间皱褶之外的其他地方。如果直接在大阴唇背面留下瘢痕,即使是锯齿状的瘢痕也是可见的,故该方法已被弃用;另一种选择是在大阴唇外侧起点处做切口,靠近生殖股沟,但此处瘢痕也很明显,与大腿内侧提升术的瘢痕相似。仅剩的选择是在阴唇间皱褶处切开,切除多余的皮肤,原则上向内下方收紧该结构。

大阴唇重度松弛者可采用手术缩小大阴唇,具体操作如下。

一、术前检查

凝血 4 项检查、心电图检查、血压测量、感染性疾病免疫 6 项检查、妇科白带检查、肝肾功能检测、尿妊娠试验。

二、术前拍照和评估

术前标准截石位 4 个方位拍照,站立位拍照以评估大阴唇松弛程度。

三、手术步骤

1. 消毒铺巾。
2. 站立位测量多余的组织,画线设计,固定画线。
3. 局麻后,沿大、小阴唇唇间沟做切口,侧缘梭形或弧形,梭形(弧形)大小根据切除松弛组织多少决定。
4. 切口应偏阴唇间沟,距离 2～3 mm,以保持大阴唇内侧起始处的曲线。梭形(弧形)

的宽度应与收紧程度适当,根据松弛程度,宽度应为 $1\sim2$ cm,有时更宽。梭形的最大宽度位于纵向外阴唇中部,略低于阴蒂头。尽量用电刀切除多余组织。

5. 伤口边缘应大致对合,或仅轻微分离,这对无张力伤口闭合尤为重要。为了使松弛的皮肤闭合,可将阴唇部皮肤分别向外分离约 1 cm。使用 4-0 可吸收缝合线的重叠缝合技术可降低术后出血风险,并通过皮下组织的聚集保持阴唇的连贯性(图 10-3)。

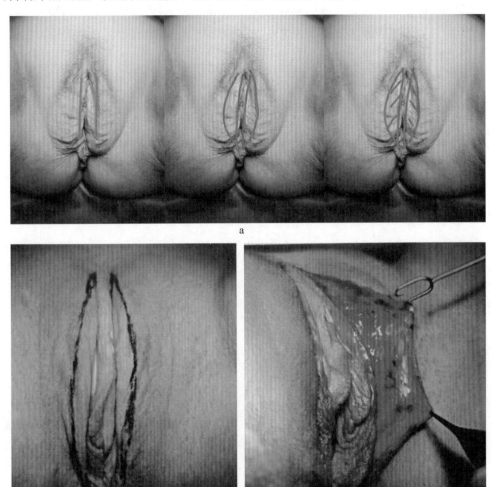

图 10-3　**手术步骤**

注:a. 手术切口设计线;b. 切除区域;c. 左侧缝合完毕,右侧切开后,大阴唇内侧严格止血。

6. 皮肤斜向下收紧,朝向会阴略内下方,以引导从阴道前庭和阴道口拉出。

7. 在不同情况下,可在大阴唇的起始处做反向切口,从后联合指向外侧;在切除下阴唇部皮肤的一个三角形皮瓣后,使剩余组织沿垂直方向收紧可取得更好的效果。

8. 使用 5-0 可吸收单缝合线连续缝合皮肤。

大阴唇的收紧会增加小阴唇的张力,如果小阴唇高度很低,伤口愈合后,小阴唇不会恢复原始高度,而是维持术后状态。为了避免发生这种情况,在阴蒂远端区域,通过小阴唇基底连续皮肤缝合可保持小阴唇的高度,防止小阴唇高度过低。

四、术后管理

1. 与小阴唇缩小术相比,大阴唇缩小术的术后护理较为简单。术后 2 周,就医者可以沿瘢痕线涂抹祛瘢膏,用指尖按压,促进愈合并淡化瘢痕;也可使用特殊的瘢痕霜。

2. 4 周后可以性交、慢跑、骑车等。

3. 可随时使用卫生棉条。切记要动作轻柔,避免牵拉瘢痕。此外,不要剃阴毛。

4. 大阴唇缩小术后肿胀消退十分缓慢,可能需要长达 1 年的时间,且外阴唇肿胀比内阴唇肿胀更明显,需要术前告知就医者。

5. 如需联合填充,建议 1 年后进行。

第 11 章

处女膜修复术

第一节　处女膜的解剖结构

处女膜位于女性阴道外口内侧,其中间有小孔,为月经及阴道分泌物的通道。处女膜作为阴道口的屏障,可保护青春期前女性免受外界细菌感染。随着年龄的增加,处女膜的形态会逐渐发生改变,其孔径大小并无标准。

第二节　处女膜损伤的特点

处女膜损伤、破裂通常与手术、卫生棉条的使用、体格检查等相关。处女膜损伤的位置多种多样,在体格检查时主要判断残余的黏膜瓣组织量是否足以进行修补,再选择合适的手术方式。此外有调查显示,52％有性生活经历的女性仍可能拥有完整未破裂的处女膜。

第三节　处女膜损伤的修复方法

处女膜损伤的常见手术方法包括连续缝合法、交叉皮瓣法、人工膜植入法等。手术通常建议在就医者拟进行性交前 2～3 周时进行。

一、手术步骤

就医者取截石位,手术可在局麻下进行。麻醉可采用含肾上腺素的 1％利多卡因,以 30G 针头进行处女膜残端局部注射。手术中可应用缝线或牵开器牵开双侧小阴唇以充分显露视野,但应避免过度牵拉导致阴道口变形。术中尽量避免使用电凝,以免损伤残余的黏膜。

(一)连续缝合法

将可吸收缝线从 6 点位置进针,在处女膜碎片根部黏膜下进行连续缝合,在 12 点位置出针,再折返缝合回到 6 点方向后,应用 1 ml 注射器针筒放置于阴道口,围绕针筒收紧缝线后固定打结(图 11-1)。

如采用该方法,随着缝线的吸收,处女膜孔径会逐渐再次增大,故建议在拟行性交前 1～2 周进行。

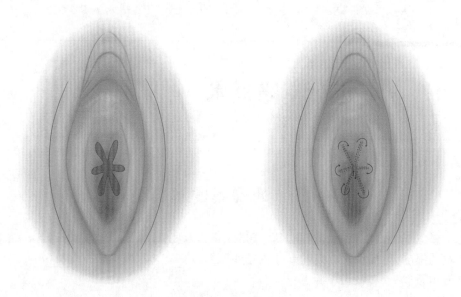

图 11-1　连续缝合法

(二)交叉皮瓣法

根据处女膜碎片根部残余黏膜情况,可选择 1 点与 9 点、2 点与 8 点、3 点与 7 点位置的 1 对、2 对或 3 对对角线皮瓣,分别分离以右上、左下方为蒂的反转黏膜皮瓣,1 点对 9 点、2 点对 8 点、3 点对 7 点形成瓦合皮瓣后,应用 5-0 可吸收缝线缝合固定。

(三)人工膜植入法

目前,市场上有含医用红色染料的假体处女膜,仅需置入阴道内即可模拟出血,无须进行手术。此外,国外有红色明胶囊袋,可简单缝合于阴道口,模拟处女膜破裂出血的过程。

二、术后护理

术后 24～48 h 可进行局部冷敷;术后 3 天内可能有少量渗血,可正常使用卫生巾,但避免使用卫生棉条。术后 7 天内,大小便后可用碘伏棉片轻柔地清洁外生殖器,然后轻轻擦干。术后可正常淋浴,但应避免坐浴、温泉、桑拿等。建议术后 4 周内避免剧烈运动,避免使用卫生棉条。术后可能的并发症为处女膜再次裂开。

第 12 章

阴唇后联合重建手术

阴唇联合分为阴唇前联合(又称唇前联合)和阴唇后联合(又称唇后联合)。

大阴唇前端在阴阜处联合,成为阴唇前联合,即唇前联合;大阴唇后端在阴唇系带下方会合,成为阴唇后联合,即唇后联合。从解剖结构来看,阴唇后联合也可认为是会阴体的前缘,对于部分会阴体较短或经阴道分娩有裂伤的女性,这部分的解剖则分界不明(图 12-1),也有呈系带状(图 12-2)。

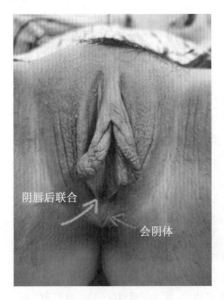

图 12-1　阴唇后联合

注:本例就医者的阴唇后联合距离会阴体下缘边界、肛门括约肌上缘仅 0.6 cm,两者几乎很难严格区分。

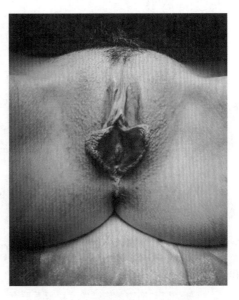

图 12-2　阴唇后联合表现为系带状

第一节　阴唇后联合重建手术的适应证及其诊断

一、适应证

阴唇后联合重建手术的适应证包括:①因阴唇后联合部位不美观者;②经阴道分娩后阴道裂伤延及阴唇后联合者,要求手术修复;③小阴唇综合整形时为了整体美观,同时给予调整。

二、诊断

阴唇后联合重建手术适应证的诊断包括：①损伤需要修复；②美观调整。

第二节　阴唇后联合重建术的常用手术方法及步骤

一、联合阴道紧缩术/小阴唇整形术的阴唇后联合重建手术

阴唇后联合重建手术通常联合阴道紧缩术或小阴唇整形术进行。

联合阴道紧缩术的手术步骤：就医者取截石位消毒后，常规消毒外生殖器和阴道。手术切口选择从处女膜缘内开始，做 V 形切口，向下沿着会阴裂开处切开分离，尽可能暴露两侧球海绵体肌。缝合应从阴道内开始，直到阴唇后联合处。对合时应注意阴道入口尺寸，切忌对合过高、过紧（图 12-3）。

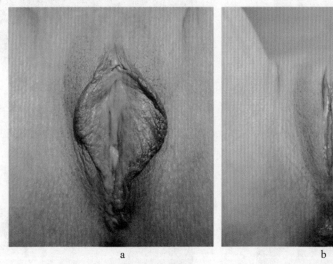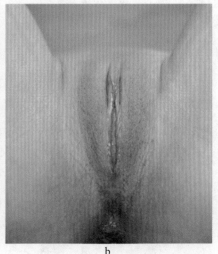

a　　　　　　　　　　　　b

图 12-3　阴道裂伤延续到阴唇后联合。在阴唇整形术中，设计阴唇边缘切除，修复阴唇后联合，修复部分会阴体

注：a. 术前；b. 术后。

二、联合小阴唇手术的阴唇后联合重建手术

就医者取截石位消毒后，根据肥大小阴唇的形状调整。通常沿阴唇后联合处做 V 形切口，同样暴露两侧球海绵体肌。缝合球海绵体肌并折叠会阴浅横肌。

第 13 章

阴阜成形术

第一节 阴阜美学

阴阜是位于耻骨联合前的隆起部,呈丘状,由皮肤及较厚的脂肪层构成。女性阴阜与男性一样,位于腹部正中下方的耻骨联合(下腹可触及的骨骼)处。但女性阴阜比男性更为隆起,皮下脂肪更为丰富。女性阴阜上的阴毛通常较细、软、弯曲。下邻两侧大阴唇,从正面看,位于裂缝上方,上与腹壁、下与大阴唇相连,称维纳斯丘。青春期阶段,阴阜皮肤上开始长出阴毛,其分布呈尖端向下的三角形。

少女步入青春期时,女性外生殖器由原来的幼稚型发育为成人型,阴阜变得丰满,富有弹性;阴阜上由无阴毛或仅有一些细细的茸毛,经历稀疏、毛色浅淡,逐渐变粗、卷曲、毛色变黑,直至发育为典型的成人型。阴毛的浓密稀疏和色泽因人而异,有的成年女性甚至不长阴毛,这并非病态,亦与生育无关。少数女性的阴毛粗黑呈菱形生长,极少数甚至从菱形上端长到臀部。通常情况下,青春期后,女性阴阜皮肤上长出阴毛,成年女性的阴毛分布呈倒三角形。进入老年期后,阴毛变得稀少、脱落。

第二节 阴阜功能

阴阜皮下丰富的脂肪组织和皮肤上的阴毛在性交时起支撑和减震、缓冲作用。抚摸阴阜或轻轻揉捏可产生性刺激,男女阴阜互相摩擦可使女性产生性快感。阴阜是女性较为敏感的性感应区。持续、柔和地抚弄阴阜可激发性兴奋,是性前戏的组成部分。据 Masters 和 Johnson 的观察,对阴阜持续进行手法抚弄可产生一个动情经历,尽管其导致性高潮的发生较为缓慢,但它与来自对阴蒂刺激产生的性高潮体验一样令人满意。与直接刺激阴蒂相比,阴阜刺激不产生疼痛,而直接刺激阴蒂常因强烈的手法刺激而引起轻度损伤,导致女性疼痛、不适。

在性交过程中,阴阜肥厚的脂肪发挥到衬垫作用,尤其在"男上式"性交体位时,可明显减缓性交动作产生的冲击力。因外阴癌行广泛性外阴切除术的患者,由于阴阜部皮下脂肪垫已剔除,性交时缓冲作用消失,会产生不适感,可导致性功能障碍。另一导致阴阜区松弛的原因是体重明显减轻,这在大量减重的就医者中尤为明显。

第三节 阴阜成形术的适应证与禁忌证

肥胖导致过量脂肪堆积在会阴部皮下,不仅会导致功能障碍,还会影响卫生,导致局部皮疹和感染反复发作,并严重影响就医者的外表(无论着装与否)及性吸引力,甚至影响就医者的整体幸福感。阴阜、腹壁和脐的整体外观作为一个美学综合体应是平衡且连贯的。正确的评估为选择适合的外科治疗提供了基础。

一、适应证

阴阜成形术的适应证包括：①阴阜肥大者；②阴阜萎缩者；③对阴阜外观不满意者。

二、禁忌证

阴阜成形术的禁忌证包括：①会阴局部感染者；②全身凝血功能障碍患者；③抑郁、焦虑或其他精神疾病患者。

第四节　阴阜成形术的常用手术方法及步骤

腹壁分为皮肤、皮下脂肪组织、Scarpa 筋膜（后两者统称为皮下组织）、腹壁深筋膜、肌肉组织、腹横筋膜和腹膜，其中皮下组织黏着于腹股沟及阴阜区。当皮下脂肪堆积越来越多时，在下腹部会产生皮肤皱褶，男性皮肤皱褶的部位比女性高 2～4 cm。Pittsburgh 分级是根据腹壁及阴阜上堆积的多余脂肪组织进行分级，可对结果进行初步评估，并提供手术治疗范围的依据（表 13-1）。

表 13-1　Pittsburgh 分级

分级	表现
Ⅰ度	仅在阴阜部位出现脂肪堆积
Ⅱ度	皮肤皱褶小，轻微下垂，外生殖器清晰可见
Ⅲ度	脂肪沉积部分遮盖外生殖器
Ⅳ度	脂肪沉积完全遮盖外生殖器

肥大或下垂的阴阜不仅破坏了外生殖器的整体形态，也降低了就医者的自信，甚至影响就医者的运动、衣着、卫生及性生活。治疗阴阜萎缩，使就医者拥有更饱满、更年轻的阴阜，可减轻其阴阜受外力冲击时受到的伤害，从而改善就医者的生理功能，美化外观，并提升其性生活满意度。

一、手术方法

(一) Ⅰ度阴阜畸形

Ⅰ度阴阜畸形者仅有局部脂肪堆积，通过单纯脂肪抽吸术即可解决。如吸脂量较大，可按常规先给予生理盐水、利多卡因、肾上腺素进行肿胀浸润。阴阜脂肪抽吸术后务必安排数次（至少 8 次）淋巴引流按摩，防止可能出现的肿胀、僵硬及疼痛。

(二) Ⅱ度阴阜畸形

Ⅱ度阴阜畸形者，在脂肪抽吸的同时需要实施腹壁整形术，以去除阴阜上方松弛的皮肤（图 13-1）。

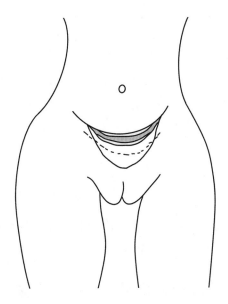

图 13-1　阴阜部分切除/上提术示意图

（三）Ⅲ度阴阜畸形

Ⅲ度阴阜畸形者的冗余脂肪沉积部分遮盖外生殖器。除进行腹壁整形术以修复腹壁外，还需采取额外的外科手段以清除阴部多余的皮下脂肪。因此，推荐在腹壁整形的同时实施阴阜成形术或分 2 次进行手术。临床中将注射填充应用于阴阜整形，以提高就医者的性生活满意度。

（四）Ⅳ度阴阜畸形

Ⅳ度阴阜畸形者如缺乏脂肪组织，可进行脂肪填充。通常使用 2.0～3.0 mm 的吸脂针从脐周抽取脂肪。脂肪无须清洗、过滤或离心，只需静置分层后倾出油层和水层即可。然后，用 1.8 mm 的一次性钝针进行脂肪填充。考虑脂肪吸收的预期，一般注射量可稍大于需要量。

二、手术要点

术前，通过就医者站立位夹捏试验来确定皮肤切除区域。上缘为下腹部皮肤皱襞，下缘为将阴唇前联合多余脂肪复位后的耻骨下缘。精确测量以保障阴唇前联合与其上方水平切缘线的距离至少为 5 cm。在完成腹壁整形后移除水平纺锤形组织。

目前，大多数阴阜轮廓整形是在同一手术中完成，同时进行的还有各种各样的腹壁整形手术（如传统的腹壁成形术、倒 T 形腹壁成形术、鸢尾式腹壁成形术）。术前计划和术中操作（手术切除的顺序）是保证手术成功的关键。

如上所述，耻骨区最大可能切除的水平画线是在就医者站位时标示的。但位于其上方的下腹部切缘被先切开，切开部位是皮肤皱褶处；如果行 W 形切口，则是位于其略上方。在完成腹壁成形术后，就医者呈"沙滩椅位置"体位。在行阴阜成形术时，阴阜轮廓的设计应适应就医者的个体化需求。术前应告知就医者，可能需要进行 1 个或多个后续整形手术来达到预期的最终效果。初次脂肪抽吸术可能会影响皮下组织邻近区域的血供，因此，脂肪抽吸术应在腹壁整形术前或之后单独完成。腹部皮肤脂肪切除的方法包括完全水平切除、完全垂直切除和联合切除。

阴阜耻骨区域的进一步轮廓整形主要取决于就医者自身的解剖特点。水平横向梭形切口适用于水平方向脂肪过度堆积者;双侧垂直楔形切口适用于轻度水平方向脂肪堆积和严重侧方多余脂肪组织堆积者,这种切口会产生额外的纵向瘢痕。

术后并发症包括血肿、继发性外生殖器上移及下腹部下垂或隆起。为了避免这些问题的发生,可通过筋膜悬吊缝线深缝在耻骨联合区域的浅筋膜上,将皮肤和脂肪组织的上、下皮瓣逐层固定。

三、术后处理

1. 使用抗生素预防感染。
2. 术后给予口服镇痛药。
3. 术后 8 天内,就医者应穿 100％棉的内裤,并避免穿紧身裤或紧身服装。
4. 建议脂肪抽吸后进行淋巴引流按摩,以减轻水肿和疼痛。

第五节　阴阜成形术的常见并发症及防治

一、脂肪坏死

脂肪注射量越多,脂肪坏死的风险越高。就医者通常能感觉到坏死脂肪的存在,但外观并不明显。如出现肿块,嘱就医者积极按摩,肿块可随时间推移而逐渐缩小。如形成疼痛或令人困扰的硬结,可尝试在捏持住硬结的情况下以糖皮质激素(如倍他米松)浸润注射,以缩小硬结;也可选择手术切除,但手术应作为最后的手段。

二、吸收不对称

由于无法预测填充后的脂肪有多少能存活,每侧的注射量可稍多一些,以抵消吸收的影响。但仍应告知就医者可能有超过 50％的注射脂肪会被吸收。

三、感染

感染可能为术后感染,也可能与脂肪坏死有关。后者通常发生在脂肪注射量过大、局部空间有限、循环血供无法完全滋养移植脂肪的情况下。

四、淋巴水肿

距离阴裂 5 cm 以内的切口常会导致耻骨区淋巴水肿。这会引起大阴唇向外突出并分开,暴露阴道入口,并与慢性尿路感染和尿失禁有关。这些问题通常可通过二次手术行带蒂或游离皮瓣来处理。

五、血肿

如发生血肿,则需反复无菌抽吸或再次行外科手术放置引流管。血肿的发生与局部切口愈合不良有关,并可能出现感染,甚至发生穿孔,这可能导致切口二期愈合或需要再次进行手术修补。如 2 周内血肿引流液体超过 500 ml,应考虑手术清除。

第 14 章

G点手术

第一节　G点的概念和解剖

一、G点的概念

女性的G点本质上是一团能勃起的海绵体组织,包绕在女性尿道周围,又称女性的尿道海绵体和尿道旁海绵体。Grafenberg医师在1944年的文章里定位了这个组织,故称为G点。其位置在距阴道口4~5 cm的阴道前壁正中,静息时直径稍小于2 cm,性兴奋勃起时则超过2 cm,并且可上调周围的性敏感度。G点除本身会勃起、兴奋外,其勃起后还可带动女性尿道周围类似于男性前列腺位置的腺体向尿道内喷射性分泌液体,并从尿道外口喷涌出体外,形成所谓的"女性射精",达到持续极致的高潮;其中也可能混杂了部分尿液,可使其总量达200 ml,即"G点高潮",是不由自主的强烈高潮(图14-1)。

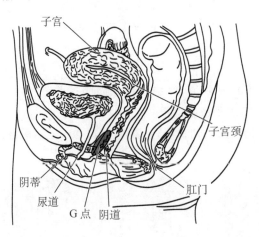

图 14-1　G点位置示意图

二、G点的解剖

对于G点的存在与否,医学界长期争论不休。一些学者(以Puppo为首)认为其在解剖学上并不存在;另一学者(以O'Connel为首)认为其是功能性的存在,称为阴蒂-尿道-阴道复合体,其功能为助推性高潮过程。近年来,Ostrzenski认为他发现了G点的实体解剖学证据,并进行了系列研究,逐渐得到了医学界的认可。

Ostrzenski的解剖学研究发现,G点有其解剖学和组织学基础,其位置在会阴膜上方、耻骨子宫颈筋膜下方的阴道前壁内的肌层外,类似"紫葡萄样束群"的血管丛。

组织学研究发现,G点中含有大量神经纤维束,并散布较大的神经节。这在阴道组织内为首次发现。

以上研究表明,G点是解剖学存在的组织。因此,特异性恢复、加强G点的结构性张力,可帮助就医者重返年轻态,达到"G点高潮"。然而,并非所有女性都会有"G点高潮"的体验,这可能与其他因素有关,如充分的投入、充分的性唤起、长时间的刺激、强烈的刺激、强健的会阴和盆底肌群等。因此,尚需客观地评估G点修复和加强的效果。如要达到最佳的手术效果,则需纠正和改善前述因素的不足。

第二节　G点手术的常用方法及注意事项

G点的定位至关重要。应个性化定位,找准位置。具体为:阴道内伸入2指(示指和中指),先触及耻骨联合,再稍向内上方用指面轻轻搔刮,可定位稍微隆起、稍微粗糙的区域,这就是G点。做好标记。

一、G点整形术

(一)适应证
G点整形术适用于阴道前壁松弛导致的G点功能障碍者。

(二)术前准备
1. 选择局麻。

2. 就医者取截石位,常规消毒,用12F导尿管导尿,术毕拔除。

3. 常规铺单消毒。

(三)手术步骤
1. 使用阴道拉钩向下拉开阴道,以更好地暴露阴道前壁。以海绵钳推压阴道壁,探测阴道松弛程度,预估需切除的阴道黏膜量。

2. 阴道前壁远端标记菱形的切口线,从距尿道口2.5 cm开始,向下延伸5.0 cm,尿道侧壁旁开1.5 cm(图14-2)。

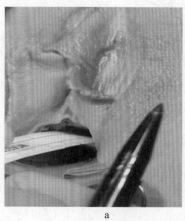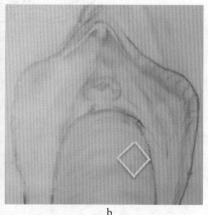

a　　　　　　　　　　b

图14-2　标记阴道黏膜切口线

注:a.阴道前壁远端标记菱形的切口线;b.黄线为菱形切口线。

3. 切开黏膜和肌层至筋膜层,其颜色为白色(图 14-3)。

4. 将肌层与筋膜层锐性分离,切除一块菱形筋膜层组织(图 14-4)。

5. 将筋膜层用角针可吸收线缝合,阴道其他各层用慢吸收线缝合(图 14-5)。

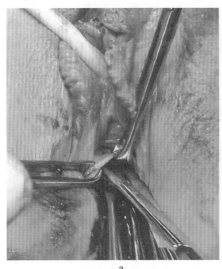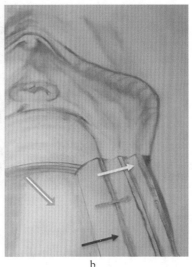

图 14-3　阴道壁分离至筋膜层

注:a. 按手术设计线切开,到达阴道外膜;b. 为阴道壁层次示意图,黄色箭头为黏膜和黏膜下层,红色箭头为肌层(环肌和纵肌),黑色箭头为阴道外膜(筋膜),位于膀胱表面(棕白色箭头所指)。

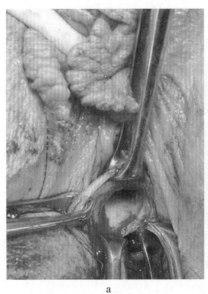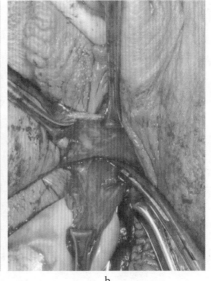

图 14-4　分离筋膜层,菱形切除

注:a. 阴道全层分离至筋膜(白色);b. 切除一块筋膜菱形。

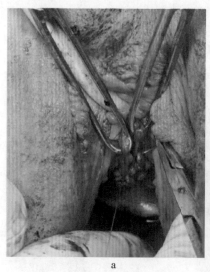
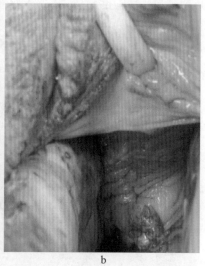

a   b

图 14-5　分层关闭切口

注：a. 分层缝合，重建阴道壁完整性；b. G 点整形术毕，阴道黏膜形成折叠态（颜色较浅部分）。

（四）术后处理

阴道手术后常规处理，术后 6 周可恢复性生活。

（五）并发症

术后并发症包括感染、感觉异常、疼痛、粘连、瘢痕等，尚未见特殊并发症的报道。

二、其他增强 G 点性敏感度的治疗

（一）G 点脂肪充填术

1. **适应证**　适用于 G 点增强性感觉的就医者。

2. **手术方法**　就医者取截石位。尿道内置入导尿管，便于辨别阴道前壁位置及层次。常规采集脂肪。阴道内置入阴道扩张器。距尿道口 5 cm 处阴道前壁黏膜层下推注 8 ml 脂肪，注意防止损伤尿道和膀胱，也不要穿透阴道壁。注射结束后不做填塞。1 周内避免性生活。

（二）G 点放大术、G-Shot® 和 O-Shot®

1. **G 点放大术**（G-spot amplification）　脂肪、胶原、透明质酸等进行 G 点注射。

2. **G-Shot®**　已被注册成商标，即原来的 G 点放大术。其原理为在 G 点进行注射，3～5 个月重复注射。

3. **O-Shot®**　已被注册成商标。在阴蒂、G 点注射富血小板血浆（platelet rich plasma，PRP）。

此类治疗技术与 G 点脂肪充填术大同小异，其效果不一。如能掌握好适应证，避免发生并发症，以上方法均有一定的效果。

第 15 章

阴蒂包皮松解成形术

第一节　阴蒂包皮的解剖结构

小阴唇向阴蒂方向延伸,形成覆盖于阴蒂表面的半弧形阴唇复合体前部,同时也是阴部穹隆的顶端,称为阴蒂包皮。阴蒂包皮是阴蒂系带的附着点,其内侧边界为阴蒂表面的游离缘,两侧以大、小阴唇间沟为界。阴蒂包皮的中线长度为 $2\sim6$ cm,其解剖变异很大,长度、形态、颜色均存在个体差异,可能部分或全部覆盖阴蒂头。阴蒂包皮内侧与阴蒂头相邻的部分含有包皮腺,可分泌皮脂和阴蒂垢,堆积在包皮内。随着人的衰老,阴蒂包皮可逐渐萎缩。阴蒂包皮的后侧与小阴唇前侧融合,部分女性的包皮与小阴唇的过渡较为平滑,部分会形成多层结构。阴蒂包皮顶端由浅至深依次为皮肤、皮下组织、肉膜、阴茎深筋膜与悬韧带、神经束血管、白膜、阴蒂。

阴蒂与阴蒂包皮均受阴蒂背侧神经支配,该神经在尿道口旁 $2.4\sim3.0$ cm 的位置穿出会阴膜,继续沿会阴膜走行约 2.0 cm,至耻骨降支开始转为支配阴蒂体前外侧及深面的阴茎深筋膜。阴蒂包皮下有丰富的感觉神经分布,应慎重选择在阴蒂表面进行包皮缩小术,避免神经损伤。

第二节　阴蒂包皮肥厚的分类

小阴唇过长通常合并阴蒂包皮肥厚。单侧小阴唇过长者通常以过长一侧的包皮肥厚为主。包皮肥厚的主要表现包括阴蒂表面多层皱褶、阴蒂头完全被覆盖、阴唇前侧与阴蒂包皮融合处形成多重皱褶等。阴蒂包皮突起并超出大阴唇的情况各不相同,与其被覆的阴蒂大小也存在一定关系。

按照解剖部位,阴蒂包皮肥厚可分为单侧肥厚和双侧肥厚。

按照肥厚的严重程度,阴蒂包皮肥厚可分为:①轻度肥厚。即外生殖器联合前部变宽,包皮堆积在大阴唇中间,标准站立位、正面照可见到阴蒂包皮,侧面照未凸出大阴唇表面。②中度肥厚。即外生殖器联合前部变宽,包皮堆积凸出大阴唇表面,标准站立位、侧面照可见到阴蒂包皮凸出大阴唇表面。③重度肥厚。即外生殖器联合前部变宽,包皮堆积凸出并松垂超出大阴唇,标准站立位、正面照可见到阴蒂包皮下缘超出大阴唇下缘。

第三节　阴蒂包皮手术的常用方法及步骤

阴蒂包皮肥厚通常与小阴唇过长同时存在,因此,2个手术通常同时开展。2007年,de Alencar Felicio首先介绍了单独进行的"阴蒂包皮两侧梭形去除术"。Alter、Gress、Apesos 等也分别发表了小阴唇联合阴蒂包皮各类术式的文章。

包皮松解成形术的目的是去除松弛的皮肤、改善多层皱褶、适当增加阴蒂头的暴露度 等。手术切口可设计为X形、倒V形(人字形)或H形,其中倒V形阴蒂包皮缩小术是较为 常用的手术方式。其切口尖端位于阴唇前联合位置,可同时关闭两侧大阴唇在阴唇前联合 的缝隙(图15-1)。

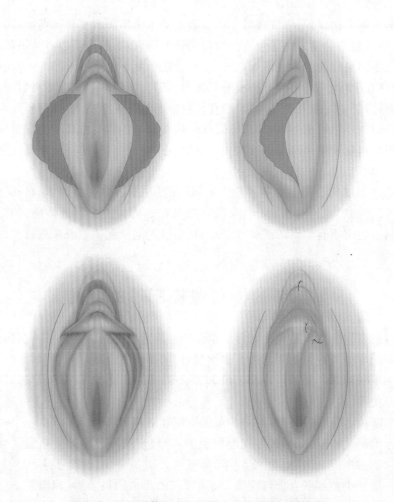

图15-1　V形阴蒂包皮缩小联合边缘小阴唇切除术

手术主要步骤如下。

1. 备皮后,于站立位、截石位标记水平方向及垂直方向上松垂的包皮组织。

2. 消毒后进行局麻。

3. 修剪多余的包皮组织,通过垂直去皮改善皮肤皱褶,通过水平去皮增加阴蒂头暴露度。

4. 充分止血后精细缝合。

术中注意在阴蒂包皮与小阴唇融合处修剪多余的皮瓣,形成小阴唇背侧良好的外观。在联合开展小阴唇缩小手术时,阴蒂包皮松解的设计线可与小阴唇手术切口线延续。

第四节　阴蒂包皮手术的常见并发症及修复

过度去除阴蒂包皮会导致阴蒂暴露过多,可能导致就医者的摩擦不适。针对阴茎包皮去除过多的就医者,可设计 V-Y 推进皮瓣,重新遮盖阴蒂表面。

其他常见并发症包括肉芽肿、组织去除不足、设计不当形成局部"猫耳"等,可通过去除缝线、再次切除修整进行矫正。阴蒂包皮部位应尽量避免外缝合,同时避免结扎过紧,否则容易形成缝线处瘢痕。

第 16 章

直肠阴道瘘修补术

第一节 直肠阴道瘘的病因、临床表现及诊断

一、病因

直肠黏膜与阴道黏膜上皮之间形成异常通道(瘘管),导致粪便、气体、臭味分泌物从阴道排出,称为直肠阴道瘘。直肠阴道瘘可单独发生,但也可与尿瘘并存。其病因多样,可由产伤、直肠炎、感染、放射治疗、肿瘤、盆腔手术、外伤等引起。

二、临床表现

瘘孔大者多见粪便由阴道排出,稀便时更是无法控制的持续外流状态。瘘孔极小者,粪便成形时,阴道内可无粪便污染,但不时会出现阵发性排气现象;若为稀便,则仍会从阴道流出。

三、诊断

直肠阴道瘘在阴道扩张器暴露下能直接窥见。瘘孔小者通常可在阴道后壁见到一颜色鲜红的小肉芽样组织,用探针试探则可确诊。小肠或结肠阴道瘘则需经钡剂灌肠才能确诊。

第二节 直肠阴道瘘的治疗原则

一、术前评估

(一)确定瘘孔部位和性质

通常根据阴道后壁部位的高低分为上(高位)、中(中位)和下(低位)3类(图 16-1)。也有用肛周、直肠下段和上段来分类,将距肛门口>3 cm 的瘘孔称为直肠阴道瘘;靠近肛门括约肌在 3 cm 以内则称为肛门阴道瘘。

产伤导致的直肠阴道瘘多位于阴道下段或中下段,会阴Ⅳ度裂伤修补未愈也可视为肛门阴道瘘。妇科盆腔手术,如经阴道子宫切除术和/或附件手术导致的直肠阴道瘘多位于阴道上段或阴道断端。阴道闭锁手术、先天性无阴道造穴或阴道后壁修补术等,根据损伤直肠部位的不同,直肠阴道瘘可位于阴道上、中、下段。先天性直肠阴道瘘多以阴道下段或阴道前庭多见。

瘘孔位于阴道下、中段则易于暴露,缺损较大,用外生殖器皮瓣填补相对容易。相对而言,如瘘孔位于阴道上部、阴道穹隆部,则瘘孔暴露、分离修补操作均有困难。

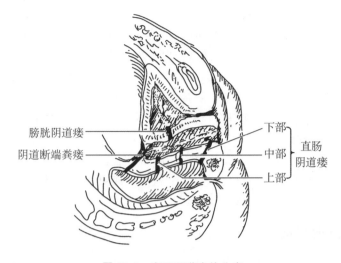

图 16-1　直肠阴道瘘的分类

若瘘孔位于阴道顶部或靠近阴道后穹隆,尤其是术前或妇科癌症放射治疗后形成的直肠阴道瘘,在修补前一定要进行活检排除癌症复发。若为肿瘤转移复发则不考虑行瘘修补术。

(二)确定瘘孔大小和数目

对于较大的瘘孔,经阴道排气、排粪情况经常发生,阴道扩张器检查容易发现,也可确定位置。但对于小瘘孔或复杂瘘孔,阴道排气或排粪并非经常发生,而主要表现为阴道有臭味分泌物,或者导致会阴某处有瘢痕或鲜红的小肉芽组织,但见不到瘘孔。因此,检查时可在直肠内置左手示指,阴道直视下用探针(或眼科泪管探针)在瘢痕处或鲜红小肉芽处探寻,探针触及肛门内示指则可确诊(图 16-2)。也可在直肠指检时将亚甲蓝棉球放置于直肠内可疑瘘孔处,压迫棉球,观察是否有蓝色染液进入阴道。此外,还可借助肠镜,直视下可见到直肠黏膜面的开口。瘘孔可能有多个,或为复杂瘘孔,如不在阴道与直肠同一横截面的崎岖瘘孔,即阴道与肠道瘘孔错位时,需在阴道内放置探针或在直肠内放置肠镜观察确定;或用细塑料管或硅胶管从阴道内插入,经管内注入亚甲蓝稀释液观察直肠内棉球是否蓝染确定;或经管内向瘘孔内注入对比剂,进行 X 线摄片确定瘘孔走行。

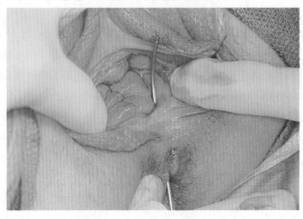

图 16-2　探针确诊瘘孔位置

(三)判断肛门括约肌有无损伤

会阴重度裂伤通常会损伤肛门括约肌(肛门内、外括约肌或耻骨直肠肌)。因此,术前不仅要明确瘘孔部位、性质、大小和数目,同时还要评估判断有无肛门括约肌损伤,以便在修补瘘孔的同时修复肛门括约肌损伤。否则,即使瘘孔修补成功,但仍有肛失禁,就医者依旧无法解除大便失禁的痛苦。会阴Ⅳ度裂伤修补失败或有直肠阴道瘘的就医者发生肛门括约肌损伤的概率很高;即使是会阴Ⅳ度裂伤修补成功,仍有30%～50%的就医者存在肛门括约肌障碍,主要是会阴支配神经损伤未恢复。这种神经损伤在胎儿过大、胎头过大、第二产程延长或产钳术中因撑胀压迫损伤。在会阴损伤的产妇中也会有部分人(有报道为28%)存在隐性肛门括约肌损伤。因此,术前应进行评估,尤其是对瘘孔位于阴道下段的产伤瘘孔,修补的同时应注意对损伤的肛门括约肌进行修复。

二、手术修补时机选择

除分娩导致的会阴Ⅲ、Ⅳ度裂伤,以及新鲜手术损伤导致的直肠阴道瘘需要及早修补外,粪瘘已形成者宜加强坐浴、护理,并积极控制炎症,待瘘孔周围组织水肿、炎症消退3个月后再进行修补。如此处理,小的瘘孔可在炎症消退后因瘢痕形成而瘘孔自愈。切忌在粪瘘刚形成早期、炎症水肿未消退时进行手术修补,极易导致修补失败。选择合适的修补直肠瘘时机是保证瘘孔修补成功的关键。

如果就医者合并严重的内科疾病,如心血管病、糖尿病等,应在病情得以控制且稳定后进行直肠阴道瘘修补。同时还要考虑手术途径和修补方法的选择,既要保证修补成功,又不会导致就医者病情反复或加重。

对于瘘孔较大、位置较高、炎症不易控制或肿瘤放射治疗所致的直肠瘘,宜考虑先行结肠腹壁造口(通常不考虑术前行结肠造口使粪便改道),待直肠瘘周围组织炎症消退、组织活动稳定后,再进行手术修补。对于行结肠造口术的患者,建议2个月后再对粪瘘进行手术修补,肿瘤放射治疗后的粪瘘通常需要至少6个月后再进行修补。

为保证手术修补成功,术前必须做好肠道准备。术前3～5天开始饮食管理(清淡流质)及肠道抗感染药物准备。结肠造口患者可口服抗生素,并使用新霉素液灌肠。

三、修补途径与手术方法的选择

(一)修补途径

无论是肛门阴道瘘还是直肠阴道瘘,修补手术通常首选经阴道途径,但也有学者采用经会阴修补低位直肠阴道瘘。在约90%的产伤导致直肠阴道瘘患者中,术者需要有修补会阴Ⅲ度或Ⅳ度裂伤的经验,尤其是要具有修补复杂阴道瘘的"向心性"分离翻转缝合、缺损组织创面利用周围组织辅助移植填补的手术经验,如使用带蒂外生殖器皮瓣、球海绵体脂肪垫、股薄肌等填补方法。瘘孔无论是大是小,或者是复杂瘘孔,均有望一期手术修补成功(损伤性粪瘘多能一次成功)。如果不能一期手术修补成功(如尿瘘),仍可经阴道再次手术直至修补成功。

对于伴有肠道疾病的肠瘘或高位瘘患者,修补手术选择可经腹途径。经腹切除肠瘘肠段后再行肠吻合;对于高位直肠阴道瘘,采用经腹肛拖出式直肠切除术(Maunsell-Weir手术),使阴道壁与直肠完全隔开,彻底消除瘘形成的最主要因素,肠瘘修补成功(一期手术成功)概率高。

此外,外科还有经肛门、直肠内等多种手术方法,如经肠镜在肠腔内操作-分离、缝合肠瘘,或用特殊金属夹钳夹方法等。对于病情复杂的高位直肠阴道瘘,建议与妇科、外科医师会诊,共同商讨最佳修补途径和手术方法。

(二)手术方法

修补手术途径不同,手术方法也不尽相同。

就妇科医师进行的经阴道修补手术而言,以往或当今很多妇科手术是将瘘管完整切除,充分游离直肠阴道间隙,先闭锁直肠切口,用可延迟吸收缝线(因维持时间长、打结安全、组织反应小而优于以往使用的肠线)进行横向缝合,尤其应注意两侧角缝线超越切口外0.5 cm,缝线不要穿透直肠黏膜,且缝线不应拉得太紧,线的距离也不宜过密,以保证关闭缝合彻底,缝合后肠壁切口血供良好,有利于切口愈合。阴道黏膜的缝合取纵向缝合,使与直肠横向缝合两切口呈垂直交叉有利于瘘的修补成功。

其他修补手术方法还有尿瘘修补的向心性分离,翻转缝合,翻转后缺损创面利用就近带蒂组织移植填补法。此种方法有利于大瘘孔和复杂粪瘘的愈合,尤其是会阴组织缺损、薄弱或瘢痕形成无血管供给的肛门阴道瘘或低位直肠阴道瘘,可利用外生殖器脂肪垫和带蒂有新鲜血供的组织加固修复缺损而促进修复愈合,提高修补成功概率。

对于合并肛门括约肌损伤的低位直肠阴道瘘,在修补瘘的同时,必须进行肛门括约肌的修复,以保证瘘孔愈合后不残留大便失禁。

第三节　直肠阴道瘘修补术的常用手术方法及步骤

一、麻醉与体位

患者取膀胱截石位。麻醉可选择硬膜外麻醉、腰硬联合麻醉、静脉全身麻醉。

二、手术方法

直肠阴道瘘的手术修补成功率较高,损伤性粪瘘的修补成功率通常可达90%～100%。

(一)会阴直肠切开术

1. 适应证　此方法适用于低位或肛门阴道瘘合并肛门括约肌损伤的大、小瘘孔的修补。

2. 手法步骤

(1)用剪刀伸入肛门,于12点处切开肛门直达直肠阴道瘘处,使之变为Ⅲ、Ⅳ度会阴裂伤状态(图16-3)。

(2)按Ⅲ、Ⅳ度会阴裂伤修补缝合(图16-4)。低位肛门阴道瘘多伴有肛门括约肌损伤,按Ⅲ、Ⅳ度会阴裂伤进行修补可同时进行肛门括约肌的修复。若患者无肛

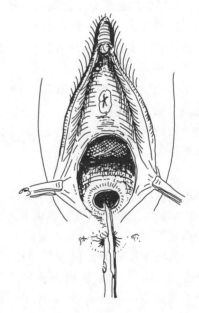

图 16-3　剪刀伸入肛门

门括约肌损伤,则不宜选此方法,以防肛门括约肌切断未能愈合或因整复不当而形成瘢痕。

(3)同时伴有瘢痕、会阴前庭组织薄弱,或为先天性前庭直肠瘘、大瘘孔者,在进行组织分离直肠缝合后,可选择以下方法加固瘘修补:①将耻骨直肠肌折叠缝合加固瘘修补;②使用大阴唇带蒂皮瓣加固;③使用球海绵体肌脂肪垫填补加固;④酌情选用股薄肌填补加固会阴。

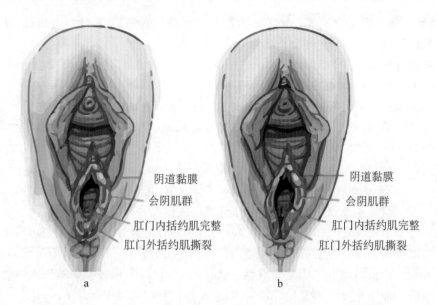

图 16-4 会阴裂伤
注：a. Ⅲ度会阴裂伤；b. Ⅳ度会阴裂伤。

　　需要注意的是，在瘘修补前，宜于瘘孔上方直肠内填塞纱布团（系粗丝线，便于术毕牵出），便于阻挡直肠内黏液或其内容物溢出而污染术野。

　　（二）经阴道离心性分离阴道直肠间隙荷包缝合直肠术

　　1. 适应证　此方法适用于肛门括约肌无损伤的低、中位直肠阴道瘘者。其瘘孔不大，修补方法可多向选择，均可获得成功。

　　2. 手术步骤

　　（1）于瘘孔上方置纱布团以阻挡肠内容物溢出而污染手术切口。

　　（2）于瘘孔周围瘢痕外正常阴道黏膜处做一环形切口，只切开阴道黏膜。

　　（3）离心性分离阴道直肠间隙。方向为向外侧离心性（离开瘘孔）分离阴道直肠间隙约达 2 cm（如缝合直肠壁感到分离面较紧者，还可再做分离）（图 16-5）。

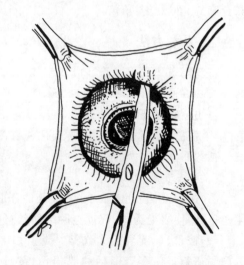

图 16-5　离心性分离阴道直肠间隙

　　为便于稳妥分离间隙并牵引瘘孔又不损伤瘘孔周围组织，可借助粗细适当的 Foley 导尿管从阴道侧瘘孔插入直肠内，充盈气囊上，提导尿管至适合高度。为便于找准间隙，可先于阴道直肠间隙内注入无菌生理盐水，使间隙充盈疏松。牵拉提起导尿管，向周围离心性分离阴道直肠间隙。如果瘘孔位置不高，也可将左手示指置入直肠内以引导分离阴道直肠间隙。

　　（4）瘘孔外瘢痕不必切除，应在瘘孔外已剥离出的松软直肠壁，用 3-0 可延迟吸收缝线做荷包缝合，使瘘孔翻入直肠腔内。注意缝线勿穿透直肠黏膜，此时可用左手示指伸入直肠进行判断。当手指感觉到缝线穿透直肠黏膜,则立即抽出缝线(图 16-6)。

(5)加强缝合直肠瘘孔可有 2 种方法:①取横向、间断、褥式包埋缝合第 1 次荷包缝合处,此种缝合会增加黏着愈合创面;②在第 1 个缝合处外再做第 2 个缝合(图 16-7)。

(6)切口用 3-0 可延迟吸收缝线做纵向、间断缝合阴道黏膜切口(图 16-8)。

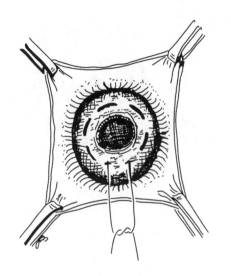

图 16-6　荷包缝合直肠瘘孔

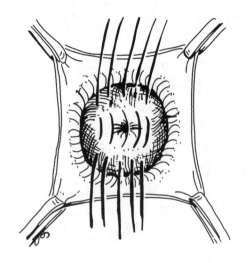

图 16-7　加强缝合直肠瘘孔

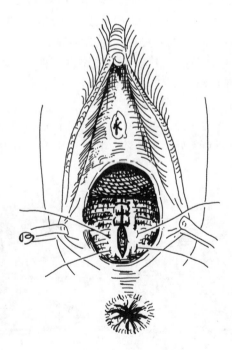

图 16-8　闭合阴道黏膜切口

（三）经阴道向心性分离翻转缝合、离心性分离包埋缝合术

1. **适应证**　此方法适用于阴道各部位、不同大小的瘘孔，尤其是高位直肠阴道瘘。

2. **手术步骤**

（1）根据瘘孔大小做2类切口。若为小瘘孔，可做偏离瘘孔的不对称环形切口，或对称性环形切口；若为较大瘘孔，则应做对称性环形切口；若瘘孔直径约3 cm，则应于瘘孔外2 cm或稍远处做切口，只要可使向心性分离的阴道黏膜翻转缝合后能关闭瘘孔而又无张力即可，不必游离过多（图16-9）。

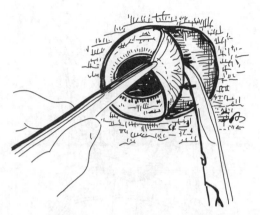

图 16-9　切口选择

（2）在计划切口处先用手术刀做一段切口，只切开阴道黏膜。在瘘孔外健康阴道黏膜处做切开，找准其阴道直肠间隙较为容易。如无把握，则于切开阴道壁前向其间隙注入无菌生理盐水，充盈间隙；切开小口后用Allis钳钳夹阴道切口，用弯头长把血管钳紧贴阴道壁下伸入寻找间隙。找准间隙后换脑膜剪，弯头、着力点向阴道壁伸入间隙，撑开剪刀，再伸入，再撑开，于撑开中线处剪开阴道黏膜。

（3）阴道黏膜全部切开后，用大镊子夹住切口内侧阴道壁，用脑膜剪或手术刀沿间隙钝、锐性结合，向瘘孔方向（向心性）分离至瘘孔边3～4 mm，或瘢痕粘连处。

（4）用3-0可延迟吸收缝线将瘘孔切口内侧已游离的阴道黏膜，用包水饺的方法翻转做褥式、间断包埋缝合已剥离的阴道壁创面。如为对称性环形切口，通常取横向、褥式间断缝合；如为偏离瘘孔的不对称环形切口，则只能将向心性分离多侧与少侧阴道黏膜做对应翻转缝合，此情况只能进行纵向缝合。翻转缝合、闭合瘘孔均需进行第2层加固缝合（图16-10）。

（5）先切开欲离心性分离的阴道黏膜，Allis钳夹住向心性分离较少侧的切口外侧阴道黏膜切缘，用剪刀或手术刀离心性分离阴道壁。其游离阴道黏膜瓣以拉向对侧切口外缘（此处必要时也可适当游离），缝合以无张力为宜（图16-11）。

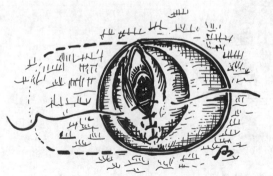

图 16-10　翻转缝合、闭合瘘孔

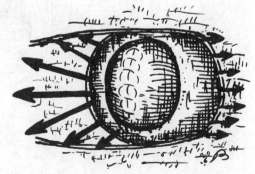

图 16-11　离心性分离切口外侧阴道黏膜

（6）创面用 2-0 可延迟吸收缝线间断缝合离心性分离的切口外侧阴道黏膜（图 16-12）。将离心性分离较多侧与对侧对应缝合（仍为纵向缝合）。此种分离缝合使内、外两层缝合切口错位，增加了修补成功的概率。

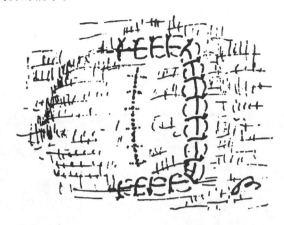

图 16-12　覆盖已翻转的阴道黏膜

对于中、小瘘孔，切口外侧离心性分离包盖缝合多无困难；而对于对称性环形切口者，包盖缝合切口与第 1 层翻转缝合切口呈十字形交叉状为最佳，使不利于切口愈合的因素缩小至交叉点处。

若瘘孔较大，利用切口外侧离心性分离阴道壁难做对应缝合。即使强行缝合也会存在张力，或即使进一步游离可对应缝合，也有可能导致阴道狭窄，导致日后发生性交痛或性交困难。因此，对于翻转缝合后创面较大者，中位瘘孔宜行转移带蒂阴道黏膜瓣填补，创面用切口外侧阴道壁对应缝合；低位瘘孔用外生殖器带蒂皮瓣填补；阴道高位大瘘孔则选择"阶梯式填补"法，即综合应用前述方法。

（四）经会阴层次分离缝合瘘孔法

1. 适应证　此方法适用于无肛门括约肌损伤的低位直肠阴道瘘。

2. 手术步骤

（1）于会阴中部肛门括约肌上（前）方做一横向切口或浅弧形向上的切口，约 4 cm。切开皮肤及皮下组织，经肛门置入纱布团于瘘孔上方阻挡肠内容物溢出（图 16-13）。

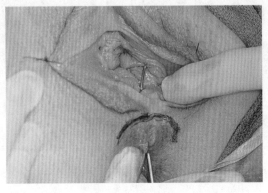

图 16-13　手术切口

（2）为保证注射部位准确，可将左手示指置入肛门直肠作引导，用无菌生理盐水注射充盈充盈阴道直肠间隙。

（3）左手示指暂不抽出，拇指握住其切口下缘，适当固定切口下部会阴组织，使肛门括约肌被保护在手下。在示指引导下开始用脑膜剪寻找并进入阴道直肠间隙（图 16-14）。找准阴道直肠间隙后，充分游离瘘孔周围间隙，尤其是瘘孔左右及上方应达 2～3 cm。

（4）充分游离直肠阴道隔，清理瘘孔疏松组织后，于直肠阴道隔内横断瘘管，适当剪除瘘周围瘢痕组织，使阴道壁和直肠壁瘘孔暴露清楚（图 16-15）。

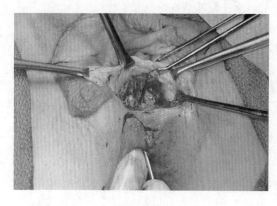

图 16-14　分离阴道直肠间隙

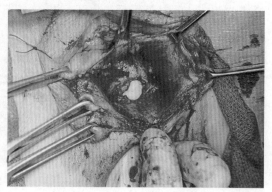

图 16-15　切断瘘管，暴露清楚

（5）用 3-0 可延迟吸收缝线取纵向、间断缝合已剥离创面的阴道瘘孔。为加固此闭合的瘘孔，应再行间断、褥式包埋缝合第 2 层。

（6）用 3-0 可延迟吸收缝线取横向、间断、褥式缝合直肠瘘孔，使瘘孔边缘翻入直肠内，注意缝线勿穿透直肠黏膜（将左手示指置入肛门直肠内引导）。再用同样缝合方法缝合直肠肌层与黏膜层，以加固第 1 层缝合（图 16-16）。

（7）直肠瘘孔经第 2 层加固缝合后可使两侧耻骨直肠肌暴露。用 2-0 可延迟吸收缝线纵向将两侧耻骨直肠肌对应向中线拉近缝合，以加固闭合的直肠瘘孔（图 16-17）。

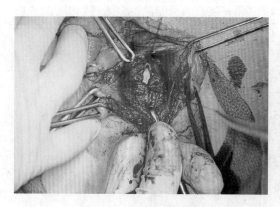

图 16-16　闭合直肠瘘孔

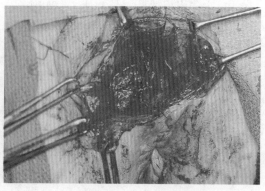

图 16-17　缝合两侧耻骨直肠肌

如有必要(对某些缺血性直肠瘘孔修补加固),可将两侧球海绵体肌脂肪垫交叉拉入缝合,填塞阴道直肠间隙,增加有血运组织以促进瘘孔愈合。

(8)用 3-0 可延迟吸收缝线缝合切口皮下组织及皮肤(图 16-18)。

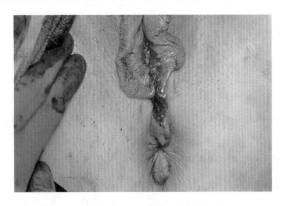

图 16-18　缝合会阴切口

第四节　直肠阴道瘘修补术的常见并发症及防治

一、粪瘘修补后阴道狭窄

在会阴体缺损重建时勿缝合过高,在麻醉下以阴道置入 2 指(4 cm 宽)为限。

直肠阴道瘘修补术后,若阴道无瘢痕,阴道组织健康柔软、相对松弛,在行直肠瘘侧荷包缝合 1～2 次或 3 次后,阴道壁可能因"充裕"而被部分切除。在计划切除前,先试行于剪除处用 Allis 钳夹置 2 指于阴道内不紧可。取瘘孔向心性分离翻转缝合的较大瘘孔,若取侧壁正常阴道黏膜覆盖其翻转创面时应提前预测,如在覆盖前阴道容 2 指并不宽,则应取外生殖器皮瓣移植填补加固;若中、上部大瘘孔无法利用外生殖器皮瓣时,则采取"阶梯式"填补,即先用侧下壁带蒂正常阴道黏膜瓣覆盖翻转补瘘孔创面,侧下壁阴道已转移后的创面再用带蒂外生殖器皮瓣填补瓣(大或小阴唇皮瓣)进行移植。

预防粪瘘修补后阴道狭窄(可能导致性交痛和性交困难)的关键在于修补手术中采取相应措施予以避免,千万不要持有"补瘘成功是关键,如阴道狭窄待瘘孔愈合后再行阴道扩张术"的错误观念,因为这种修补后的狭窄可伴有阴道瘢痕,不适合进行阴道扩张术,即使勉强扩张也可能难以达到预期目的。

二、瘘孔复发或修补失败

向心性分离翻转缝合和离心性分离包埋缝合方法始于 20 世纪 70 年代末 80 年代初,该方法可使尿瘘修补成功率由 60% 提高到 93%,是尿瘘防治的一大创举。但在实践中发现,采取此方法有一个技术问题:该方法通常取对称性环形切口,向心性分离后行翻转横向缝合,若瘘孔小,切口外侧可离心性分离做纵向缝合,使两层切口呈十字形交叉状,有利于愈合。然而,切口十字形交叉处可能存在缺陷,如一层有感染或愈合不佳可累及另一层。

为避免以上情部的发生,应注意如下问题:①手术时采取偏对称性操作,使第 1 层纵向缝合切口埋在外层包盖的左侧,与外层纵向缝合切口完成错位。如此,假如2层中某一层缝合口不愈而另一层已愈合,则瘘孔不会复发,也不会导致修补失败。②采用翻转缝合第1层后的创面,取邻近侧壁正常阴道黏膜转移覆盖或取外生殖器带蒂皮瓣覆盖等,使第1层关闭的瘘孔被完全覆盖,则无2层切口交叉。③更重要的是,转移组织健康、血运良好且无张力,而周边缝合切口组织均为正常组织,用可延迟吸收缝线缝合等均可使瘘孔易于愈合。

三、粪瘘、尿瘘并存修补困难

如粪瘘、尿瘘并存,其修补时间视两瘘孔的大小及瘘周瘢痕情况而定。若两瘘孔均较小,瘘周无瘢痕或瘢痕较小,可考虑同时进行修补。先取膀胱截石位修补粪瘘,重新消毒阴道后修补尿瘘。若两瘘孔均较大,同时修补两瘘易致尿瘘修补失败,日后修补较为困难,则应先修补粪瘘,待愈合后4周再行膀胱阴道瘘修补术。若两瘘孔较大且瘘周瘢痕较大,无论采取经阴道途径还是经腹联合途径,凡有可能修补成功者,均尽量避免做尿路改道及人工肛门手术。必要时,可考虑先行结肠造口术,再行瘘修补术,就医者通常易于接受。根据目前的技术水平进行辅助手术(如用外生殖器皮瓣)以填补加固。

确诊小肠或结肠阴道瘘者宜选择经腹修补或行肠切除肠吻合术。

粪瘘的术前准备及术后处理关系到粪瘘修补后的愈合效果。故应于术前3~5天开始进行饮食管理和肠道准备,尽量使肠道内无粪便,减少或避免术后感染。术后的饮食管理、外生殖器清洁护理与尿瘘修补术后相同。术后除全身应用抗感染药物外,还应继续给予口服甲硝唑以预防感染,并促进伤口愈合。

第 17 章

脂肪注射移植术

第一节　大阴唇自体脂肪注射移植术

一、适应证与禁忌证

(一)适应证

适用于各种原因引起的大阴唇萎缩及皮肤松弛。先天性大阴唇发育不良是其原因之一。此外还包括外伤后、肿瘤切除后的大阴唇组织损失,老年性大阴唇萎缩和绝经性大阴唇萎缩,以及产后大阴唇萎缩。部分年轻女性追求大阴唇更为丰满,这也是适应证之一。

(二)禁忌证

目前,大阴唇自体脂肪注射移植术尚无明确禁忌证。该手术有引起局部感染的可能。过瘦的女性因不能获取足量的脂肪,可能是相对禁忌证。

二、手术步骤

(一)术前标记

就医者取截石位,做好充填范围的标记。该范围从阴道口外侧到耻骨联合隆起,呈椭圆形。

(二)抽取脂肪

不限定身体部位。常选择大腿内侧、膝内侧附近等部位,以常规方法抽取纯脂肪 80～120 ml。

(三)脂肪注射充填大阴唇

在大阴唇上部做微小切口,或在阴阜正中做小切口,保证脂肪能注射到大阴唇的所有区域。术者的注射技术至关重要。用注射器边退、边推注、边塑形,多点、少量、多层次注射可防止坏死或团块形成,达到更好的效果(图 17-1)。

三、术后护理

术后水肿和不适约在 4 周内完全消退。其间应避免剧烈运动和性交。

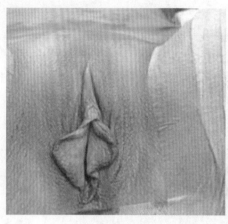
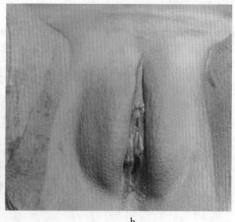

a   b

图 17-1　大阴唇脂肪注射前后(同时行小阴唇整形术)

注:a. 注射前;b. 注射后。

第二节　阴道自体脂肪注射移植术

阴道腔穴会随着年龄的增大而变得宽大和松弛,尤其是经阴道分娩后,女性阴道皮肤、黏膜、肌肉和筋膜过度牵拉延伸,使得阴道组织厚度和肌肉的肌力明显降低。

阴道自体脂肪移植的目的包括:①增加阴道壁厚度,从而缩窄阴道腔穴,适用于中度阴道松弛;②中至重度阴道松弛者,可联合采用线雕和脂肪移植缩窄阴道,避免采用切除过多阴道黏膜的方法;③促进阴道组织再生。

一、单纯脂肪注射移植术

(一)术前准备

1. 手术应在月经后 5 天至下次月经来潮前 5 天内进行。

2. 常规进行血常规、尿常规、白带常规检查,排除手术禁忌证。

3. 要达到满意效果可能需要 1~3 次治疗,时间间隔 3~6 个月,这一点需要在术前告知就医者。

4. 术晨清洁灌肠 1 次,用稀碘伏溶液进行阴道冲洗。

(二)手术步骤

1. 脂肪颗粒的制备

(1)供区选择大腿或臀上部皮下脂肪。

(2)肿胀液使用 0.4% 利多卡因和 1:20 万肾上腺素。

(3)20 ml 注射器连接 2 mm 内径的抽吸管,回抽针管形成适当负压,抽取适量脂肪,注意避免动作粗暴,防止损伤脂肪颗粒。

(4)清理油脂、血凝块及纤维等杂质,剪碎较大的脂肪组织。

(5)将所获得脂肪置于 20 ml 针管中,用生理盐水漂洗脂肪颗粒,清除残留血液。

(6)将颗粒脂肪置入离心机,以 <1500 r/min 的速率离心 3 min,清除上层油滴和下层水

分,取中层饱满的脂肪颗粒进行注射移植。

完成离体脂肪处理的总时间约为 20 min。

2. 脂肪颗粒阴道移植

(1)注射点位

1)阴道后壁:位于会阴体区和直肠阴道隔下段,从阴道口起约 5 cm,避免充填到更深的位置。可在肛门内置入 1 指以帮助定位(图 17-2)。

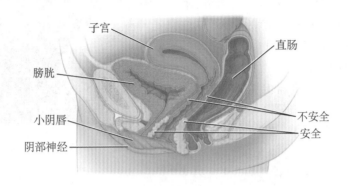

图 17-2　阴道前后壁脂肪移植示意图

2)阴道前壁:在导尿管引导下,旁开尿道 2 cm。

3)阴道侧壁:阴道黏膜与球海绵体肌之间,球海绵体肌中(菲薄,紧贴黏膜),以及外侧脂肪隔(坐骨肛门窝内)。阴道侧壁为高风险区域,必须用钝针注射(图 17-3)。

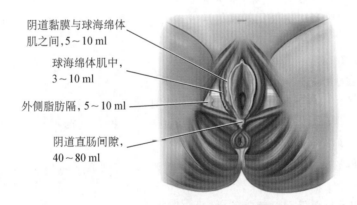

图 17-3　阴道侧壁脂肪注射示意图

(2)安全性措施

1)为确保阴道侧壁脂肪注射的安全性,需使用肿胀分离术。

2)使用约 10 ml 的肿胀液肿胀分离阴道黏膜和球海绵体之间的潜在腔隙后注入脂肪。

3)球海绵体肌内注入 10 ml 肿胀液,以收缩肌内血管。

4)外侧脂肪隔(坐骨肛门窝内)内注入 15 ml 肿胀液,进行肿胀分离和收缩血管。

5)必须使用钝针注射。黏膜下使用 0.8 mm 的钝针,肌肉内和外侧脂肪隔内使用 1.5 mm 的钝针进行注射。

3. 脂肪注射

(1)就诊者取截石位,蛛网膜下腔阻滞。

(2)常规消毒会阴区,铺无菌单巾,根据注射计划,可置入导尿管。

(3)不同点位选用不同口径的钝针,多点、多层次、多隧道移植注射。应遵循脂肪注射的安全性原则,注射方向平行于阴道壁,脂肪移植注射量可参考图17-3中数据,也可以插入1指感觉较紧为原则(图17-4)。

(三)术后处理及随访

术后注意保持外生殖器卫生,静脉滴注抗菌药物3~5天,保持排便通畅,术后禁性生活1个月。术后第1、3、6及12个月随访。

第1次注射3个月后,如充填区体积稳定后仍感觉松弛,未完全改善,即可进行第2次注射,进一步减少阴道容量。

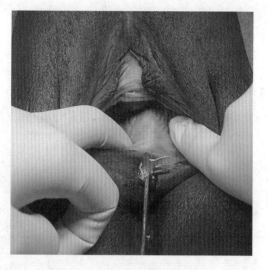

图17-4 阴道后壁脂肪注射术

二、小切口阴道后壁紧缩联合自体脂肪移植治疗中至重度阴道松弛

(一)术前准备

1. 手术选择在月经后3~7天进行。

2. 常规进行血常规、尿常规、白带常规检查,排除手术禁忌证。

3. 术前2天早晚各1次使用稀碘伏溶液进行阴道冲洗,术前夜阴道放置甲硝唑泡腾片1粒。

(二)手术步骤

1. 脂肪颗粒的制备

(1)供区选择大腿或下腹部皮下脂肪,肿胀液使用0.2%利多卡因和1:20万肾上腺素。

(2)采用20 ml注射器连接2.0 mm钝头吸脂针,回抽负压抽吸。负压不宜过大,注意避免动作粗暴,防止损伤脂肪颗粒。

(3)抽吸获得的脂肪颗粒置入离心机,以2000 r/min的速率离心3 min,弃去上层油滴和下层水分后备用。

2. 小切口阴道后壁保留黏膜紧缩术

(1)就医者取截石位,连续低位硬膜外麻醉。

(2)常规消毒会阴区,铺无菌单。

(3)阴道后壁局部肿胀麻醉,于阴道后壁黏膜与皮肤交界处横向切开约3 cm的长切口,于黏膜下钝性、锐性结合分离,深度5~6 cm,宽度同阴道后壁。

(4)使用双股4号丝线将环肌褥式折叠缝合,将分离的黏膜以5-0可吸收缝线做横向褥式缝合,形成人工黏膜皱襞;用5-0可吸收缝线闭合后壁黏膜与阴道口切口呈Y字形。

3. 阴道侧壁脂肪颗粒移植

(1)将准备好的脂肪颗粒置入多个1 ml注射器中,接18G钝针。

(2)于阴道两侧壁进行多点、多层次注射,注射层次为黏膜下及肌层,注射量视阴道松弛程度而定,通常两侧注射 10～20 ml,阴道可容纳 1 指即可。注意脂肪注射应均匀,且注射时避免损伤直肠。

(三)术后处理及随访

术后使用油纱卷填塞 24 h。取出后,每天 2 次用甲硝唑洗液清洗会阴。手术当天及术后 2 天静脉滴注甲硝唑注射液。术后保持术区清洁、干燥,预防便秘,禁性生活 2 个月。

术后随访 3～6 个月。若出现因阴道松弛程度较重,脂肪吸收,阴道容纳度为 3 指的情况,可于术后 3 个月进行补充脂肪移植。

第三节　阴阜自体脂肪注射移植术

阴阜在形态上与大阴唇连续,故很少单独进行阴阜充填,通常与大阴唇同时充填(图 17-5)。在充填大阴唇时,通过开口在阴阜的进针点完成阴阜的脂肪充填和塑形(图 17-6)。操作方法与大阴唇自体脂肪注射移植术相同。

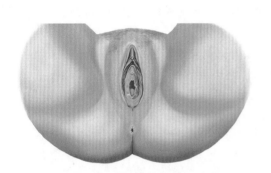

图 17-5　阴阜脂肪充填示意图

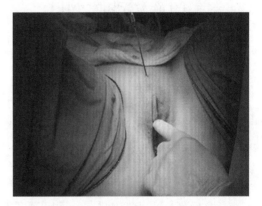

图 17-6　阴阜脂肪充填进针点

第18章

光电治疗与女性外生殖器整形手术的整合

第一节 光电治疗与阴唇整形手术的整合

一、二氧化碳激光切除小阴唇

1. 采用医用记号笔标记手术切口,保留小阴唇宽 1.0~1.5 cm。当两侧形状差异较大时,先对较小一侧进行设计,使两侧对称。

2. 患者取截石位,使用 0.5% 利多卡因＋1:20 万肾上腺素局部麻醉。

3. 采用点阵二氧化碳(CO_2)激光切割小阴唇。将小阴唇在湿纱布上伸平。CO_2 激光治疗仪使用切割模式,能量为 10~12 J/s,快速切开术前设计的边线,逐渐深入切开一定深度。同时另一只手加以适当拉力,使深层组织露出,便于切割。

4. 使用 5-0 可吸收缝线标记断端,对合牵引后缝合皮下组织;6-0 可吸收缝线缝合皮肤缘。

5. 术后创口边缘涂抹红霉素眼膏并口服抗生素预防感染;保持外生殖器清洁、干燥;1周内避免剧烈运动和大幅度骑跨动作;于术后 1 周、1 个月及 3 个月复查。

二、免缝合铒:钇铝石榴石(Er:YAG)激光小阴唇整形

1. 术前设计需切除的小阴唇量,与就医者充分讨论,并做好标记。

2. 就医者取截石位,使用 2% 利多卡因＋1:10 万肾上腺素局部麻醉。

3. 主动脉钳卡住小阴唇去除量的标记线,设计线位于主动脉钳的小阴唇游离缘侧,保证切除时和切除后主动脉钳固定在小阴唇的存留侧,防止出血。

4. 使用 2940 nm Er:YAG 激光,光斑大小设置为 2 mm×2 mm,手柄型号 R11,能量密度设置为 32 J/cm^2,SP 模式(superficial mode 表浅模式),频率设置为 20 Hz。

5. 切除完成后,主动脉钳留在原位一段时间,达到完全无血,无须缝合。观察一段时间即可让就医者离开。

6. 术后涂抹抗生素软膏和倍他米松软膏 5 天;4 周内避免性交和剧烈运动(图 18-1 和图 18-2)。

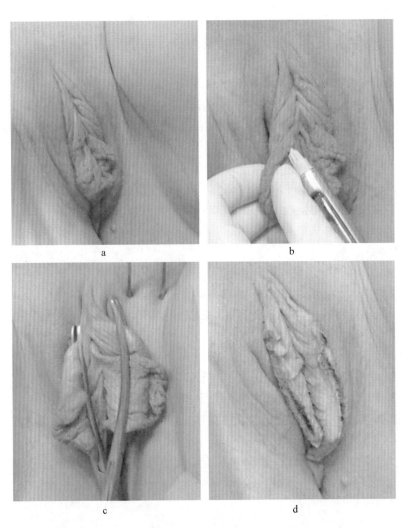

图 18-1　免缝合 Er∶YAG
激光小阴唇整
形术案例 1

注∶a. 术前;b. 设计
切除量;c. 钳夹;d. 激光
切除完成即刻。

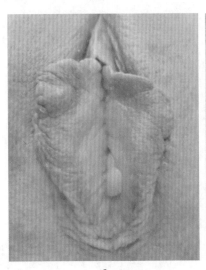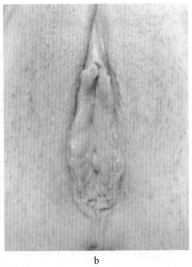

图 18-2　免缝合 Er∶YAG
激光小阴唇整
形术案例 2

注∶a. 术前;b. 术后
3 周效果。

第二节　光电治疗与阴道整形手术的整合

可采用点阵式 CO_2 激光联合阴道后壁黏膜切除术治疗阴道松弛。阴道后壁黏膜切除术可切除部分阴道黏膜,并对括约肌进行缝合,可直接改善阴道松弛症状。但研究显示,单纯的手术缝合难以长期维持阴道力量,阴道松弛的复发率很高。点阵式 CO_2 激光可通过激光光束对阴道黏膜组织进行光热刺激,提高阴道松弛患者血清的转化生长因子-β1(transforming growth factor-β1,TGF-β1)和胰岛素样生长因子-1(insulin-like growth factor-1,IGF-1)水平,诱导胶原蛋白增加,加快组织细胞新生,促进组织修复,从而收紧黏膜肌纤维,提高盆底肌肌力,改善阴道松紧度和健康指数,协同改善阴道松弛症状,改善就医者的性功能。

手术步骤如下。

1. 术前常规冲洗阴道 3 天。

2. 就医者取截石位,术区浸润麻醉,对阴道收紧范围进行判断。

3. 将肾上腺素生理盐水注入术区阴道壁形成"水垫"。

4. 切开阴道黏膜,钝性分离阴道壁组织达筋膜层,用组织剪剪除会阴体陈旧性瘢痕组织。

5. 用 2-0 可吸收缝线 U 形缝合阴道黏膜下及筋膜组织,连续锁边缝合阴道壁黏膜组织,缝合皮下及会阴体。

6. 术后进行抗感染、换药等处置,同时指导就医者进行盆底肌肉和阴道肌肉康复锻炼。

7. 术后 1 个月开始行点阵式 CO_2 激光治疗。具体操作为:先进行外生殖器和阴道常规消毒,阴道局部涂抹利多卡因乳膏。然后使用 ATL-250 型 CO_2 激光治疗仪进行阴道内治疗。激光模式设置为点阵模式,光斑大小设置为 4 mm×4 mm,能量密度设置为 40~60 mJ/cm^2,顺序扫射,连续 3 遍。治疗时间间隔 1 个月,共进行 3 次治疗。

第 19 章

女性外生殖器整形手术并发症

女性外生殖器整形项目包含手术、注射、光电治疗等多种方式,该整形项目并发症的发生也与这些治疗手段相关,包括外科手术并发症、注射充填并发症及光电治疗并发症。此外,由于医美治疗经常采用联合治疗手段,还会出现联合治疗造成的并发症。并发症的及时发现并积极处理与后续结果密切相关。因此,在积极推出女性外生殖器整形新项目的同时,还要注意并发症的预防。既要预防常见并发症,也要及时发现新出现的并发症,并及时实施针对并发症的预防措施。女性外生殖器整形项目的并发症预防是美容外科医师、专科护士、专科咨询师必备的基础知识。本章重点介绍女性外生殖器整形手术的并发症及预防。

第一节 女性外生殖器整形手术术前准备工作

一、术前检查

进行详细的术前检查,识别外生殖器各类常见疾病,对于美容治疗的安全开展至关重要。外生殖器相关疾病包括外阴白色病变、外阴硬化性苔藓、外阴癌等。体格检查中发现的可疑病变,应首先进行病理活检明确诊断,再考虑是否能开展医美治疗。此外,白带、子宫颈检查,各项性传播疾病的筛查,以及血常规、凝血功能检查也至关重要。

二、术前麻醉评估及麻醉方法的选择

女性外生殖器整形手术大多可在局部麻醉或局部麻醉＋强化麻醉下开展。对于拟进行全身麻醉手术的就医者,麻醉医师需在术前进行访视,了解就医者有无呼吸系统基础疾病及麻醉药物过敏史等,保证麻醉的安全开展。对于全身麻醉的就医者,推荐执行加速康复外科(enhanced recovery after surgery,ERAS)规范流程,充分保证就医者的舒适与安全。

三、术前拍照

术前标准化照片的留存对于手术方案的设计、病历记录的书写及术后效果的判断均至关重要。除常规截石位正面照片外,推荐采集截石位俯瞰照及站立位正面和侧面照片,以全面了解就医者的私密形态。拟进行内生殖器治疗的就医者,建议在阴道镜下留取局部照片。

第二节　女性外生殖器整形手术常见并发症的原因、预防及处理

一、感染

女性外生殖器整形手术通常无须预防性应用抗生素。术后感染的发生常与术前阴道炎、前庭大腺囊肿或毛囊炎控制不佳等因素相关。

二、出血

女性外生殖器部位组织疏松，血供丰富，术后加压困难，在小阴唇、阴蒂包皮及大阴唇手术后均容易出现血肿。对于进行上述手术的就医者，建议在术后 48 h 内局部冷敷，以减少组织渗出。大的血肿通常发生在术后 24 h 内，需尽快清除血块，彻底止血，必要时放置引流片或引流管。在阴道紧缩手术中，如对于阴道侧壁、后壁进行贯穿缝合，可能出现直肠黏膜损伤、出血及血肿等，需谨慎操作。

三、切口裂开

小阴唇楔形切除术最常见的并发症是切口裂开，尤其在吸烟及肥胖者中的发生率更高。术前应仔细询问就医者的吸烟史及体重管理情况，同时建议就医者在术前 8 周内禁烟。张力是导致切口裂开的重要原因，故在进行楔形切口设计时应保证剩余组织无张力对合。一旦发生切口裂开，需在修剪内卷的黏膜后，再次分层缝合切口。也有部分就医者的切口裂开后残留小阴唇穿孔，通常发生在楔形切口线附近，其发生与缝合过紧、张力过大等因素相关。对于此类穿孔畸形，需要再次修剪创缘后进行缝合。如第一次手术中去除组织过多，则需要选择局部黏膜瓣进行正常解剖结构的修复重建。

四、瘢痕

阴阜部位是瘢痕疙瘩的好发区，应避免过度进行剥脱性激光治疗。此外，贯穿缝合过紧可能导致边缘不平整及针眼瘢痕，应减少缝线带来的继发性组织损伤。此外，部分就医者在进行小阴唇楔形切除后，小阴唇后联合受牵拉抬高，可能形成阴道口蹼状畸形，导致性交过程中发生疼痛、不适。针对此种情况，需要在小阴唇后联合位置进行矢状切开，开放阴道口。外生殖器出现的增生性瘢痕通常采用激光联合病灶内注射治疗；对于瘢痕疙瘩，则需采用手术联合局部放射治疗法进行治疗。

五、疼痛

术后早期疼痛通常与局部血肿有关，后期疼痛通常与组织粘连、瘢痕形成相关。

值得注意的是，除手术相关疼痛外，内生殖器的治疗方式选择不当或过度治疗也可能导致性交过程中发生疼痛、不适，严重影响就医者的生活质量。因此，应避免过高能量、过度频繁的内生殖器能量治疗，以及不当的内生殖器材料植入，以免造成术后不适症状。

六、形态不满意

就医者对术后形态不满意的原因包括：①术前给予就医者过高的预期，尤其是对美容效果、阴道紧缩效果的夸大宣传；②手术设计不当，如小阴唇切除术后未适当处理阴蒂包皮，造成阴蒂表面假阴茎畸形；③手术方式选择不当，如对希望改善小阴唇边缘色素沉着的就医者进行楔形切除，术后色素沉着情况无改善。

七、其他

1. 在小阴唇整形术中，如果过度切除小阴唇，追求术后"芭比"样外观，可能会造成内部黏膜组织外翻，导致阴道干燥、反复感染及性生活不适。

2. 在大阴唇注射充填治疗中，局部结节形成是最常见的并发症。

3. 在阴道紧缩手术中，应充分考虑缝合材料或植入物可能给就医者性生活带来的影响，并审慎选择手术方式。

第四部分

女性私密光电治疗

第 20 章

光电治疗的原理与基础理论

第一节　激光治疗的发展简史

激光(laser)是指受激发而释放且放大的光,是 20 世纪最重要的发明之一。由于激光具有高单色性、方向性好、亮度高、相干性好等特点,其诞生不久就与医学结下了"不解之缘"。激光治疗的发展史可分为以下几个阶段。

一、基础研究阶段

1960 年,美国休斯敦飞机研究实验室的 Maiman 教授发明了第一台红宝石激光器。1961 年,美国皮肤病学专家 Goldman 利用红宝石激光器(波长 694.3 nm)在皮肤上研究激光与生物组织的相互作用。同年,美国 Compbell 博士利用红宝石激光将 1 例眼部疾病患者剥离的视网膜成功焊接起来。1963 年,Goldman 等成功利用红宝石激光治疗各种良性皮肤损害和文身,开创了激光应用于美容医学的先河。20 世纪 60 年代中后期,氩激光(Ar+),低功率二氧化碳(CO_2)激光、掺钕:钇铝石榴石(Nd:YAG)激光相继研制。

1961 年,中国科学院长春光学精密机械与物理研究所研制出了中国首台红宝石激光器。1968 年,中国研制出第一台 Nd:YAG 激光器。

二、临床试验阶段

1970 年,美国 Goldman 等首次应用连续 CO_2 激光治疗皮肤基底细胞癌和血管瘤,掀起了激光医学的热潮。连续 CO_2 激光被广泛应用于整形外科、皮肤科、耳鼻咽喉科、妇科、理疗科和肿瘤科等,并取得了令人满意的效果。

三、学科形成阶段

1981 年,世界卫生组织(World Health Organization,WHO)将激光医学列为正式学科。1983 年,Anderson 和 Parrish 提出"选择性光热作用理论",实现了激光的有效性与安全性的完美统一。其根据不同组织的生物特性,选择合适的波长、能量密度和脉冲持续时间,在保证对病变组织进行有效治疗的同时,尽量避免对周围正常组织的损伤。这一理论起源于鲜红斑痣的治疗,如果恰当冷却皮肤,某种波长的光就能只被血红蛋白吸收,从而作用于皮下血管。根据该理论设计的脉冲激光器不断涌现,相继出现了不断完善的 CO_2 激光、铒激光和脉冲染料激光等。此阶段,激光新技术已经较成熟地应用于疾病研究、疾病诊治及美容治疗,并形成一支庞大的专业队伍。

四、飞速发展阶段

20世纪90年代初,Q开关激光治疗色素性疾病如太田痣、雀斑、文身几乎可取得完美的效果。20世纪90年代中后期,长脉冲红宝石激光、翠绿宝石激光、Nd:YAG激光及半导体激光的相继出现,促进激光脱毛技术日益发展成熟。高能超脉冲CO_2激光、铒激光的投入使用使皮肤磨削术在欧美国家迅速兴起。1998年,美国首次报道强脉冲光(intensive pulsed light,IPL)嫩肤技术,因其可在治疗光老化皮肤的同时祛除皮肤色素、治疗毛细血管扩张、收缩毛孔、刺激胶原再生而改变皮肤质地,且无休工期而迅速风靡世界。

五、发展与规范阶段

进入21世纪后,光电技术的发展主要表现为激光临床应用的完善和美容激光标准治疗参数的提出,以及新型设备的出现和新项目的开展。新型设备的出现和新项目的开展主要体现在局灶性光热作用理论的诞生、点阵激光和光电协同设备的出现和应用、IPL及射频设备的不断完善,以及等离子皮肤再生技术的临床试用。进入21世纪,激光美容术在中国广泛开展,美国、以色列、德国等国先进的激光美容仪迅速涌进中国,与此同时,一些国产激光美容仪在也得到越来越多的应用。

在21世纪初,IPL技术得到了迅猛发展和普及。与此同时,在激光嫩肤和除皱等皮肤重建方面出现了射频技术、点阵激光技术、等离子皮肤再生技术、E光(光能和射频的组合)、等,临床效果良好。2003年,局灶性光热作用理论被提出,随后非剥脱点阵激光及剥脱点阵激光陆续出现。2004年,Anderson等首次证实局灶性光热刺激组织可使其迅速修复再生,将此机制用于瘢痕及嫩肤治疗后,该理论在全球迅速推广并在近10年广泛应用于临床。

纵观激光美容治疗的发展史,现代激光美容已成为医美中极具魅力及远大前途的一部分。激光设备的技术创新和智能化的操作使激光美容被广泛应用于整形美容外科和皮肤科。近30年来,激光医学迅速发展,已用于临床多种疾病的诊断和治疗,其有着传统方法无法比拟的优点。

第二节 光电治疗的原理

一、激光

激光是一种可控的电磁波,是自然界中不存在的人工光源。激光介质的种类很多,可以是气体(如CO_2)、固体(如红宝石)或液体如染料。不同激光介质决定了其产生激光的波长。

(一)激光与组织相互作用

当一束激光照射皮肤时,可发生反射、吸收、散射和传导4种情况。只有组织吸收光能后才会发生作用。激光与人体组织的相互作用主要包括光热作用、光化学作用、光机械作用和光刺激作用。

1. 光热作用 激光照射生物组织后可使组织温度升高,产生的效应为光热效应。光热作用的强度与光类型、作用时间及温度高低密切相关,激光对组织的热作用和组织温度升高的程度与激光照射能量成正比。通常情况下,皮肤软组织将随激光照射能量的增加而相继出现热致红斑(45℃以下)→热致凝固(60~80℃)→热致沸腾(100℃)→热致炭化(150~

300℃)→热致燃烧、热致气化(400℃以上)。光热作用的典型代表是 CO_2 激光用于组织切割和消融等。

2. **光化学作用**　生物大分子吸收激光光子的能量,产生受激原子、分子和自由基,并在体内产生一系列化学反应,称为光化效应,这种作用方式称为光化学作用。光化效应可导致组织内的酶、氨基酸、蛋白质、核酸等活性降低,继而产生相应的生物效应。光化学作用的典型代表是应用光动力治疗皮肤光老化、痤疮、鲜红斑痣。

3. **光机械作用**　激光会以波的形式与生物组织发生作用,从而产生光机械作用。光的机械作用通常包含电磁场效应与压强效应。压强效应可引起远离被照射部位的组织损伤。光机械作用的典型代表是 Q 开关激光用于治疗太田痣、褐青色痣、文身等色素性皮损。

4. **光刺激作用**　光刺激作用是指光的生物刺激作用,弱激光照射生物组织后,生物学剂量水平的激光在局部不会造成不可逆性损伤,而是产生各方面的生理作用,如调节机体免疫功能、调节神经系统及内分泌功能、促进维生素 D 合成和消炎、脱敏作用。光刺激作用的典型代表是窄谱中波紫外线(narrow-band UVB,NB-UVB)用于白癜风、银屑病等。

(二)选择性光热作用原理

在特定光波长下,激光穿透入皮肤并被一定的靶组织优先吸收。激光对组织的加热速度,以及组织本身温度冷却的速度决定激光对该组织作用的结果。当激光能量的释放速度高于组织的冷却速度时,激光对靶目标的加热便具有选择性。

1. **热弛豫和热弛豫时间**　当组织靶目标吸收激光能量后,温度一定会升高,也会向周围邻近组织发生热传导。靶目标的"热"向周围组织发生的这种热传导过程就是热弛豫。热弛豫时间是指靶组织将传导进来的能量的 1/2 以上散发出去所需要的时间,用于衡量热弛豫速度的快慢。

2. **选择性光热作用**　1981 年,Anderson 等发现皮肤血管可被染料激光选择性破坏,577 nm 的染料激光可被血管中的氧合血红蛋白吸收,而不被其他色基(黑色素)吸收。1983年,在完成大量基础、临床研究后,Anderson 等在《科学》(Science)杂志上发表文章,提出选择性光热理论。该理论认为,光线中特定波长的光能特异性作用于某种皮肤特殊靶组织并造成其破坏,但不影响其他组织。这一理论起源于鲜红斑痣的治疗,如果恰当冷却皮肤,某种波长的光就只被血红蛋白吸收,避开胶原、毛干和其他皮肤结构,从而只作用于皮下血管。符合选择性光热作用的 3 个重要条件是波长、脉宽和能量密度。

(1)波长:波长是 2 个波峰之间的距离,通常以纳米(nm)为单位。激光的波长与频率成反比,频率增加则波长相应变短。不同波长的光可对皮肤产生不同作用,激光装置能产生波长和频率高度一致的光。

(2)脉宽:脉宽是指激光真正作用于组织的时间,常用单位为皮秒(ps)、纳秒(ns)及毫秒(ms)。在相同功率输出的情况下,脉宽越窄则峰值功率越高,脉宽越长则峰值功率越低。

(3)能量密度:能量密度是指输出能量的总量。在激光治疗中,能量密度是决定治疗效果的重要因素之一,同时也是并发症产生的因素之一。每种靶组织都需要一定量的能量来破坏它,通常在同等条件下靶组织能量越大,则使其破坏所需的能量就越大。

根据选择性光热作用理论,只要使激光的脉冲持续时间≤靶组织的热持续时间,就不会引起周围组织热损伤。在正常组织受到保护的同时,激光治疗的能量密度越大越好。

(三)激光的物理特征

激光具有普通光源所不具备的独特物理特性。

1. **高单色性**　激光与普通光、太阳光不同,其波长单一或波长范围很窄,呈单一颜色。激光的波长由填充在激光腔内的激光介质决定。激光的高单色性使得选择性光热作用成为可能,因为激光必须为特异的靶目标(如黑色素或血红蛋白)吸收才能发挥治疗作用。

2. **高相干性**　激光是一种相干光,是通过受激辐射而产生,每个光子的运动状态(频率、相位、偏振光、传播方向)相同,即激光的光波表现为时间和空间的高度统一性。由于激光光波是在时间和空间的高度统一,这就使激光在传播过程中很少发生弥散,而是平行地传播,即具有平行性。这一特性使激光在传播很远的距离后,光束仍不发生弥散。

3. **高能量和易于聚焦**　由于激光波长较为单一且相干性好,故激光几乎能聚焦成一点,从而达到非常高的能量。

(四)临床常用的激光种类

临床使用的激光设备非常多,而且随着科学技术的不断发展,更多的激光器也在不断涌现。这些激光器的波长不同,故可作用于不同的色基(即不同的靶点,包括水、黑色素和血红蛋白)(图 20-1)。根据激光作用靶点,激光器可大致分类如下。

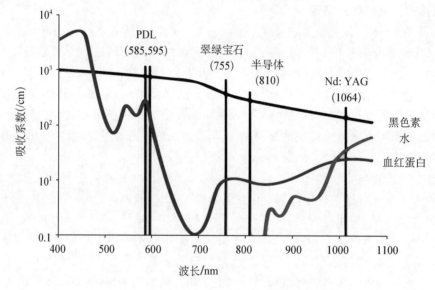

图 20-1　波长和不同色阶的吸收曲线示意图

注:PDL. 脉冲染料激光;Nd:YAG. 掺钕:钇铝石榴石激光。

1. **以水作为靶点的激光**

(1)CO_2 激光:CO_2 激光于 1964 年发明并逐渐广泛应用于医疗。其释放 10 600 nm 的红外激光,细胞内和细胞外的水能很好地吸收这一波长的激光。CO_2 激光被组织吸收后光热效应能有效烧灼、切割、气化组织,达到手术目的;同时,在外科切割时发挥止血作用。低功率 CO_2 激光对人体组织具有消毒、镇痛、消炎、消肿、促进组织新陈代谢和加速组织愈合的作用。

(2)铒:钇铝石榴石(Er:YAG)激光:Er:YAG 激光释放的波长为 2940 nm,基本上接近水的最高吸收峰值波长,能被水很好地吸收。水对 Er:YAG 激光的吸收系数是 CO_2 激光的 16 倍。Er:YAG 激光在组织中的穿透深度为 $2\sim5$ μm,而 CO_2 激光的穿透深度为 20 μm,Er:YAG 激光的这一特点使其对皮肤组织的气化深度和部位更精确,对周围邻近组织的热损伤更小。临床上,Er:YAG 激光磨削术可用于轻至中度光老化、中度痤疮瘢痕等治疗。与脉冲 CO_2 激光磨削术相比,行 Er:YAG 激光磨削术者愈合时间短,色素沉着少,但治疗效果没有脉冲 CO_2 激光明显。

2. 以色素作为靶点的激光

(1)传统 Q 开关激光:Q 开关激光是指经 Q 开关技术调制后,释放出高能量密度、极端脉冲宽度(通常是纳秒级)的激光。根据波长不同,目前 Q 开关激光有倍频 Q 开关 Nd:YAG 532 nm 激光、Q 开关红宝石激光(694 nm)、Q 开关翠绿宝石激光(755 nm)和 Q 开关 Nd:YAG 1064 nm 激光 4 种。这些波长的激光能被黑色素颗粒较好地吸收,故可成为表浅的和一些黑色素颗粒分布均匀的真皮色素增生性皮肤病极好的治疗手段,用于治疗表皮色素性疾病(如雀斑、咖啡斑、脂溢性角化病)及真皮色素增生性疾病(如太田痣、获得性太田痣、文身)等。

(2)皮秒激光:皮秒激光是脉宽为皮秒级别的激光(10^{-12} s)。相对于传统的纳秒激光(10^{-9} s)。皮秒激光除具备选择性光热作用效应外,更突出的特征是具有光机械作用。光机械作用是指靶组织内快速吸收的能量聚集对组织产生光压强,以及组织本身热膨胀和相变等压强。这种生物细胞、组织内部或之间的机械力,使靶组织颗粒裂解更彻底、细碎,更易于被巨噬细胞吞噬。皮秒激光对靶组织的清除率更高,同时可最大程度地减轻对周围组织的热损伤,减少炎症后色素沉着等不良反应。

此外,皮秒激光在点阵模式下,其激光能量被衍射透镜分割成呈阵列样排列的微小光束,每一道微小光束周围围绕正常组织,可在保证周围组织安全的前提下尽量放大微光束的能量。皮秒激光点阵模式产生组织效应的主要机制是激光诱导的光学击穿反应,是指皮秒激光作用后即刻,表皮内黑色素短时间吸收高能量后释放出自由电子,通过活化、碰撞,不断产生新电子,同时形成等离子体,等离子体释放热量后,角质形成细胞被气化。等离子体的热效应及光声刺激细胞信号转导产生级联反应,这可能是治疗后出现胶原蛋白和弹性蛋白新生重塑的主要机制。皮秒激光自 2012 年开始被美国食品药品监督管理局(Food and Drug Administration,FDA)批准用于治疗文身及痤疮瘢痕。目前,皮秒激光的适应证为多种色素增多性疾病、皮肤年轻化、瘢痕、文身等,国内已批准使用波长为 755 nm 和 1064 nm 的皮秒激光。

3. 以血红蛋白作为靶点的激光

(1)脉冲染料激光(pulse dye laser,PDL):PDL 常被用于治疗多种血管性皮肤病,已被认为是治疗鲜红斑痣和小管径毛细血管扩张的较好方法。577 nm 是血红蛋白可见光范围内的第 3 个吸收峰,第一代 PDL 输出波长即为 577 nm,但其穿透深度有限。为增加激光的穿透性且能兼顾组织的选择性吸收,585 nm 闪光灯-泵 PDL 应运而生,并成为应用广泛的皮肤血管治疗激光,但其在治疗血管较粗、位置较深的病变时效果不理想。随后出现的长波长(595 nm)、长脉宽(0.45～40.00 ms)PDL 透射深度增加,配合皮肤同步冷却系统提高了使用高能量的安全性。虽然氧合血红蛋白对 585 nm PDL 的吸收率是 595 nm PDL 的 4.8 倍,595 nm PDL 的选择性有所减少,但长波长、长脉宽、高能量的改进使穿透深度增加,不良反应发生率降低,综合评估其总体疗效和临床实践均显示其有效性优于 585 nm PDL。因此,595 nm PDL 被认为是目前最有效的 PDL。

(2)长脉冲 1064 nm 激光:血红蛋白对光的吸收除了在几个主要吸收峰外,在 1000 nm 附近也有一个次吸收峰值。因此,波长为 1064 nm 激光治疗血管性疾病成为可能。1064 nm 激光对皮肤具有很好的穿透深度,这是其用于治疗皮肤血管性疾病的基础。相对于其他血管治疗激光来说,长脉冲 1064 nm 激光的穿透深度增加,但对血管的选择性明显减少。因此,长脉冲 1064 nm 激光对粗大的腿部血管或较深的血管瘤的疗效更为突出。由于脉冲宽度相对延长,如治疗中操作不当则会明显引起瘢痕。因此,为了保护表皮,在治疗时同步冷却皮肤尤为重要。

4. **点阵激光** 虽然 CO_2 激光磨削术应用于光老化、各类瘢痕及除皱的治疗效果较好,但 CO_2 激光全层表皮重建的除皱治疗存在延迟性红斑、持久性色素沉着、创伤愈合延迟等不良反应。为了避免以上不良反应的发生,同时尽可能保留其对胶原合成的强刺激作用,点阵激光技术应运而生。点阵激光技术是基于局灶性光热作用,利用一些特殊的技术手段,使激光发射出很多口径细小且一致的光束,作用于皮肤后,在其中产生很多大小一致、排列均匀的三维柱状热损伤带,称为微热损伤区(microscopic thermal zone,MTZ)。MTZ 在整个光斑中所占比例通常不超过 40%,这就保证了表皮再生可在 24~48 h 完成。

用于临床的点阵设备种类繁多,具体有如下 2 类。

(1)以水作为靶基的点阵激光:其能量被皮肤组织中各种含水结构(表皮、胶原纤维、血管等)所吸收,产生热效应,促使新胶原纤维合成、胶原重塑及表皮更新,从而减轻皱纹、改善肤质,达到皮肤年轻化的目的。临床常用非气化型点阵激光(如 1550 nm 铒玻璃激光)和气化点阵激光(如 2940 nm 铒激光、10 600 nm CO_2 激光)治疗光老化、皱纹、凹陷性瘢痕、浅表色素增生等。

(2)能量以点阵模式作用至人体的其他设备:如射频点阵、离子束等。其可在最大限度地提高疗效的同时,减轻疼痛、色素沉着等不良反应。

5. **脱毛激光**

(1)长脉冲翠绿宝石激光:翠绿宝石激光能发射 755 nm 激光,毛囊中的色素是其作用靶点。因此,当脉冲宽度超过毫秒时,这种激光可有效去除毛发。

(2)半导体二极管激光(800 nm、810 nm):这是一种固体激光,临床广泛应用于脱毛治疗。其能穿透较深的皮肤组织,且具有良好的安全性。Mukta 等进行了一项前瞻性研究,该研究对 55 例上唇、下颌、双颊、比基尼区域等部位局部多毛就医者采用 810 nm 半导体激光治疗,每 4~6 周治疗一次,在平均 6 次治疗后随访 2 年。结果显示,就医者治疗后毛发平均减少 61.25%。

二、强脉冲光

IPL 是以强度很高的光源经过聚焦和滤过后形成的一种宽谱光,其本质是一种非相干的普通光而非激光。经过系统初步滤过的 IPL 波长多为 500~1200 nm。与激光作用原理相似,IPL 治疗的理论基础也是选择性光热作用原理。强光源(如氙气)发出的光源首先经聚光镜聚焦发出,再经过滤光系统滤过,形成特定波长的强光发出。根据需要,IPL 的波长范围可人为进行控制,如借助滤光片将短波进一步过滤,以适合临床治疗,减少不良反应。目前,临床常见滤光片的滤过波长有 420 nm、515 nm、560 nm、590 nm、615 nm、640 nm 及 695 nm 等多种,不同 IPL 配备不同的滤光片。IPL 宽谱的特征可覆盖多种靶色基(如黑色素、氧合血红蛋白、水等)的多个吸收峰。例如,氧合血红蛋白在 418 nm 波长有大的吸收峰,在 542 nm 和 577 nm 处有小的吸收峰,在 940 nm 处有更小的吸收峰;还原血红蛋白的吸收峰则在 430 nm 和 555 nm 处。800 nm 以下的任何波长均能优先加热表皮中的黑色素,较长的波长(如 1064 nm)则可直接绕过表皮到达真皮,而对表皮色素基本无作用。近年来,IPL进一步革新,部分精准光已应用于临床,如针对血管性疾病的 Vascular 滤光片波长采取双波段截取技术,530~650 nm 波段针对氧合血红蛋白+去氧血红蛋白及表浅血管病变;900~1200 nm 波段针对氧合血红蛋白及较深血管病变,穿透深度更深,且在提高疗效的同时,减少了不良反应。因此,IPL 具有改善色素、血管和肤质的功效,这对于同时治疗存在多种皮肤问题的就医者具有重要意义。但同时也提示其选择性较激光低,针对性不强,疗效相对较弱,还可能产生治疗外的不良反应。

三、射频

射频(radio frequency,RF)是对频率为 300 kHz~30 GHz 的高频交流变化的电磁波的简称,其能量以电或磁的形式在空间内存在并传播。射频已应用于收音机、手机、电磁炉、微波炉等多个领域。

(一)射频的能量单位

射频能量通过对电场或磁场能量来衡量。通常用瓦/米^2(W/m^2)来表示电场大小,而用安/米^2(A/m^2)来表示磁场大小。另外,用来表示射频大小的单位是功率密度(power density),可精确记录一个远离发射源区域中能量的大小,如每单位面积中的毫瓦数(mW/cm^2)。

(二)射频的生物学作用

射频作用于靶组织,通过引起靶组织中的电子、离子定向或涡旋运动,以及极性分子的高频振动而产生热效应。在皮肤组织中,真皮的导电率最高,射频电流主要聚集在真皮,直接引起真皮组织大块容量式加热。当真皮温度达到 40~45℃时,可有效刺激成纤维细胞分泌胶原蛋白、弹力蛋白及其他支撑蛋白;当热能使真皮温度达到 50~75℃时,胶原纤维收缩变性,变性的胶原则会诱发真皮内创伤的愈合反应,激发持续的胶原新生和重塑,从而达到紧肤、除皱、提拉、改善肤质及轮廓等效果。热效应程度取决于辐射的频率、大小、形态、照射部位、作用时间、周围环境状态及热弥散情况等。

机体内眼睛和睾丸这 2 个器官对射频特别敏感,因为血流可有效冷却组织,但这 2 个器官缺少血运,受射频辐射后产生的热量无法及时、有效地释放,从而导致热损伤。日常生活中经常接触的射频能量非常低,不会引起组织温度的改变,但某些场所可能会有射频超过安全范围的情况,应予以重视。

(三)射频的作用机制

近年来,多种射频设备被用于面颈部及身体年轻化,主要分为以下类型。

1. **单极射频(monopolar RF/unipolar RF)**　由一个激活电极和/或一个回路电极构成。根据有无回路电极分为回路单极射频(monopolar RF)和无回路单极射频(unipolar RF)。根据能量输出方式不同,回路单极射频又分为脉冲模式和连续模式。脉冲模式是在固定的治疗区域内将不同大小的治疗头以盖章形式传导能量,连续模式则需要在治疗过程中不停地滑动。单极射频的电流传导深度取决于治疗头的大小,一般可深达 2~4 mm 处真皮网状层及皮下组织。

2. **双极射频(bipolar RF)**　具有对称的正、负 2 个激活电极,其能量传导深度约为两者间距离的 1/2。虽然治疗时疼痛较轻,但能量传导深度有限。双极射频多与其他技术结合应用以确保更深层的治疗。

3. **多极射频(multipolar RF)**　由 3 个或 3 个以上的电极构成。当 1 个电极作为正电极时,其余电极作为负电极。由于所有电极交替互换正、负电荷,可防止表皮温度过高,治疗过程中无须另外冷却,可在治疗区维持高密度电流,传导深度可达皮下组织。

4. **点阵射频**(fractional RF)　射频与点阵技术相结合,将微针或电极进行矩阵式排列。微针点阵射频通过微针刺入至皮内,直接加热目标治疗层。微针包括绝缘型和非绝缘型。绝缘型微针近端为绝缘材料,可避免刺入点表皮的热损伤;非绝缘型微针在整个针头上发射电流。非侵入式点阵射频通过特定的技术,使热能达到真皮网状层,而在表皮产生轻微剥脱,这种技术称为微剥脱(sublative),可得到真皮重塑效果的同时减少炎症后色素沉着的发生。

(四)射频的临床应用

射频是目前针对皮肤和黏膜年轻化最常用的无创治疗手段之一,不仅用于嫩肤、祛皱及提拉紧致,还可用于身体塑形、女性盆底功能修复和私密健康、年轻化等。目前常用的射频设备有单级、双极、多极及点阵射频等,其中在生殖整形修复领域应用较为广泛的是单级和双极射频;此外,改良技术的人工智能温控射频治疗仪器也被用于外生殖器和阴道治疗。

第三节　光电治疗的适应证、禁忌证及注意事项

近年来,随着美容整形需求的日益增长,各种光、声、电设备层出不穷,如 IPL 技术的升级,射频、聚焦超声、皮秒激光的问世,以及点阵激光的发展等,光电治疗的应用范围也在不断拓展,以满足各种美容要求。

一、适应证

光电治疗被广泛应用于各类色素性疾病(雀斑、黄褐斑、黑痣、色素沉着斑、脂溢性角化病、太田痣、咖啡斑、褐青色痣、文身等),血管性疾病(面颈部毛囊性红斑黑变病、毛细血管扩张症、鲜红斑痣、血管瘤等),良性增生性疾病(病毒疣、汗管瘤、睑黄瘤、结节性硬化等),脱毛,瘢痕修复,以及嫩肤、皮肤年轻化、紧致提升、身体塑形、女性私密健康及盆底功能修复等美容、修复治疗中。在眼科、泌尿外科、心血管科等领域也有相应的光电设备用于专科治疗。

(一)强脉冲光的适应证

IPL 的适应证包括:①雀斑、脂溢性角化病、黄褐斑等表浅色素性疾病;②毛细血管扩张症、面颈部毛囊性红斑黑变病等血管性疾病;③痤疮、玫瑰痤疮等炎症性疾病;④轻度皱纹及毛孔等皮肤质地问题。

(二)Q 开关激光、皮秒激光的适应证

Q 开关激光、皮秒激光的适应证包括雀斑、黄褐斑、太田痣、咖啡斑、褐青色痣、文身等色素性疾病。此外,皮秒激光还可针对皮肤质地问题。

(三)脉冲染料激光的适应证

PDL 的适应证包括:①鲜红斑痣、蜘蛛痣、面颈部毛囊性红斑黑变病、炎症后红斑等血管性疾病;②病毒疣、银屑病等血管相关疾病。

(四)点阵激光的适应证

点阵激光的适应证包括瘢痕、毛孔粗大、皱纹等皮肤质地问题,也可用于辅助药物传输。

(五)半导体激光的适应证

半导体激光主要用于脱毛。此外,长脉冲 1064 nm 激光、长脉冲 755 nm 激光也可用于

脱毛。

(六)射频的适应证

射频的适应证包括皮肤松弛、下垂等轮廓问题。射频点阵也被用于毛孔粗大、瘢痕、皱纹等皮肤质地问题的改善。

(七)其他激光适应证

红蓝光可用于消炎,超声刀用于治疗皮肤松弛等。

二、禁忌证

光电治疗并不适用于所有人,如有如下情况,需治疗医师酌情给予延迟治疗或不予光电治疗。

1. 治疗部位感染、破溃。

2. 光敏感或近期有暴晒史。

3. 瘢痕体质。

4. 妊娠期。

5. 患有严重精神异常、心理障碍、人格障碍、重要脏器功能不全。

6. 1个月内使用大剂量抗凝药物或激素。

7. 近期曾行化学剥脱、磨削等治疗。

8. 术后不能配合防晒或不接受术后可能出现不良反应者。

9. 有射频治疗需求但体内有金属植入物等。

10. 治疗医师判定的不适合治疗的其他情况。

三、注意事项

1. 治疗前,医师应与就医者充分沟通,说明治疗过程、治疗反应、术后护理方法及术后可能出现的不良反应等。

2. 治疗前,应仔细清洁治疗区域,清除护肤品及化妆品。

3. 常规消毒皮肤(乙醇过敏者或皮肤敏感者选择不含乙醇的消毒液)。

4. 治疗时,根据不同治疗的即刻反应调整能量,以确保疗效,并减轻不良反应。

5. 术后注意事项,包括避水要求、保湿、防晒、复诊时间等需要交代清楚。

第 21 章

光电治疗在女性外生殖器及阴道内治疗中的应用

　　爱因斯坦于 1905 年提出"激发光"的概念,并称其为"光电效应"。1960 年第一台激光器——红宝石设备的问世标志着医学光电时代到来。1964 年,Patel 及其团队制造了第一台二氧化碳(CO_2)激光器。发展至今,红蓝光、强脉冲光(intensive pulsed light,IPL)、激光、射频、超声等光电能量设备已于皮肤科、眼科、妇科、整形科、泌尿外科等在整复治疗中发挥重大作用。

　　激光在妇科中的使用可追溯至 20 世纪 60 年代,妇科医师将其成功用于治疗阴道和子宫颈病变。近 50 年来,光特别是在可见光到远红外光谱范围内的光已通过激光和其他设备应用于女性生殖道疾病的诊断和/或治疗。不同类型的光电设备可用于女性外生殖器及阴道疾病的治疗及改善外生殖器和阴道衰老。激光可用于女性外生殖器多毛,色素沉着,外阴硬化性苔藓、损容性疾病(如血管角皮瘤、汗管瘤、脂溢性角化病等)的治疗。随着衰老的进程,女性可出现不同程度的阴道衰老表现,如阴道黏膜干燥、阴道松弛、女性性功能障碍(female sexual dysfunction,FSD)、尿失禁、更年期泌尿生殖系统综合征(genitourinary syndrome of menopause,GSM)等,光电治疗可改善患者相关不适症状。近年来,许多点阵激光和射频设备已被用于外阴阴道萎缩(vulvovaginal atrophy,VVA)、GSM 和压力性尿失禁(stress urinary incontinence,SUI)等女性会阴部整复治疗中。

　　光电治疗的禁忌证包括:①急性炎症或梅毒、艾滋病等传染性疾病;②人乳头状瘤病毒、单纯疱疹病毒等感染急性期;③阴道上皮瘤变等生殖系统肿瘤;④妊娠期、月经期;⑤既往阴道收紧治疗使用材料不适合激光治疗;⑥激光过敏史或严重过敏体质;⑦严重系统性疾病及身心异常;⑧近期使用抗凝药物、大剂量激素药物等。无禁忌证的患者,均可根据个体问题进行光电治疗。

第一节　光电治疗在女性外生殖器治疗中的应用

一、光电治疗在女性外生殖器治疗中的适应证

(一)脱毛

女性阴毛有保护会阴部及缓冲性交时对阴部冲击的作用,但阴毛过多有时会让女性感到身体上的不适,甚至有心理上的自卑感。女性对于去除外生殖器处多余毛发的需求越来越大。

　　激光/IPL 能精确损伤毛囊,从而达到永久脱毛的目的。毛发的生长主要取决于毛囊的生长周期,毛囊的生长周期分为生长期、退行期和休止期。在毛发生长期,毛球基质细胞快

速发育并向毛干分化,使得毛发延长;在退行期,毛球通过凋亡、降解;随后毛囊进入休止期,毛球基质内干细胞重新分化为新的毛囊,毛囊再次进入生长期。因此,破坏毛球内及真皮乳头处的毛囊干细胞,即可达到永久性脱毛。根据选择性光热作用理论,毛干中的黑色素可选择性吸收红光及近红外光部分波长并转化成热量,在适当的脉宽下,其转化的热量会传至周围组织,进而导致周围毛囊干细胞破溃,达到永久性脱毛。

目前,用于脱毛治疗的激光设备包括长脉宽翠绿宝石激光(755 nm)、半导体激光(800 nm、810 nm)、长脉宽 Nd:YAG 激光(1064 nm)及 IPL。一项比较长脉宽翠绿宝石激光和长脉宽 Nd:YAG 激光对 Fitzpatrick 皮肤分型 Ⅲ 型和 Ⅳ 型就医者的脱毛疗效及不良反应的随机对照试验表明,经过 4 次治疗(间隔 8 周)后随访 18 个月,就医者毛发减少 73.6% ～ 84.3%,疗效间差异无统计学意义。近年来,出现了将 3 种不同波长(1064 nm、810 nm 和 755 nm)脱毛器组合在一个设备中,吸收和穿透范围更为广泛,其治疗后毛发计数平均下降 75.6%。不同仪器脱毛治疗后的效果随治疗次数的增加而增加。脱毛的常见不良反应包括色素沉着和皮肤灼伤等。激光和 IPL 可安全有效地应用于外生殖器的脱毛治疗,需根据就医者具体情况选择合适的治疗方法,调整个体化方案,减少不良反应的发生。

治疗前与就医者沟通,告知其女性阴毛分布的多样性,通过交流,按就医者意愿设计女性阴毛形状及去除毛发的部位。为缓解治疗疼痛和不良反应,术后用冰袋冷敷治疗部位。

(二)改善色素沉着

激光改善外生殖器色素沉着是近年发展起来的一种微创美容技术。CO_2 点阵激光以皮肤组织中的水作为靶基,可去除全层表皮和一部分真皮,从而启动创伤修复机制,刺激新胶原纤维合成和胶原纤维重塑。Q 开关激光、皮秒激光等将外生殖器皮肤中的黑色素细胞部分破坏,减少皮肤中的黑色素含量,进而对外生殖器色素沉着有一定的改善作用,治疗后红润程度有所增加。

(三)治疗外阴硬化性苔藓

外阴硬化性苔藓(vulvar lichen sclerosus,VLS)是一种较少见的慢性、反复发作性自身免疫性黏膜病。该病多发生在青春期前和绝经期。VLS 患者的皮损主要累及阴蒂、小阴唇及大阴唇内面。初发皮疹为非特异性红斑;充分发展的皮疹为象牙白或瓷白色丘疹和斑块,表面干燥;晚期则表现为硬化萎缩,表面皱缩呈羊皮纸样外观。瘙痒是 VLS 的最主要症状。

早期、恰当的治疗可抑制炎症,改善患者生活质量,减缓组织畸形,预防局部癌变,但目前本病尚不能治愈。对于局部外用糖皮质激素等治疗效果差的顽固性 VLS,文献报道 CO_2 点阵激光可有效改善皮损、质地,缓解患者瘙痒、疼痛等主观、客观症状,改善患者生活质量,临床可单独应用也可联合富血小板血浆(platelet rich plasma,PRP)治疗。

(四)治疗损容性皮肤病

外生殖器虽是女性体表最隐蔽之处,但若该部位出现损容性皮肤病,如外阴血管角皮瘤、汗管瘤、脂溢性角化病或皮赘等,可严重影响患者的生活质量及心理健康。这些皮损可通过激光等治疗方法获得良好的效果。

1. 外阴血管角皮瘤　多见于 30～50 岁女性阴唇。早期多为针尖大小的鲜红色丘疹,直径为 1～4 mm,多为多发皮疹,散在分布,质软,皮疹随年龄增长而逐渐增多,晚期瘤体颜色呈暗红色或紫色。皮损一般无症状。对于体积小、角化不明显的皮损,应用脉冲染料激光(585 nm 或 595 nm)有很好的疗效;对于体积较大、角化明显的皮损,可用长脉冲 Nd:YAG 激光或 CO_2 激光治疗。

2. **汗管瘤**　是一种起源于局泌汗腺导管的良性皮肤肿瘤,多见于下眼睑,女性外生殖器也是常见的好发部位。汗管瘤的病因不明,可能与内分泌及遗传因素有关。妊娠期、月经期或使用避孕药时皮疹可增大。女性外生殖器汗管瘤多发生于青春期后的年轻人群,皮损常在青春期出现并逐渐增多,其临床表现为在大阴唇或阴阜多发、实性肤色或褐色的丘疹、结节,直径多为 $1\sim3$ mm;部分皮损因搔抓融合形成斑块,呈苔藓样变;皮损多呈双侧、对称分布。约 1/3 的女性外生殖器汗管瘤患者在生殖器以外部位也可见到汗管瘤皮损。可采用 CO_2 激光去除皮损。

3. **脂溢性角化病**　又称老年疣,是一种常见的良性表皮增生性肿瘤,可能与日晒、慢性炎症刺激等有关,好发于面部、手背等部位,发生于女性外生殖器的脂溢性角化病在临床上并不多见。其皮损表现为大小不等的单发或多发褐色至黑色、境界清楚的圆形扁平丘疹、斑块、斑疹或疣状增生,病程缓慢,一般无自觉症状。丘疹或斑块可采用 CO_2 激光治疗,斑疹则可采用 Q 开关激光等治疗。

4. **皮赘**　又称软纤维瘤,是一种常见的良性肿瘤,具体病因尚不清楚,可能与遗传、肥胖、糖尿病等有关。女性外生殖器皮赘好发于 $20\sim40$ 岁青中年人群,多表现为单发、带蒂,呈息肉样凸起,质软,表面光滑,无压痛,活动度好,直径多为 1 cm 左右;皮损多呈肤色,少数皮损呈褐色或红色。治疗可采用 CO_2 激光自基底部切除。

二、光电治疗术后护理及并发症处理

(一)术后护理

1. 激光脱毛,以及 CO_2 激光、点阵激光、Q 开关激光、PDL 等治疗相应外生殖器皮损时,术后冰敷能够减轻疼痛和水肿。

2. 无创治疗术后外用温和的保湿润肤剂。

3. 治疗部位有表皮破损的患者应避免桑拿浴或洗浴,尽量避免搔抓皮肤,可每天 2 次外用抗生素软膏以预防感染,待结痂自然脱落。

(二)术后并发症处理

光电治疗后并发症的发生主要与患者个体和治疗参数有关。

1. **麻醉药膏过敏**　外生殖器治疗会有一定疼痛感,术前可外用麻醉药膏减轻疼痛感,如患者对表皮麻醉药膏过敏则可能出现瘙痒不适。此类过敏多可自行好转,必要时可外用激素软膏、他克莫司软膏等促进修复。

2. **色素减退或色素沉着**　一般为一过性,无须治疗便可自行消退。术中选择合适的参数、术后外用生长因子类药物及穿浅色内衣均有助于预防色素沉着的发生。

3. **结痂、渗出和水疱**　是导致严重色素沉着的主要原因,可能与治疗能量过高或术后冷敷不足有关。其预防在于每次激光治疗时所用能量不宜过大,不宜反复治疗,术后充分冷敷。若治疗部位出现水疱,由医护人员消毒局部后以医用针头抽吸疱液。对于出现结痂、渗出和水疱的患者,嘱其保持创面干燥、清洁,待局部无渗液后外用抗生素软膏以保护创面。

4. **感染**　由术后局部护理不当导致。术后应避水 $3\sim7$ 天,避免性交,可外用抗生素预防感染。

5. **生殖器疱疹**　偶可见于激光脱毛后,也可见于既往有严重生殖器疱疹的患者。可外用抗病毒软膏,必要时口服抗病毒药物治疗。

6. **瘢痕**　可能与适应证选择不当、治疗方案不合适、术后护理不当有关。瘢痕出现后可用激光或外用抗瘢痕药物进行修复。

第二节　光电治疗在阴道内治疗中的应用

一、女性生殖系统衰老与阴道内光电治疗

随着女性年龄的增长,雌激素水平下降,以及性生活、妊娠、生产的发生,女性的生殖系统会逐渐衰老。女性生殖系统衰老出现最早的症状可能是 VVA,其临床表现包括外生殖器瘙痒、阴道出血、阴道壁松弛、弹力下降、干燥及敏感性差、内环境紊乱、性交不适、阴道排气等;随着病情发展,还可能合并 SUI,盆腔器官脱垂(pelvic organ prolapse,POP),以及慢性盆腔不适等多种症状;同时,患有 GSM 的女性也逐年剧增,且其临床症状随年龄增长加重。以上女性生殖系统衰老症状都可严重影响患者的生活质量。

GSM 若不进行治疗,通常是不可逆的;一旦停止治疗,GSM 的体征和症状也会复发。GSM 的主要治疗目标是缓解症状并使盆腔环境恢复到健康状态。

实际上,阴道松弛、子宫膀胱脱垂等盆底改变在妊娠、生产,甚至有性生活后就开始逐步出现。外生殖器及阴道状态、性生活满意度与女性自信及生活满意度关系密切,因此,对女性的盆底健康管理可在有性生活后就开始,以保持外生殖器及阴道年轻化、提高性生活满意度、延缓盆底各器官衰老、预防盆底功能障碍性疾病(pelvic floor dysfunction,PFD)发生。迄今,盆底功能修复常见的治疗方法包括盆底康复运动、物理疗法、膀胱训练、激素替代疗法和/或手术干预。由于依从性差、不良反应大,且存在潜在风险,这些治疗方式仍存在许多局限性。近年来,非手术治疗,尤其是光电治疗因其简单易行、创伤小、恢复期短且效果明显,受到医患双方的欢迎。

二、应用于阴道内治疗的光电设备

目前,应用于女性内生殖器修复的光电设备主要包括 CO_2 点阵激光(10 600 nm),Er：YAG(2940 nm)点阵激光,射频及光生物调节疗法(photobiomodulation therapy,PBMT)等。

(一)点阵激光

自 20 世纪 90 年代初开始,CO_2 激光(106 00nm)和 Er：YAG 激光(2940 nm)便已用于紧肤和焕肤治疗,基于局灶性光热作用的点阵激光是对早期剥脱激光技术的改进。点阵激光治疗区域会形成矩阵式发射光束形成的微热损伤区(microscopic thermal zone,MTZ),直径通常在 400 μm 以内,也可达到 1～2 mm;其周围组织完好,穿透深度可控(最深可穿透至 1300 μm);根据治疗要求不同,光斑的大小和形状可调。MTZ 在整个光斑中所占比例通常不超过 40%,以保证表皮再生在 24～48 h 即可完成。治疗后创面愈合速度显著增快,不良反应明显减少。

点阵激光可有不同的波长,但都以水为作用靶基,故可被皮肤组织中各种含水结构(表皮、胶原纤维、血管等)吸收,产生热效应,使表皮气化剥脱或非剥脱,促使表皮再生、新胶原纤维合成及胶原重塑,从而达到皱纹减轻、皮肤紧致、毛孔缩小、肤质改善等,常被用于嫩肤和抗瘢痕治疗,可显著刺激结缔组织重塑和再生,其在阴道黏膜内也有类似作用。目前,有多种可用于阴道内治疗的激光器(表 21-1),并且投入使用的设备种类及相关研究仍在增多。

表 21-1　目前可用于阴道内治疗的激光器

设备	技术类型
CO₂ REIntima(SyneronCandela,MA)	数字超脉冲 CO_2 激光(RF-激发；10 600 nm)
diVa(Sciton,CA)	双波长点阵激光(2940 nm、1470 nm)
diVaTyte(Sciton,CA)	强脉冲光(500~400 nm)
DivaTight(QuantaSystem,Italy)	双波长激光(1540 nma、10 600 nm)
FemiLift(AlmaLasers,IL)	超脉冲 CO_2 激光(10 600 nm)
FemTouch(Lumenis,Israel)	超脉冲 CO_2 激光(10 600 nm)
IntimaLase(Fotona,CA)	Er:YAG 激光(2940 nm)
MonaLisaTouch(Cyanosure,MA)	数字超脉冲 CO_2 点阵激光(10 600 nm)
ACTION Ⅱ BellaV™	Er:YAG 激光(2940 nm)

　　Eder 等对 CO_2 点阵激光治疗 GSM 的长期有效性及安全性的研究中发现，20 例 GSM 患者经 CO_2 点阵激光治疗 3 次治疗后，所有患者的 VVA 症状、阴道健康指数(vaginal health index score，VHIS)及女性性功能指数(female sexual function index，FSFI)显著改善。术后 12~15 个月对 VHIS 较术前升高不足 34% 的 15 例患者进行 1 次维持治疗，18 个月随访时，所有患者的临床症状及性功能较术前改善仍有统计学意义，且无不良反应。Salvatore 等对 77 例有 VVA 症状的绝经后女性进行 3 次 CO_2 点阵激光治疗，第 12 周的结果显示，患者阴道干燥、阴道灼热、阴道瘙痒、性交困难和排尿困难症状明显改善。Samuels 和 Garcia 研究发现，在进行 CO_2 点阵激光治疗后，患者除了性功能改善外，64% 的患者尿液渗漏也有所减少。

　　有研究对 1 例 57 岁绝经后女性进行 1 次 Er:YAG 激光治疗，治疗后 30 天，患者阴道壁皱襞恢复，弹力、润滑度、血供均有改善。有研究采用 Er:YAG 激光治疗 205 例绝经后期女性，共 3 次治疗，间隔 30 天，结果显示，治疗后 12 个月后，患者阴道干燥和性交痛症状显著减少，VHIS 评分显著增高。

(二)射频

　　目前，临床已有多种可用于阴道内治疗的射频仪器(表 21-2)，也有大量文献进行了相关报道。

表 21-2　目前可用于阴道内治疗的射频仪器

设备	技术类型
Intima(BTL,UK)	单级射频超声，无冷却探头
ReVive(Viora,IL)	双级射频联合超声，无冷却探头
ThermiVa(Thermi,US)	单级射频，无冷却探头
Viveve(Viveve,US)	单级射频，有冷却探头
BBT-RF-280c(CN)	单级射频，无冷却探头
AI 温控射频治疗仪(CN)	单双极射频，无冷却探头

VIVEVEI 试验是首个涉及射频治疗阴道松弛的双盲、随机对照多中心试验,其结果证实了阴道内射频治疗在改善阴道松弛及 FSD 的疗效及安全性。有研究表明,患者经阴道内射频治疗后,松弛的盆膈孔隙截面积缩小并接近正常范围($2.8\ cm^2$);阴道静态压和动态压增加 2 倍,接近正常范围(40 mmHg 和 80 mmHg);并且在低能量射频矩阵技术的热效应作用下,促使阴道组织、深层结构与尿道周围组织出现胶原蛋白变性,阴道壁组织纤维再生,同时改善了阴道组织微循环。国外小样本报道认为阴道内射频治疗能改善尿失禁症状,但在缓解 VVA 及干涩等症状方面尚无研究数据。Alinsod 团队进行的开放性 ThermiVa 研究在射频仪器治疗后外阴阴道区域的外观、VVA 症状及性功能改善方面均获得了很高的满意度。随后多项研究提示,在射频仪器治疗后,阴道活检证实黏膜下层有新胶原形成和新弹力纤维形成,真皮乳头层中小神经纤维密度增加。

射频治疗仪的治疗间隔因各自技术特点长短不一,通常为 1~6 周。通常情况下,单极射频穿透深,治疗次数少,治疗时间长,间隔时间长;双极射频则反之。无冷却装置的射频仪器升温快,但表皮灼伤风险高;有冷却装置的射频仪器可在皮肤和深部组织间形成反向温度梯度,在保护表皮的同时更迅速地加热深部组织,安全性更好。

(三)光生物调节疗法

PBMT 具有红外光和近红外辐射光(near infrared radiation,NIR),临床已用于面部嫩肤和改善皮肤松弛、促进伤口愈合、疼痛管理、减轻炎症、刺激头发再生等方面。PBMT 中光能与组织内细胞相互作用,细胞吸收红光和 NIR 后激活细胞色素 c 氧化酶并增加线粒体电子转运,促使更多腺苷三磷酸、活性氧、一氧化氮和活性氮产生,可上调生长因子、下调炎症因子,并可产生胶原蛋白等,从而发挥临床作用。PBMT 用于阴道组织治疗的原理可能是其刺激阴道组织中胶原蛋白和弹性蛋白的合成,并支持尿道球海绵体肌和尿道,以及促进阴道和尿道黏膜下层血管舒张。然而,PBMT 在阴道内治疗中的相关研究较少,仅有个别研究观察到与点阵激光和射频一致的结果。

三、光电设备在阴道内治疗中的适应证

阴道内光电治疗通常无明显疼痛,患者仅有温热感。3~5 次治疗为 1 个疗程,建议治疗间隔为 2~4 周,治疗后可局部外用修复类药物以促进恢复。为了保持疗效,每年需要重复疗程或单次加强治疗,以达到延缓衰老、维持阴道年轻化的目的。临床上,阴道内光电治疗已被用于多种情况。

(一)改善阴道黏膜干燥

阴道内点阵激光治疗可在阴道黏膜内产生热作用,促使细胞外基质纤维性成分及成纤维细胞活性增加,伴阴道上皮厚度、糖负荷及血管生成显著增加,随之优化阴道内菌群、湿润度及 pH,提高阴道免疫力,降低感染概率,改善阴道黏膜干燥。

(二)改善阴道松弛

点阵激光可刺激阴道内胶原蛋白、弹力蛋白的再生和重塑,从而增加阴道壁厚度及弹力,使阴道内径缩小、阴道黏膜弹力增加。

(三)改善女性性功能障碍

经点阵激光/射频治疗后,女性阴道内环境改善,阴道敏感度及润滑度增加,阴道干涩感和性交痛等不适改善;同时阴道内径缩小,阴道周围肌力增加,FSD 情况可改善。

四、阴道内光电治疗过程(以 CO_2 点阵激光治疗仪为例)

患者基本情况:50 岁,女性,主诉阴道松弛、SUI 10 余年。

体格检查:外生殖器色素加深,萎缩 2 度,未见赘生物、破溃等;阴道黏膜湿润度尚可,无出血点,无明显分泌物,弹性一般,阴道 3 指宽,阴道上壁松弛、脱垂,肌力 3 级。系统体格检查未见明显异常。

辅助检查:白带常规正常,梅毒及人类免疫缺陷病毒(human immunodeficiency virus,HIV)血清学检查阴性。盆腔超声显示膀胱轻度脱垂,膀胱后角开放;子宫、直肠未见明显膨出。

治疗过程:患者取截石位;会阴部碘伏消毒(注意无菌原则)。CO_2 点阵激光治疗仪治疗手具前段液状石蜡处理后,治疗窗置左右两侧放入阴道内最深处;放置完成后回转治疗头,使治疗窗处于 12 点钟方向,设置能量为 12.5 J/cm^2,密度为 10%～15%,阴道内 12、2、4、6、8、10 点钟位置各一光斑,治疗结束后向外退 1 格(1 cm);从内至外治疗,共 3 遍。因患者有SUI,故于 10、12、2 点钟位置同前治疗阴道全段 3 遍,治疗过程约 10 min。患者无明显疼痛,仅有温热感;部分患者接近阴道口处可能有疼痛感,可适当降低能量。治疗后内衣里垫护垫或纱布,以防有分泌物。向患者交代注意事项。治疗前如查体发现阴道内分泌物较多,可进行生理盐水冲洗等预处理,并注意在治疗前擦干阴道内黏膜。治疗中注意观察手具治疗窗有无分泌物遮挡,治疗窗有分泌物时需及时清理。

五、阴道内光电治疗术后护理及并发症处理

(一)术后护理

阴道内光电治疗的安全性好,术后需禁止性生活 3～7 天,并避免进行跑步等剧烈运动;5～7 天禁止泡温泉、泡澡及游泳;禁止清洁阴道内部,保持外生殖器干燥、清爽,穿浅色内裤和宽松衣物;外生殖器治疗可有细小结痂,待其自行脱落即可,避免搔抓。

(二)并发症处理

1. **感染**　治疗导致局部菌群一过性失调,或处理不当导致感染发生,但非常少见。围手术期应避免口服影响阴道菌群的药物;少吃甜食;术后 1 周避免盆浴及性交;对症治疗。

2. **阴道分泌物增加**　阴道分泌物为清水样无色透明状,属于阴道黏膜对激光的刺激反应,通常 2～4 天可消失;如激光能量过高,可导致分泌物持续时间延长,但通常不超过 10天;若患者有阴道炎症、子宫颈柱状上皮异位(曾称宫颈糜烂)、阴道内挫伤等,在治疗当天会有少许粉色分泌物,无须特殊处理,可自行恢复。

3. **腰骶疼痛**　在炎症期及月经前后治疗时可出现。术后应注意休息及局部保暖,无须特殊处理,通常 3 天左右消失。

4. **月经变化**　月经提前或推后,月经量可增多或减少。为一过性反应,可自行恢复。

5. **阴道瘢痕、粘连**　为严重不良反应,极少见。可能与适应证选择不当、治疗方案不合适、术后护理不当有关,出现后通常需要手术修复。

第三节　光电治疗在女性盆底功能障碍性
疾病治疗中的应用

PFD 是中老年女性的常见病,其发病率约为 40%。PFD 是由于盆底韧带、肌肉等支持结构及神经功能受损,导致其对盆底各器官支撑作用降低而引起,包括 POP 和 SUI,也可表现为大便失禁、FSD、腰骶部疼痛和慢性盆腔痛等。

一、盆腔器官脱垂

POP 主要是指盆腔内阴道前壁的脱垂、子宫脱垂及阴道后壁的脱垂。

二、压力性尿失禁

SUI 的发生常伴有前盆腔组织结构的异常改变,主要包括前盆腔器官和组织(即膀胱及周边支持组织)的脱垂。膀胱脱垂分 3 型:Ⅰ型为膀胱尿道膨出,膀胱脱垂在尿道口水平以上,膀胱尿道旋转角≥140°,膀胱尿道后角<45°;Ⅱ型为膀胱尿道膨出,膀胱脱垂到尿道口水平,膀胱尿道旋转角≥140°,膀胱尿道后角 45°~120°;Ⅲ型为孤立性膀胱膨出,膀胱脱垂低于尿道口水平,膀胱尿道旋转角<140°,膀胱尿道后角≥45°。国际尿控协会将由于咳嗽、运动或其他等腹部压力突然增加时,尿液不自主从膀胱漏出定义为 SUI。SUI 是由于内在或外在原因,使盆底肌下移、耻骨尿道韧带松弛,当腹压增加导致近端尿道和膀胱颈部位置下移时,尿道无法被挤压固定在以耻骨尿道韧带为主的一个吊床样盆底肌肉筋膜层上,故当腹压增加时尿道压力无法相应增加,使尿道压一过性低于膀胱压,从而出现尿失禁。

通常采用 Ingelman-Sundberg 分度法对 SUI 进行严重程度的分级。轻度为尿失禁发生在咳嗽、喷嚏时,无须使用尿垫;中度为尿失禁发生在跑、跳、快步行走等日常活动时,需要使用尿垫;重度为轻微活动、平卧体位改变时发生尿失禁。

SUI 是最常见的女性尿失禁类型,在中国女性中的发生率为 18.9%,在 50~59 岁人群中的发生率高达 28.0%。其病因主要包括退行性变、分娩产伤、尿道和阴道手术史等,此外,高龄、多产、肥胖、家族遗传也是 SUI 的危险因素。SUI 对患者的心理及其家庭、工作、社交和性生活等方面均有影响,可严重降低患者的生活质量。

目前,SUI 患者的传统治疗方法包括盆底肌训练、生物反馈电刺激、外科手术、光电治疗及干细胞治疗等。

点阵激光/射频内生殖器治疗在女性盆底中的应用疗效显著,且不限于阴道内效果。Eder 团队及 Samuels、Garcia 观察到阴道内光电治疗可改善患者的漏尿情况。研究显示,33 例绝经期 SUI 患者经 CO_2 激光治疗后随访 3 个月,SUI 症状的发生频率降低,漏尿程度减轻,且研究过程中无不良事件发生。有研究报道,161 例绝经期轻度 SUI 患者经 CO_2 点阵激光治疗后症状明显减轻且安全性好,术后 3 年后随访提示长期疗效显著。近期有研究显示,在经 CO_2 点阵激光治疗后,SUI 患者的症状显著改善;盆腔超声结果显示,与尿道关闭压机制相关的黏膜下血管丛恢复、尿道周围肌张力增加有关;病理检查发现,治疗后阴道上皮下层可见较多的新生胶原蛋白,且胶原蛋白组成多样化。此外,点阵激光/射频治疗不仅能修复阴道结构及功能,对邻近组织也有一定的修复作用,可用于改善轻度压力性尿失禁和盆腔组织脱垂。

光电设备在女性盆底健康应用的原理：①阴道内治疗后，阴道前壁厚度及弹性增加，提高了尿道后壁的支撑力，减小松弛阴道壁对尿道的压迫；②热间接作用至尿道周围组织，可使尿道厚度及弹性改善，促使与尿道关闭压机制相关的黏膜下血管丛恢复和尿道周围肌张力的增加，改善与之相关的尿失禁及 GSM 症状。

第四节　光电治疗与其他治疗的联合应用

近年来，女性对阴道整形的关注度明显增高，女性阴道年轻化需求也逐年增加。点阵激光、射频等光电技术在阴道年轻化治疗中的应用取得了一定疗效，且其具有快速、无痛、微创、耐受性好的优点，为女性盆底健康维持及修复提供了新的治疗方法，非常适合年轻女性、年老体弱、拒绝手术和无法耐受麻醉的患者。但光电治疗通常需要进行多次和维持治疗，且容易出现停止治疗后病情反复的情况；而且光电治疗有局限性，对于阴道中至重度松弛、盆腔器官明显脱垂、中至重度 SUI、组织容量缺失等情况的疗效欠佳。因此，点阵激光/射频阴道内治疗可与其他治疗联合应用以达到更好的治疗效果。例如，在阴道手术后联合阴道内光电治疗，可预防或治疗术后瘢痕，提高患者满意度；与局部填充、线雕等微创治疗方法联合可增加疗效。

有研究在阴道内微剥脱激光治疗后，将 PRP 作为阴道中的修复液体使用；也有研究在光电治疗后，将 PRP 注射到阴蒂－尿道－阴道腔内，以便获得更好的性高潮，并缓解 SUI。有研究对 74 例中至重度阴道松弛患者随机进行阴道紧缩术联合 CO_2 点阵激光治疗，或者单纯采用阴道紧缩术治疗，术后 12 个月进行性高潮、阴道干涩、性生活满意度评分比较，结果显示，联合治疗组疗效更好，且差异有统计学意义。

私密光电治疗如需与手术、局部填充、线雕等其他治疗方法联合治疗，光电术后 1 周即可进行其他治疗；如先进行其他治疗术，则需间隔 4 周左右再进行光电治疗，以保证合理的协同作用，避免影响疗效或出现不良反应。

未来需要研究不同激光类型、同种激光不同入路或不同能量激光的疗效差异，还需将激光治疗、其他治疗方法及联合治疗的疗效进行比较，探索更适宜的单一或联合治疗方案，以解决女性内、外生殖器不同的问题，提高患者的生活质量及满意度。

第五部分

女性私密非手术治疗

第 22 章

女性私密非手术填充治疗

第一节　不同填充材料的特性和优缺点

私密非手术填充治疗是私密治疗的重要组成部分,即利用各种填充材料对阴道和外生殖器进行填充,以达到增加敏感度、饱满、收紧等功效。私密部位的非手术填充治疗最初是沿用一些面部经常使用的材料,如透明质酸、脂肪、胶原蛋白和富血小板血浆(platelet rich plasma,PRP)等。然而,在治疗过程中,医师发现部分适用于面部的材料并不完全适用于女性私密部位,有时还可能会出现严重的并发症。

本章将目前所使用的材料进行介绍,对比这些材料在不同填充部位的作用时间及优缺点,同时介绍一些适合女性私密部位填充的材料。需要注意的是,在治疗中,医师对材料安全性和适应证的把握要求非常高。因此,使用前需明确了解材料的适用范围和正确的使用方法,以避免可能发生的风险。

一、常用填充材料的注射方法及注意事项

(一)脱细胞真皮基质微粒

脱细胞真皮基质(acellular dermal matrix,ADM)微粒是以生物医学专用标准化小猪指定部位的真皮组织,用化学方法去除皮肤细胞成分,去掉免疫原性制成的组织工程再生支架材料。

ADM 是天然的细胞外基质,可降解、可吸收,是最接近人体的组织工程细胞支架。其注射后可填补人体组织流失的容积,及时撑起凹陷变薄组织。ADM 天然的三维多孔网状结构能原位诱导筋膜组织再生,使其增厚,达到恢复组织弹性、支撑阴道、外生殖器塑形等综合年轻化效果。

1. 阴道内注射

(1)阴道内局部注射 2% 的利多卡因,等候 2～3 min。然后在阴道内距处女膜缘约 1 cm 的 4 点钟和 7 点钟位置注射约 0.5 ml ADM 微粒。

(2)还可进行阴道内锐针点状注射或钝针平铺注射,以达到黏膜抗衰和阴道收紧的目的。

2. 外生殖器及阴阜注射

(1)外生殖器进针点麻醉,用 23 G×70 长钝针进入皮肤,到达深脂肪层,以扇形平铺为主。

(2)外生殖器设计时要注意和阴阜的衔接。

3. 注意事项

(1)ADM 颗粒相对安全,通常没有栓塞风险。但阴道内注射量不宜过大,且应缓慢注射,以查漏补缺为主。

（2）全黏膜注射应多点、少量。

（3）外生殖器注射以深脂肪层为宜。

（二）透明质酸凝胶

透明质酸（hyaluronic acid）又称玻璃酸、玻尿酸，其是一种高分子凝胶，在人体内广泛分布，且在皮肤中含量最高。透明质酸通常以钠盐形式存在，称为透明质酸钠。透明质酸与水结合能力很强，可维持皮肤组织的保水能力，提高血管通透性，使皮肤富有弹性。此外，透明质酸是人体自身结构物质，由氨基聚糖构成，没有种属特异性，免疫原性极低且组织生物相容性好。目前，透明质酸种类繁多，但用于私密填充的透明质酸要求质地软、过敏性低、吸水率低，可单独使用，也可与PRP、利多卡因、皮肤营养剂混合配剂。近年来，随着阴道内注射需求的增多，出现了很多严重的并发症，故不建议在不清楚阴道解剖的前提下进行阴道内注射。

1. 外生殖器注射用法用量　大阴唇轻至中度松弛以注射为主。

2. 配伍方法　可与PRP、利多卡因、皮肤营养剂混合配剂。

3. 操作方法

（1）术前备皮，评估设计。拍摄石位4个角度和站立位共5组照片。

（2）画线标注。

（3）选大阴唇两侧阴阜下1.5 cm处为进针点。进针点麻醉，每个点注射约0.1 ml利多卡因。

（4）用23 G×70长钝针破皮进入皮肤，先到达深脂肪层，可先扇形推注利多卡因，打开组织间隙。

（5）将玻尿酸按评估量由大阴唇深层脂肪垫向浅层脂肪垫平铺平铺，逐渐补充容量，并进行边缘塑形。

（6）单侧注射完成后拍照。

（7）保留2 ml以调整左右高低。

（8）轻微按压塑形（图22-1）。

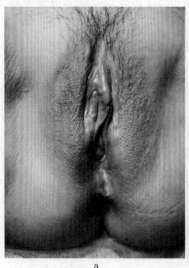 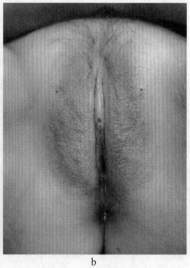

图22-1　玻尿酸填充术前后对比

注：a. 术前；b. 术后。

4. 注意事项

(1)术后应进行冷敷,肿胀约持续 3 天。

(2)术后 2 周内不穿紧身裤,不宜长时间骑行。

(3)注射剂配伍不宜过多。

(三)富血小板血浆

1. 操作方法

(1)锐针点状注射(类似邮票打孔注射法),黏膜下注射即可。

(2)术后填塞止血。

2. 注意事项

(1)注射前 1 周清淡饮食。

(2)停用抗凝药物及活血药物、补品等。

二、常用填充材料及其优缺点

常用填充材料及其优缺点汇总见表 22-1。

表 22-1　常用填充材料及其优缺点汇总

材料	类型	优点	缺点
透明质酸	占位性填充	即刻效果好,注射简便易行且快速、有效	仅为容量扩充;8~12 个月可完全降解,故需要反复注射;阴道深部注射的栓塞风险高
脂肪	自身细胞填充	填充效果明显,自身取材安全性高	成活率不稳定,栓塞风险高,取脂肪增加创伤
类胶原蛋白或胶原蛋白	营养填充剂	营养增白、推注方便,浅表注射改善黑色素优势明显	降解较快,再生效果较弱(维持时间短),需要多次注射
生物蛋白	营养填充剂	营养补充胶原蛋白,同时有再生胶原蛋白和成纤维细胞的能力	支撑效果欠佳,需要多次注射
富血小板血浆	真皮营养剂	有效提取成分更多,安全性高,静脉抽血取材方便	再生能力弱,填充效果欠佳
聚左旋乳酸	填充再生材料	再生能力尚可,疗效维持时间较长	增生组织达不到生理组织的质量,有时会出现肉芽肿过度增生、过硬,需要按疗程治疗
脱细胞真皮基质微粒	细胞外基质	能再生出与人体自身组织类似的生理组织,同时激发整个细胞组织活力,达到中长期的效果;既是植入、填充材料,也是再生材料	成本较高
外泌体	细胞分泌的微小囊泡	对靶细胞具有显著生物学作用,如促进靶细胞合成更多的结构蛋白和功能蛋白、细胞外基质,诱导局部组织更多血管化等,在抗炎、免疫调节、维持细胞内稳态等方面具有积极作用,还可诱导再生	需要冷链运输,需要按疗程治疗

三、并发症的预防及处理

1. **急性肿胀**　术前口服云南白药。术中严禁暴力操作,术后冷敷。

2. **血肿**　用大针穿行组织时,应注意避开大血管分支。注意操作时患者突发疼痛。如遇到异常,可以缝扎,较深部位以压迫止血为主。

3. **淋巴回流受阻**　热敷、按摩。

4. **栓塞**　是最严重的并发症。如发生动脉栓塞,应立刻使用玻璃酸钠溶解酶溶解;如静脉栓塞引发肺部栓塞则几乎来不及抢救。故重在预防。

第二节　不同填充材料解决不同问题的选择思路

不同填充材料解决不同问题的选择思路见表 22-2。

表 22-2　不同填充材料解决不同问题的选择思路

患者诉求	可选材料
营养支持(内阴)	非交联透明质酸、童颜针、PRP、胶原蛋白
色泽、质地改善	PRP、童颜针、胶原蛋白
外形塑造	透明质酸、童颜针、PRP、胶原蛋白、ADM 微粒、脂肪
收紧增容	透明质酸、ADM 微粒、胶原蛋白、童颜针

注:PRP. 富血小板血浆;ADM. 脱细胞真皮基质。

填充注射可联合手术治疗,也可联合光电治疗。如联合手术可以同期进行;如联合光电治疗,应先光电治疗后注射。

第六部分

女性盆底治疗

第 23 章

女性盆底功能障碍性疾病与盆底康复运动的功能结构分析

第一节 盆底医学的定义、范畴及盆底结构分层解剖

一、盆底医学的定义和范畴

盆底医学是研究盆底功能障碍(pelvic floor dysfunction,PFD)诊断与处理的新兴亚学科。

PFD 又称盆底缺陷或盆底支持组织松弛,是各种病因导致的盆底支持结构缺陷或退化、损伤及功能障碍造成的疾病,包括阴道松弛/高张、阴道损伤,盆腔器官脱垂(pelvic organ prolapse,POP),女性压力性尿失禁(stress urinary incontinence,SUI),排尿困难,排便困难,女性性功能障碍(female sexual dysfunction,FSD)及慢性疼痛等。这些疾病虽不致命,却严重影响患者的生活质量。随着社会经济的发展,人们对生活质量也有了更高的要求,此类疾病也越来越受到关注,并逐渐成为热点问题。

人类对 PFD 的认识经历了漫长的发展过程,直到进入 20 世纪,相关妇科手术和妇科泌尿学才有了飞速发展。在 1975 年国际泌尿妇科协会成立至今的 40 年时间里,尤其是在 20 世纪 90 年代以后,各国临床医师及科学家在盆底解剖及病理生理学方面的研究取得了突破性进展,对盆底功能障碍性疾病有了更新的理解和认识并出现了新的学说,也给临床带来手术术式和治疗方法的革新。

二、盆底结构分层及功能解剖

女性盆底是由封闭骨盆出口的多层肌肉和筋膜组成,有尿道、阴道和直肠贯穿其中,盆底肌肉群、筋膜、韧带及其神经构成了复杂的盆底支持系统,其互相作用和支持,承托并保持子宫、膀胱和直肠等盆腔器官的正常位置。盆底前方为耻骨联合下缘,后方为尾骨尖,两侧为耻骨降支、坐骨升支及坐骨结节。

女性盆底的解剖结构包括骨骼、肌肉、韧带和器官,这些结构对于正常盆底功能至关重要。韧带、肌肉和筋膜组成了肌性-弹力系统,该系统塑造了盆底器官的形态和功能。

(一)盆底骨骼系统

盆底的被动支持由骨骼系统提供。骨骼系统作为肌肉附着点,对组成盆底的肌肉和韧带支持起着极为重要的作用。耻骨、髂骨、坐骨、骶骨和尾骨组成真性骨盆,耻骨支、坐骨棘和骶骨均为重要的肌肉附着点。

1. **骨盆的构成** 骨盆由骶骨、尾骨及左右两块髋骨组成。骶骨由 5~6 块骶椎融合而

成,呈三角形,上缘明显向前突出,称为骶岬;尾骨由 4~5 块尾椎融合而成;每块髋骨又由髂骨、坐骨及耻骨融合而成(图 23-1)。

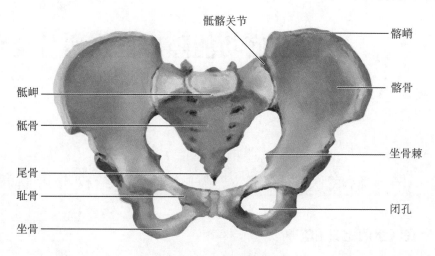

图 23-1　骨盆的构成

2. **骨盆的关节**　两耻骨之间由纤维软骨连结形成耻骨联合,骶骨与髂骨相接形成骶髂关节,骶骨与尾骨之间是骶尾关节。耻骨联合在分娩过程中可轻度分离,以利于胎儿娩出。骶尾关节有一定的活动度,分娩时尾骨后移可加大出口前后径。骨组织是肌肉韧带强而有力的附着点,每一块肌肉根据其不同附着骨而有不同的命名。骨盆关节虽可活动,但活动范围较小,且随着骨组织的活动及骨盆位置的变化,牵动韧带及肌肉发生位置变化及相互关系变化。

3. **骨盆的韧带**　骶骨、尾骨与坐骨结节之间的韧带为骶结节韧带。骶骨、尾骨与坐骨棘之间的韧带为骶棘韧带。

4. **骨盆的分界**　以耻骨联合上缘、髂耻缘及骶岬上缘的连线为分界线,将骨盆分为假骨盆和真骨盆。分界线以上的部分是假骨盆,又称大骨盆,为腹腔的一部分,假骨盆与分娩无直接关系。分界线以下的部分是真骨盆,又称小骨盆、骨产道,是胎儿娩出的通道。真骨盆有上、下两口,上口为骨盆入口,下口为骨盆出口,上下口之间为骨盆腔。骨盆腔前壁为耻骨联合和耻骨支,后壁为骶骨和尾骨,两侧为坐骨、坐骨棘和骶棘韧带。

5. **骨盆的作用**　当人体处于直立位时,作用力被分散,使作用于盆底器官和肌肉系统的压力降低。此时髂耻支几乎位于垂直面,类似于拱门或桥的支撑作用,女性身体的重量沿着骨盆支撑的方向被传送至股骨。骨关节从下方亦对腹腔内脏和盆腔器官起到支撑作用。

骨骼系统作为肌肉附着点对组成盆底的肌肉和韧带支持起到极为重要的作用。耻骨、髂骨、坐骨、骶骨和尾骨组成真骨盆;耻骨支、坐骨棘和骶骨均为重要的肌肉附着点。

骨盆的骨骼系统为盆底提供重要的支撑与被动支持,因此,一旦骨骼位置发生变化(如前倾、后倾、倾斜等)必然会牵动相关韧带和肌肉,随即发生软组织的变形、损伤等问题,出现疼痛症状。

(二)盆底肌肉功能解剖

1. **盆底肌肉**　按照功能可划分为下层、中层和上层 3 个层面。需注意的是,这里与传统解剖所分的"外层、中层、内层"解剖并不完全一致,是因为从功能角度讲,会阴浅横肌、会阴隔膜、会阴深横肌因所执行的功能基本一致,故都被归为下层;而中层仅是一个很小的肌肉组织——肛门纵肌;上层由在前面的耻尾肌前部和后面的提肌板构成。

（1）盆底下层肌肉（锚定层）:由会阴隔膜的肌肉［即球海绵体肌、坐骨海绵体肌、会阴浅横肌（上述 3 对肌肉位于会阴浅隙）、会阴深横肌］,肛门外括约肌和后部肛板组成。收缩时维持尿道、阴道和肛门末端稳定,同时有助于维持盆、腹腔器官的稳定,并在用力时协助盆底中层肌肉实施一定向下的力（图 23-2）。

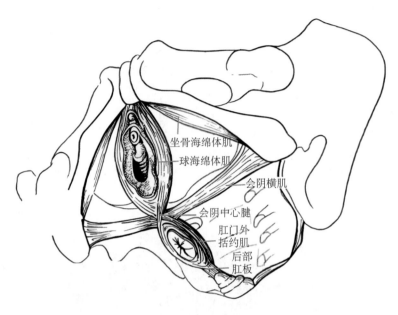

图 23-2　盆底下层肌肉

1）球海绵体肌:起自会阴中心腱,位于阴道两侧,覆盖前庭球及前庭大腺,止于会阴隔膜。具有牵拉、固定尿道末端的作用。与坐骨海绵体肌共同呈放射状进入围绕阴蒂体的筋膜。在性刺激时有充血勃起功能,可协助大阴唇更为有力地裹挟进入的阴茎,起加长阴道并紧缩阴道口的作用。

2）坐骨海绵体肌:又称阴蒂勃起肌。较薄弱,起自坐骨结节,沿坐骨升支内侧和耻骨下支向上,止于阴蒂脚下方。具有稳定会阴隔膜,并通过球海绵体肌从侧方牵拉尿道外口的作用。

3）会阴浅横肌:是横位小肌。起自坐骨结节,止于会阴中心腱。具有固定会阴中心腱的作用。

4）会阴深横肌:位于会阴深隙。肌束横行,两侧张于坐骨支,中间部分止于会阴中心腱。其作用是将会阴中心腱上部与坐骨结节锚定,从侧方稳定会阴中心腱;收缩时维持尿道、阴道和肛门末端的稳定,并有助于维持腹腔器官的稳定。

5）肛门外括约肌:位于肛门三角,是肛管周围结构,分为皮下部、浅部和深部。其作为会阴中心腱的张肌而发挥作用,是肛门纵肌（中层）的主要附着点,具有产生肛门皱褶、扩肛、固定和稳定肛管作用。

6）后部肛板:即肛尾韧带。位于肛门三角,是肛管周围结构,位于肛门外括约肌和尾骨间的一种腱性结构,含有与肛门外括约肌附着的横纹肌成分。

7)会阴中心腱:定义见第 3 章第 3 节内容"陕义的会阴"。是球海绵体肌和肛门外括约肌收缩时的关键锚定点,含有与肛门外括约肌附着的横纹肌成分的腱性结构。与阴道后壁下 1/3 融合,具有加固盆底、承托盆腔器官的作用。

(2)盆底中层肌肉(连接层):肛门纵肌是构成盆底中层垂直方向的横纹肌,该层上方接受来自耻骨尾骨肌与耻骨直肠肌侧方的肌纤维。肛门纵肌向下附着在肛门外括约肌的深层和浅层,其似乎部分地从后方围绕着直肠,但并不附着于直肠。用力时,其形成向下的力使膀胱颈关闭;排尿时,其牵拉开放流出道。

肛门纵肌需与直肠纵肌相区别,后者是平滑肌,为构成直肠壁的一部分。肛门纵肌非常短小,甚至在大体解剖中都无明确标注,但其有非常重要的作用,可形成盆底 3 种定向肌力其中的一个向下的力。

(3)盆底上层肌肉(力量层):上层肌肉为水平方向,使器官向前或向后伸展。由位于前面的耻尾肌前部和位于后面的提肌板组成,是骨盆底最内层最坚韧的组织。耻尾肌形成向前的肌力,该层的后部提肌板与直肠后壁附着,形成向后的力。盆底上层肌肉有双重功能,即支持盆底器官和开合尿道、阴道和肛门。其是稳定盆底结构的最重要的力量来源(图 23-3)。

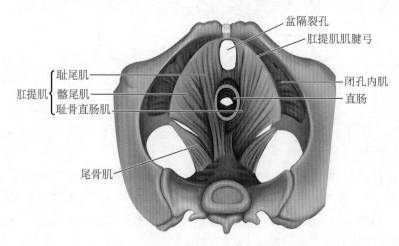

图 23-3　盆底上层肌肉

肛提肌位于盆膈内,即盆膈下、上筋膜间,是构成盆底的一对四边形阔肌,封闭骨盆下口。主要起自闭孔筋膜上缘增厚形成的肛提肌腱弓,肌束斜向内下,两侧的肌肉会合成漏斗状,止于尾骨、肛尾韧带和会阴中心腱。肛提肌可分为耻尾肌、耻骨直肠肌、髂尾肌 3 部分。

1)耻尾肌:为肛提肌主要部分,位于最内侧。前部起自耻骨联合下缘向上约 1.5 cm 处,与阴道末端的侧壁附着,形成向前的肌力,夹持阴道,称为耻骨阴道肌,又称阴道括约肌;中部肌束较发达,向后环绕直肠会阴曲相互融合,称为耻骨直肠肌;绕过直肠至后方,并与来自尾骨肌和髂尾肌的肌纤维融合在一起,形成提肌板。提肌板嵌入直肠后壁,形成向后的肌力,在直肠向后的运动中发挥重要作用。经产妇的此层组织易受损伤而导致膀胱、直肠膨出。

2)髂尾肌:为肛提肌居中部分。从肛提肌腱弓后部开始,向中间及向后走行,与耻尾肌会合,再经肛门两侧至尾骨。

盆底上层肌肉为水平方向,这层肌肉使器官向前或向后伸展。耻尾肌形成向前的肌力;该层后部的提肌板与直肠后壁附着,形成向后的肌力,在直肠向后的运动中发挥重要作用(图 23-4)。

2. 阴道周围肌肉　阴道的一个重要解剖特点是其周围具有丰富的肌肉。阴道周围肌肉的良好张力和知觉对性高潮极为重要。这些肌肉由阴部神经分支之一——会阴神经支配,兼具运动和感觉功能。

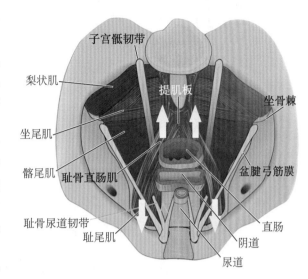

图 23-4　肛提肌肌力方向(箭头表示肌力方向)

涉及女性性反应的肌群主要分为以下 4 组。

(1)女性阴道口周围的表浅肌肉群:肌纤维也分布到阴蒂脚和阴蒂干。这组肌群包括会阴横肌、坐骨海绵体肌、球海绵体肌和会阴体等。肌纤维起自坐骨支,并插入阴道周围的结缔组织。

(2)尿生殖膈和肌肉:它们的收缩使阴道下端感到环状突起,并组成鞘状物上推阴茎,使之更容易触碰及摩擦阴道前壁的敏感点(如 G 点)。

(3)耻尾肌:在阴道的两侧壁上可分别触到束状的肌肉。在性活动中,耻尾肌受到刺激后的轻微收缩可使阴茎感受到被"紧握"的感觉;在性高潮时,其将产生有力的节律性收缩,对男方阴茎的"紧握"感显著增强,故其又被称为"爱情肌"。

(4)阴道最上端的内在肌肉:这些平滑肌的性质与骨骼肌不同,其不受运动神经支配,不能自主运动和舒缩。它们受自主神经支配,当性兴奋期性紧张度增加时,阴道壁扩张,阴道长度增加。在高度性兴奋期或平台期,阴道的长度平均可增加 2.5 cm;同时子宫也会发生提升及收缩,使阴道上 1/3 管腔扩张,形成负压,故产生"吸力"。

以上 4 组肌肉在性高潮中的作用不同,女性的性能力取决于它们的作用(图 23-5)。

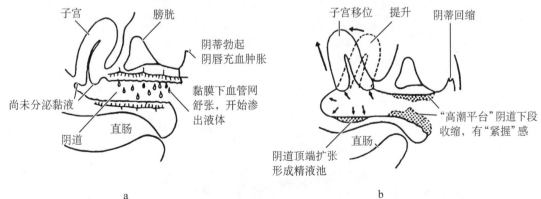

a　　　　　　　　　　　　　　　　　　　b

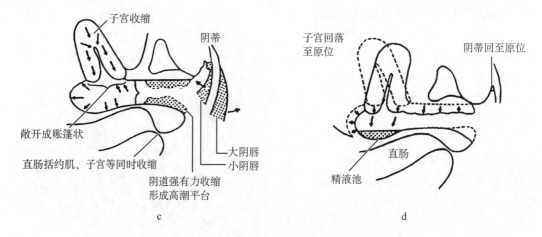

图 23-5 女性 4 个性反应周期内阴道及子宫的活动

注：a. 性兴奋期；b. 性平台期；c. 性高潮期；d. 性消退期。

(三)盆底结缔组织

结缔组织是一个通用术语，常用于描述含有胶原蛋白、蛋白聚糖和弹性蛋白的组织，包括筋膜和韧带。筋膜是一种纤维肌性组织，起悬吊或加强器官，或者连接器官与肌肉的作用。筋膜由平滑肌、胶原蛋白、弹性蛋白、神经和血管构成，其独立增厚的部分称为韧带。

肌肉作为运动系统的动力来源，必须有条不紊地收缩和舒张。负责协调肌肉收缩的是筋膜，它们作为关节间的桥梁、肌肉间的分隔、收缩时的信使而存在。肌肉协调一致地运动有赖于这些筋膜结构赋予其外形，协助其滑动。

盆底发挥支持作用的结缔组织包括盆腔内筋膜、盆腔韧带及会阴隔膜。盆腔内筋膜为腹横筋膜延续至覆盖骨盆底，位于盆底肌之上、腹膜之下，包绕盆腔器官并将其连接至其所支持的肌肉组织和骨盆的骨组织。这一结缔组织网与盆腔器官表面的结缔组织纤维交织，将后者固定在正常解剖位置，同时可完成储尿、储便、性交、排尿和排便功能。盆腔内筋膜的特殊部位增厚形成盆腔韧带，参与支持盆腔器官。然而，这些韧带并非独立的、容易分离出的结构，而是整个网状筋膜的一部分，其周围连于骨盆和腱弓。

(四)盆底器官

现代盆底结构解剖学从垂直方向将盆底结构分为前盆腔、中盆腔和后盆腔。前盆腔包括阴道前壁、膀胱及尿道；中盆腔包括阴道顶部和子宫；后盆腔包括阴道后壁和直肠。它们均无固有形状和强度(图 23-6)。筋膜的作用是加强和支持这些器官，韧带的作用则是悬吊这些器官并作为肌肉的锚定点，肌力的牵拉使这些器官获得形状、形态和强度。

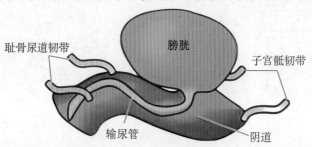

图 23-6 悬吊韧带松弛时，阴道、尿道和膀胱将失去形态

三、整体理论对盆底结构和盆底功能障碍的认识

1990 年,Petros 提出"整体理论"(integral theory),这是对于盆底支持结构的研究及 PFD 手术治疗的历史性飞跃。

整体理论认为,盆底并非各部分的简单叠加,而是一个平衡的、相互关联的,由肌肉、结缔组织及神经组成的有机整体。用整体理论修复 PFD 则主要强调加固盆底的重要受力结构,即加固重要的肌肉、神经及结缔组织。

盆底结构如同悬吊桥结构一样,是相互依赖的。悬吊桥的强度通过悬吊钢丝的张力维持,维持盆底结构的"悬吊钢丝"就是耻骨尿道韧带、盆筋膜腱弓和子宫骶韧带,削弱任何一部分结构都可能扰乱整体的平衡、强度和功能,破坏盆底支撑力量和功能。盆底类似吊桥的结构由盆底韧带及筋膜等结缔组织构成的盆底板支撑阴道和膀胱,其张力受盆底肌肉舒缩的调节(图 23-7)。

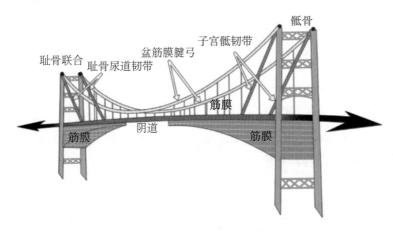

图 23-7　盆底"悬吊桥"结构模拟图

整体理论在其发展过程中吸纳了"3 个水平"理论和"吊床假说"(图 23-8),建立了定位结缔组织缺陷的"3 腔系统",将盆腔人为地分成前、中、后 3 区。前区包括尿道外韧带、尿道下方的阴道("吊床")、耻骨尿道韧带;中区包括盆腔筋膜腱弓、耻骨宫颈筋膜及其位于膀胱颈下方的重要弹性区;后区包括子宫骶韧带、直肠阴道筋膜、会阴体。由此形成了判断盆底缺陷类别和层次,并确定修复层面和方法的完整系统。

整体理论解释了盆底肌的 3 种定向肌力,包括耻尾肌前部、提肌板和肛门纵肌,激活尿道和肛门的闭合,以及协助维持器官的位置。排尿时,耻尾肌放松,提肌板和肛门纵肌开放尿道;排便时,耻骨直肠肌放松,提肌板和肛门纵肌开放肛门。耻骨直肠肌独立于 3 种定向肌力而发挥作用,并有其特殊性。

韧带和肌肉组成了一个包含机械学和外周神经学因素的完整的平衡系统。膀胱底的牵拉感受器和无髓鞘神经是这个平衡系统的神经因素,它们需要强有力的结缔组织在其下提供支持以防止过早激活,从而避免急迫症和盆腔疼痛的产生。结缔组织损伤可使平衡系统的机械学和周围神经学因素失衡,因神经末梢的敏感性不同,可引起膀胱、肠道或盆腔疼痛方面的部分或所有症状。因此,神经末梢起着"发动机"的作用,即使阴道的 3 个部位中只有很轻度的脱垂,也可导致相当严重的症状。

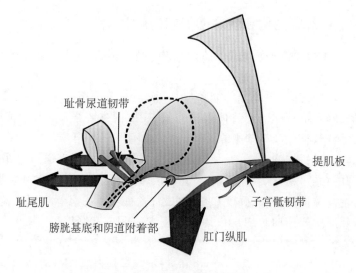

耻骨尿道韧带

提肌板

耻尾肌

子宫骶韧带

膀胱基底和阴道附着部

肛门纵肌

图 23-8　吊床假说

四、结缔组织理论对盆底结构和盆底功能障碍的认知

如果结缔组织失去功能,肌肉的支持功能将因无可靠的附着体而减弱。胶原纤维和弹力纤维均随妊娠、分娩和年龄而变化。这些变化可削弱韧带和筋膜,从而影响盆底结构的完整性,引起阴道松弛及 POP,并影响器官功能。

(一)盆底 8 条主要韧带

1. **尿道外韧带**　将尿道外口锚定在耻骨降支的前面,向上延伸至阴蒂,向下至耻骨尿道韧带。

2. **耻骨膀胱韧带**　为膀胱前壁的主要支持结构。其嵌入子宫颈前弧,是膀胱前壁的一种无弹性的纤维肌性结构。耻骨膀胱韧带使膀胱前壁具有一定强度。

3. **盆筋膜腱弓**　是一对水平切带,起源于耻骨联合处的耻骨尿道切带的正上方,止于坐骨棘。阴道由其筋膜悬吊在盆腱弓筋膜上,如同一条晾晒在 2 根晾衣组上的床单。提肌板的肌力和邻近肌肉使盆筋膜腱弓和阴道本身获得张力。

4. **直肠阴道筋膜**　即迪氏筋膜(Denonvillier 筋膜),从下方的会阴体到上方的提肌板呈片状延伸于直肠侧柱之间。该筋膜附着于子宫骶韧带和围绕着子宫颈的筋膜。

5. **耻骨尿道韧带**　起源于耻骨联合后面的下端,呈扇形下降,其中间部分附着在尿道中段,侧方附着于耻尾肌和阴道壁。

6. **子宫骶韧带**　悬吊阴道顶部,并且是肛门纵肌向下肌的有力附着点。子宫骶韧带起自骶椎 S_2、S_3、S_4,止于子宫颈环的后面。其主要血供来自子宫动脉下行支。

7. **耻骨宫颈筋膜**　位于膀胱阴道间隙,是尿道、膀胱颈与阴道、子宫颈之间的纤维肌性组织。不能与周围组织截然分开。

8. **膀胱宫颈韧带**　即耻骨宫颈筋膜头端,连于子宫颈环,其组织薄弱可致高位膀胱膨出,侧方连于盆筋膜腱弓,其薄弱可致阴道侧方缺陷;中部缺陷则可导致中位膀胱膨出,即膀胱底膨出。

以上这些悬吊韧带与筋膜的组成成分相似。韧带中神经、平滑肌和血管的存在表明韧带是可以主动收缩的结构,如同器官的筋膜层。此外,会阴体还含有横纹肌。

(二)盆底结缔组织结构的 3 个平面

基于盆底功能将盆底结缔组织结构分成 3 个平面(图 23-9)。

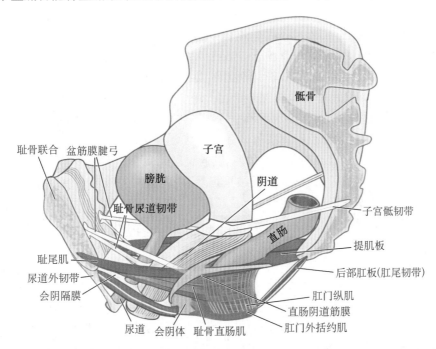

图 23-9　骨盆主要结缔组织结构的三维矢状面示意图,显示结缔组织与盆底器官和
　　　　骨骼间的关系

1. **平面 1**　包含主骶韧带复合体和耻骨宫颈筋膜,即阴道上段的支持结构。

(1)主骶韧带复合体:是起自子宫颈和阴道上端的三维立体结缔组织支持结构,止于侧盆壁和骶骨。主要由子宫骶韧带、子宫主韧带及周围附属的结缔组织构成。其作用是悬吊子宫和上段阴道,向后牵拉子宫颈,可维持女性直立位时的阴道长度,使上 2/3 阴道轴保持在几乎水平的位置,并位于其下方的肛提板之上。这样可使腹腔内压和子宫颈的压力压向阴道后壁和其下方的肛提板,而不是将阴道推出骨盆出口。在产后或子宫切除术后,平面 1 的支持被破坏,可导致子宫和/或阴道脱垂。

(2)耻骨宫颈筋膜:其是否为一层独立的组织目前仍有争论。确切地说,耻骨宫颈筋膜应属于平面 1 和平面 2 之间的支持结构。

2. **平面 2**　包含盆筋膜腱弓、直肠阴道筋膜及耻骨尿道韧带,即中段阴道侧方的支持结构。

(1)盆筋膜腱弓:部分学者将盆腔筋膜腱弓形容为盆筋膜"白线"。它是耻尾肌和髂尾肌表面盆腔内筋膜的中部增厚,为条状纤维结构。其起自耻骨联合中点外侧 1.0 cm 处的耻骨体内面,终至坐骨棘内缘。其前段纤维与耻尾肌外侧的盆底筋膜相接;中段为长 2.0~4.0 cm、含肌纤维的纤维板,有力地连于阴道壁前侧方和尿道壁后侧方;其上后 1/3 段纤维起自肛提肌腱弓。盆腔筋膜腱弓的纤维连结非常广泛,在其全长的上外侧接受闭孔内肌筋膜发出的纤维,而下外侧接受盆膈上筋膜发出的纤维,它们是将盆腔器官、盆底肌及盆壁筋膜组织联系起来的重要结构。盆筋膜腱弓的作用类似于"承力索",可提供将尿道悬于阴道前壁("吊床")的支持力量,并阻止腹压增加时阴道前壁和近端尿道尾端的移位,维持尿自禁。盆筋膜腱弓组织薄弱可导致阴道旁缺陷和阴道前壁膨出。

(2)直肠阴道筋膜:位于阴道后壁侧方,是阴道后壁的远端 1/2 与肛提肌腱膜的融合,自会阴体向内延伸约 3.5 cm 而形成。在耻骨联合至坐骨棘中点位置与盆腔筋膜腱弓融合,并不延伸至阴道后壁全长,其上端与直肠子宫陷凹处的腹膜凹陷相连。在阴道近端 1/2,阴道前壁和后壁都向侧方连于盆腔筋膜腱弓,两者的支持是相同的。这种结构也说明了阴道远端断层呈 H 形,而上端呈扁平管状轮廓的原因。许多组织学研究同样发现,在膀胱阴道间、阴道直肠间并无独立"筋膜"层。虽然手术中时常提到"耻骨宫颈筋膜"及"阴道直肠筋膜"的概念,但通常是指将阴道黏膜层同周围组织分开的结构。

(3)耻骨尿道韧带:是盆腔内筋膜的增厚,其起自耻骨联合后下缘下 1/5 处,起点位于盆腔筋膜腱弓起点内侧紧连于耻骨,下行纤维呈扇形,向内侧插入尿道上中 1/3 交接处,向外侧插入耻尾肌和阴道壁的筋膜,呈锥体形,总长约 1.0 cm。该韧带将尿道有力地悬吊于耻骨。肛提肌也是通过与之紧密的连接而直接参与尿道的支持作用。耻骨尿道韧带薄弱可使尿道中段向后下移位,而不伴有膀胱颈的高活动性。

3. 平面 3 包括尿道外韧带、会阴隔膜及会阴体,即阴道末端的支持结构。

(1)尿道外韧带:是将尿道外口与耻骨联合前表面、耻骨间韧带前部紧密连接的结构,是由阴蒂体和两侧阴蒂脚下方发出的一束宽而分散的纤维。其与阴蒂悬韧带相接续,提拉该韧带可提升尿道外口。尿道外韧带发出向后的纤维与耻骨尿道韧带发出向前的纤维互相连接,平行尿道走行于尿道上表面、耻骨弓下方,称为中间韧带。

(2)会阴隔膜:是一层厚的膜性纤维片,覆盖于整个尿生殖三角。其两侧连于耻骨弓,后缘为游离缘,中线部附着于尿道、阴道壁和会阴体。尿道和阴道通过尿生殖裂孔穿出会阴隔膜至前庭。

(3)会阴体:是阴道与肛门之间的区域,是球海绵体肌、会阴浅横肌、会阴深横肌、会阴隔膜、肛门外括约肌及阴道后壁肌层,起自耻骨直肠肌和耻尾肌纤维的集合点,有大量弹性组织。

(三)结缔组织在盆底功能障碍中的作用

1. 帆船模型 结缔组织是一种复合结构,黏多糖(蛋白聚糖)是其基本成分。弹力纤维可储存能量,而胶原纤维使结构具有一定强度。在结构上,胶原蛋白具有 S 形纤维,一旦纤维的曲线因伸展而变直时,就阻止了其进一步伸展,此时任何施加的力都是直接被传导的,因此,组织的伸展性完全由这些胶原纤维的结构所决定。腱并无伸展性,因其所有纤维均为平行排列。韧带的伸展性有限,但阴道的伸展性较好。韧带将阴道固定在骨盆上。盆底肌的 3 种定向肌力对这些悬吊韧带发挥作用,任何韧带的松弛都可导致肌力减弱,从而引起开合功能障碍。就像帆船一样,只有帆和固定帆的绳索都坚固,风力才能被传导,使船前进(图23-10)。若绳索(韧带)松弛,船帆(阴道)只能在微风中打转,就像一条没有拉紧帆的船无法

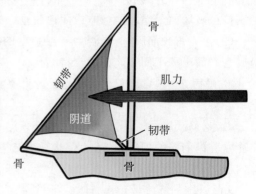

图 23-10 帆船模型图(松弛的阴道不能被充分绷紧以关闭尿道)

前进一样,松弛的阴道也无伸展而关闭尿道或支持膀胱的牵拉感受器。

2. **吊床假说**　吊床假说认为,尿道位于盆腔内筋膜和阴道前壁组成的支持结构("吊床")之上。这层支持结构的稳定性依赖通过侧方连接的盆筋膜腱弓和肛提肌,随着肛提肌的收缩和放松,尿道又上升或下降。尿自禁是通过耻尾肌前部和尿道横纹括约肌的收缩,以及"吊床"功能的激活所致尿道管腔关闭来实现的。当"吊床"功能缺陷时,可产生近端尿道高活动性或阴道前壁膨出(膀胱膨出),从而导致 SUI 发生(图 23-11)。

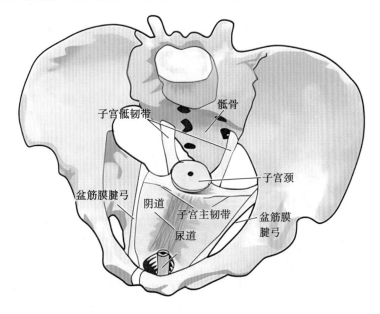

图 23-11　"吊床"示意图

3. **盆底肌与盆底结缔组织的相互作用**　完整的盆底是一个密切联系的整体,而完整的盆底功能是在盆底肌、盆底结缔组织及盆腔器官的密切配合下完成的,是支持系统与括约肌系统的协同统一。正常盆腔器官的支持和器官功能依赖于盆底肌和盆底结缔组织动态相互作用。解剖研究显示,肌肉与筋膜、韧带及器官浆膜层间有很多相互交织的纤维连结,提示其作为整体而发挥作用。女性直立位时,盆腔内筋膜及其增厚形成的韧带于肛提肌上悬吊阴道上段、膀胱和直肠,盆底肌关闭泌尿生殖裂孔并为盆腔脏器提供一个稳定的平台。腹腔内压和重力垂直作用于阴道和盆底,盆底肌以其关闭状态下持续性的张力与之对抗。

若盆底肌张力正常,结缔组织连接的压力将减小。此外,在急性压力下,如咳嗽或打喷嚏时,盆底肌存在反射性收缩,对抗腹压并稳定盆腔器官。肛提肌通过与结缔组织连接控制近端尿道位置,即压力依赖于结缔组织(特别是胶原)从盆底肌传向尿道。先天性或获得性胶原损伤可导致肌肉起点或插入点松弛,影响其等长收缩,导致肌肉关闭功能不全。另外,盆腔韧带将器官悬吊于骨盆壁,任何一条韧带松弛都将使肌肉力量失效,导致器官的开关功能紊乱。如盆底肌薄弱(神经病理性损伤或机械性损伤),提肛板无法维持其水平位置,泌尿生殖裂孔打开,导致支持盆腔器官的"责任"落在盆底结缔组织上。随着时间推移,持续性张力将使筋膜及韧带连接拉伸、薄弱并断裂,导致器官正常解剖位置丧失,从而发生各种脱垂现象。

4. 结缔组织损伤的原因

(1)分娩:是公认的引起子宫阴道脱垂、膀胱和肠功能障碍的主要原因。

(2)激素变化:对胶原蛋白产生极大的影响,以妊娠期、围产期及绝经后期最为显著。运动能增加胶原蛋白的转化。

(3)先天性胶原缺陷和维生素 C 缺乏:可使胶原蛋白的合成和修复功能减退,导致正常结缔组织断裂。

第二节　盆底结构缺陷及盆底功能障碍的分类、评估

PFD 是女性的常见病和高发病,现已成为威胁女性健康和生活质量的重要慢性病之一。PFD 是指盆底支持组织由于退化、损伤等因素,导致盆底支持薄弱或肌肉功能减退,进而导致患者盆腔器官发生移位或功能失调而出现的一系列病症。PFD 主要包括尿失禁、POP、排便障碍、FSD 及慢性盆腔痛(chronic pelvic pain,CPP)等,其中以 POP 和 SUI 较为常见。

随着中国人口的老龄化,PFD 的发病率明显增高。成年女性 PFD 的发病率为 11%,预测 30 年后 PFD 的发病率可能会增加 1 倍。国外流行病学研究表明,女性尿失禁的患病率为 11%～57%,65 岁以上女性则随着年龄增长有不断上升的趋势。一项针对发展中国家的 PFD 流行病学和风险因素调查的综述分析结果表明,来自 16 个发展中国家的 83 000 例女性纳入研究,其中 POP 的发病率为 19.7%(3.4%～56.4%),尿失禁的发病率为 28.7%(5.2%～70.8%),大便失禁的发病率为 7.0%(5.3%～41.0%)。

PFD 的发生与很多因素有关,其主要风险因素包括年龄、妊娠、阴道分娩、绝经、盆底组织薄弱及盆底组织先天发育不良,肥胖、慢性咳嗽、重体力劳动导致腹压长期较高也会促进 PFD 的发生。妊娠期女性的盆底结构和功能发生变化,子宫逐渐增大,腹压持续增加,盆底胶原纤维慢慢减少,肌力逐渐下降,导致尿失禁、POP 等 PFD 症状出现。大量文献研究表明,肥胖会加重对盆底组织的挤压,使盆底肌肉、神经和其他结构因长期受到应力和牵拉作用而变弱。雌激素是保持盆底组织结构、张力、胶原纤维含量、血供及神经再生所必需的重要因素之一。低雌激素状态使Ⅲ型胶原纤维进一步减少,对尿道及膀胱的支持力下降,影响尿控并增加盆腔器官膨出的危险。

目前研究认为,妊娠期激素水平的变化可影响组织和器官中的胶原成分;妊娠期间脊柱弯曲度发生改变,腰椎向前突出(图 23-12),人体重心由腰骶部指向盆底;同时子宫体积和重量增大,胎儿足月时,子宫增大近 20 倍,使盆底肌肉处于持续受压状态中,导致其逐渐松弛;阴道分娩会损伤盆底组织(图 23-13),造成泌尿生殖道支持组织的损伤。

在欧洲国家,以及美国、日本、韩国等发达国家,女性盆底肌肉功能评估、筛查已经普及,其对产后 42 天的女性常规进行盆底功能筛查并根据不同状况进行不同的康复治疗,大大降低了尿失禁、POP 等 PFD 的发生率。

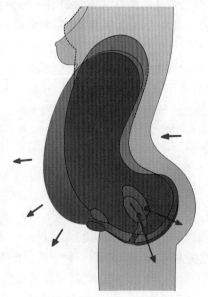

图 23-12　妊娠对盆腔重力轴向的影响

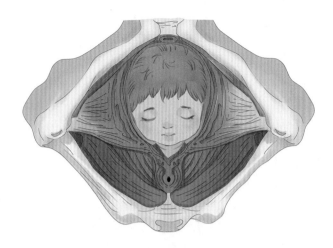

图 23-13　阴道分娩对盆底组织的损伤

一、尿失禁

国际尿控协会将尿失禁定义为"主诉为任何非自主性的漏尿行为"。从 20 世纪 90 年代中期开始,尿失禁就被列为世界五大慢性疾病之一,并且其在女性中的发病率远高于男性,严重影响女性患者的身心健康和生活质量。

临床常见尿失禁有 6 种类型,分别为压力性尿失禁(stress urinary incontinence,SUI)、急迫性尿失禁(urge urinary incontinence,UUI)、混合型尿失禁(mix urinary incontinence,MUI)及充溢性尿失禁,其中以 SUI、UUI 及 MUI 更为常见。

(一)压力性尿失禁

1. 定义、分型、发生机制及流行病学特点

(1)定义:1926 年,Howard 首先将咳嗽、大笑、喷嚏及运动时发生的尿失禁称为 SUI。国际尿控协会对于 SUI 的定义是:腹压突然增加导致尿液不自主流出,并非由逼尿肌收缩或膀胱壁对尿液的压力引起(图 23-14)。

(2)分型:SUI 分为解剖型 SUI 和尿道内括约肌缺陷型 SUI。解剖型 SUI 由盆底组织松弛引起,约占 90%;而尿道内括约肌缺陷型 SUI 是先天性缺陷导致,占 10%。按照 SUI 的发生程度可分为轻度、中度及重度。①主观分度。轻度是指咳嗽和打喷嚏时出现尿失禁,不需要使用尿垫;中度是指在跑跳、快走等日常活动时出现尿失禁,需要使用尿垫;重度是指轻微活动、平卧体位改变时出现尿失禁。②客观分度。以尿垫试验为基准,1 h 尿垫试验最为常用。轻度为 1 h 尿垫试验≥2～5 g;中度为 1 h 尿垫试验≥5～10 g;重度为 1 h 尿垫试验≥10～50 g;极重度为 1 h 尿垫

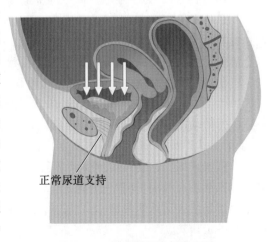

正常尿道支持

图 23-14　压力性尿失禁示意图

试验≥50 g。

有数据表明,60 岁以上老年女性 SUI 的发生率为 12%～34%。中国北京、吉林、河北、福建等省(自治区、直辖市)报道尿失禁的发生率为 18.1%～55.4%。朱兰教授对中国 7 个城市女性尿失禁进行流行病学调查发现,其患病率为 30.9%。国外报道女性尿失禁在成年女性中的发生率约为 33%。在所有尿失禁患者中,50% 为 SUI,且发生率随着年龄增长而升高。

(3)发生机制:目前,主流观点认同 SUI 的发生机制是压力传导理论和"吊床"假说。

1)压力传导理论:腹压增加时,膀胱向下向后移动,此时盆底肌反射性收缩产生向上向前的力,使膀胱颈维持在较高位置,从而维持等同的腹内压传导至近端尿道。若盆底肌肉收缩力量不足以对抗增大的膀胱内压,导致膀胱内压大于尿道内压,则出现溢尿。

2)"吊床"假说:1994 年,DeLancy 提出"吊床理论",他认为尿道中段下方由耻骨宫颈筋膜、肛提肌等组成的"吊床样"支持结构是维持尿道闭合压的解剖基础。尿道的关闭通过耻尾肌收缩,牵拉阴道的耻骨尿道韧带后部拉紧"吊床",关闭尿道,有效增加尿道内压,使尿液不会流出。松弛的耻尾肌不能有效形成拉紧的"吊床",不能迅速增加尿道内压,从而导致尿道关闭不良,进而发生尿失禁。

2. **辅助检查与诊断**

(1)一般检查:通过一系列方法对有尿失禁症状的患者进行初步检查并明确诊断,包括完整详细的病史和体格检查,特殊检查如压力试验、指压试验、残余尿测定、尿常规分析、尿垫试验、棉签试验,以及记录饮水和排尿日记(图 23-15)等。

(2)进一步检查:包括 X 线检查、磁共振成像、排空膀胱尿道图、膀胱镜、膀胱肌电图、超声(图 23-16)、尿流动力学检查、影像尿流动力学检查及盆底表面肌电检查。出现以下情况时应考虑进一步检查。①经一般检查不能明确诊断;②尿失禁手术前;③患者出现无泌尿系统感染的血尿;④患者残余尿量增加;⑤存在导致治疗复杂化的神经系统疾病及严重的POP。深入检查的内容。

3. **治疗**

(1)非手术治疗:是 SUI 的一线治疗方法,主要对轻至中度患者有效,对重度患者的治疗效果不理想,但可作为手术治疗前后的辅助治疗,故非手术治疗应被患者所知晓。年龄较大或合并其他慢性疾病(如心脑血管病、高血压、糖尿病)的患者,由于无法耐受手术,非手术治疗可在某种程度上减轻其症状。非手术治疗的优点是并发症少、风险较小,即使不能达到完全治愈,也能在不同程度上减轻尿失禁症状,并减少并发症发生,而且患者的依从性较好。

SUI 的非手术疗法主要包括以下几种。

1)生活方式训练:主要包括减轻体重、戒烟、禁止饮用含咖啡因饮料、生活起居规律、避免强体力劳动(包括提、拎和搬运重物)、避免参加增加腹压的体育活动等。对多数女性来说,生活方式干预可减少 SUI 的发生。

2)膀胱训练:改变排尿习惯,调节膀胱功能。通过指导患者记录每天饮水和排尿情况,填写膀胱功能训练表,有意识地延长排尿间隔,帮助其学会通过抑制尿急而延迟排尿。制订排尿计划是膀胱训练的关键,此方法要求患者无精神障碍。对 SUI 和逼尿肌不稳定的 MUI 患者有一定疗效。

时间 \ 日期	年　月　日				
	进水量/ml	漏尿/ml	自排/ml	导尿/ml	其他
7:00～8:00					
8:00～9:00					
9:00～10:00					
10:00～11:00					
11:00～12:00					
12:00～13:00					
13:00～14:00					
14:00～15:00					
15:00～16:00					
16:00～17:00					
17:00～18:00					
18:00～19:00					
19:00～20:00					
21:00～22:00					
22:00～23:00					
23:00～24:00					
24:00～1:00					
1:00～2:00					
2:00～3:00					
3:00～4:00					
4:00～5:00					
5:00～6:00					
6:00～7:00					

图 23-15　饮水和排尿日记

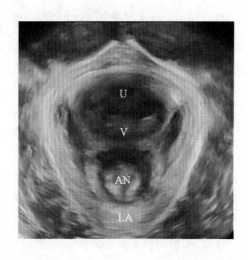

图 23-16　会阴超声

注:U. 尿道;V. 阴道;AN. 肛门;LA. 肛提肌。

3)盆底肌训练:是指患者有意识地对以耻尾肌肉群为主的盆底肌肉进行自主性收缩锻炼,以增加尿道的阻力,从而增强控尿能力。盆底肌训练于 1948 年由美国医师 Arnold Kegel 提出,故又称凯格尔运动(Kegel excercise)(图 23-17),其至今仍在尿失禁的治疗中占据重要地位,是 SUI 最常用和有效的非手术治疗方法。

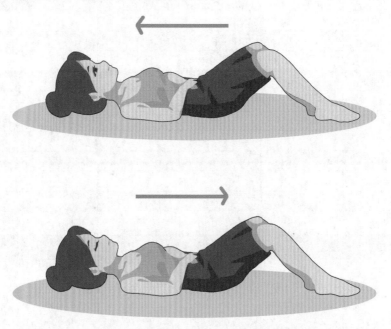

图 23-17　盆底肌训练(凯格尔运动)预防尿失禁

4)盆底肌电刺激:盆底肌肉群的收缩包括主动运动(盆底肌训练)和被动运动,盆底肌电刺激后引起的肌肉收缩属于后者。对于无法正确、有效进行盆底肌训练的患者,电刺激可以提供帮助(图 23-18)。

5)盆底肌磁刺激:从 1998 年开始,磁刺激被用于治疗尿失禁。其原理是基于电磁感应的"法拉第定律",磁脉冲能穿透表皮到达组织深部,进入会阴周围并启动神经脉冲,引起盆底肌肉收缩,从而增强盆底肌肉力量,提高尿道关闭压,以改善控尿能力(图 23-19)。

6)药物治疗:迄今为止,尚缺乏全球公认的既有效又无不良反应的治疗 SUI 的药物。目前主要有以下 3 种药物用于 SUI 的治疗。

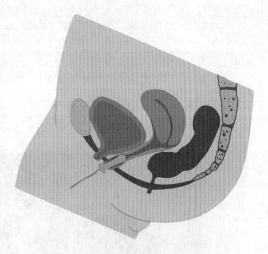

图 23-18　盆底肌电刺激示意图

A. α 肾上腺素受体激动剂(alpha-adrenergic agonist):尿道主要受 α_1 肾上腺素交感神经系统支配,α_1 肾上腺素能受体激动剂通过激动会阴部运动神经末梢 α_1 肾上腺素受体,刺激尿道和膀胱颈部平滑肌收缩,提高尿道出口阻力,改善控尿能力。代表药物为盐酸米多君。

B. 三环抗类抑郁药(tricyclic antidepressant):能抑制膀胱收缩并增加膀胱出口阻力,进

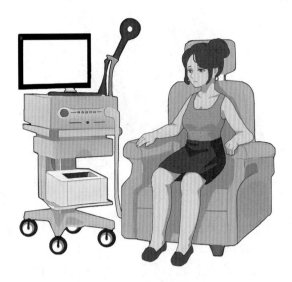

图 23-19　盆底肌磁刺激

而达到控尿目的。代表性药物为丙米嗪,它可轻微抑制交感神经末梢去甲肾上腺素对尿道平滑肌的收缩作用。此外,该药物可通过改变睡眠机制,提供抗胆碱或抗抑郁活性,影响抗利尿激素的分泌,进而治疗夜间遗尿。

C. 局部雌激素:2017 年,《女性压力性尿失禁诊断和治疗指南》指出,对绝经后女性,阴道局部使用雌激素可缓解部分绝经后期 SUI 症状及下尿路症状。

7)抗尿失禁子宫托:子宫托仍是非手术治疗子宫脱垂的一线方法,其优点是并发症少,患者经过学习后能够自己操作。近年来,出现了一些新型子宫托,在设计上有一个位于中线的把手,在耻骨后支撑尿道,为尿道和膀胱颈提供不同程度的支撑,发挥改善 SUI 的作用。配合盆底肌训练依从性较差的患者或治疗无效的患者,尤其是不适合手术的患者,可考虑使用抗尿失禁子宫托。

8)射频治疗及其他:近年还有一些利用射频治疗 SUI 获得满意疗效的报道。利用射频电磁能的振荡发热使膀胱颈和尿道周围局部结缔组织变性,导致胶原沉积,支撑尿道和膀胱颈的结缔组织挛缩,从而抬高尿道周围阴道旁结缔组织,恢复并稳定尿道和膀胱颈的正常解剖位置,从而达到控尿目的。

(2)手术治疗

1)耻骨后尿道悬吊术:治疗 SUI 的现代耻骨后手术始于 1949 年,这一年 Marshall、Machetti 和 Krantz 描述了他们给 1 例男性前列腺切除术后尿失禁患者实施的尿道悬吊术。虽然此后出现了各种改良术式,但所有术式均遵循 2 个基本原则,仅在应用上有所差别。①经下腹部做切口或腹腔镜辅助暴露耻骨后间隙;②将尿道或膀胱周围的盆内筋膜固定于耻骨联合后骨膜或耻骨联合软骨。

Burch 手术(图 23-20)(改良 Marshall-Marchetti-Krantz 手术,1961 年)将膀胱颈水平筋膜固定于髂耻韧带(Cooper 韧带),也可用其他组织,如闭孔筋膜、耻骨筋膜的弓状缘、直肠筋膜附着处和耻骨支骨膜。缝合髂耻韧带的 Burch 手术更具优势,故临床应用更多。所有手术的目的均是纠正解剖学上尿道和膀胱颈的过度活动。初次实施该手术治疗 SUI 的长期有效率为70%～90%。腹腔镜 Burch 手术术后 1 年治愈率约为 90%,与开腹手术治愈率基本相似。

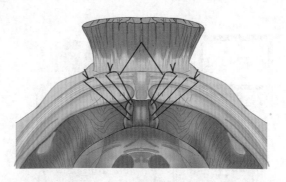

图 23-20　Burch 手术示意图

Burch 的手术适应证为中至重度解剖型 SUI。禁忌证包括：①尿道内括约肌障碍引起的 SUI；②未完成生育的；③妊娠期女性；④计划妊娠的女性。

　　2)悬吊带术：von Giordano 首先采用悬吊带术治疗 SUI(1907 年)，而后，其手术技巧及悬带材料经过多次改良。悬吊带术可用自身筋膜(腹直肌、侧筋膜、子宫圆韧带)或医用合成吊带。不同吊带材料、不同生产厂家、经不同途径均有不同的手术名称，如经阴道无张力尿道中段悬吊术(tension-free vaginal tape procedure，TVT)，经耻骨后无张力尿道中段悬吊术(tension-free vaginal tape-exact，TVT-E)，经阴道吊带成形术(intra-vaginal sling，IVS)，湿必克悬吊术(SPARC 手术)，经闭孔阴道无张力尿道中段悬吊术(trans-obturator tape，TOT/tension-free vaginal tape-obturator，TVT-O)(图 23-21)，经阴道闭孔无张力尿道中段

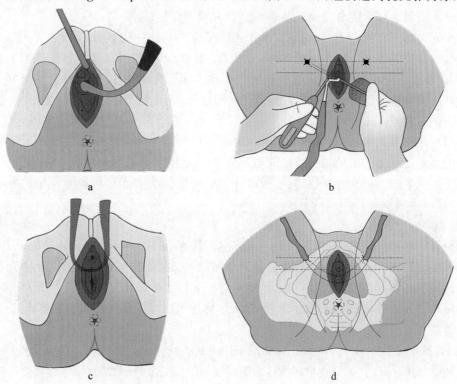

图 23-21　TVT 和 TVT-O 手术示意图

注：a、c. TVT，b、d. TVT-O。

悬吊术(tension-free vaginal tape-abbrevo,TVT-A)等。手术在局部麻醉加静脉麻醉或硬膜外麻醉下完成。

TVT 阴道无张力尿道中段悬吊带术的适应证:①解剖型 SUI;②尿道内括约肌障碍型 SUI;③合并 UUI 的 MUI。因此,TVT 较 Burch 手术的适应证更宽。在多次行尿失禁手术失败的患者中也有较高的治愈率。

TVT,尤其是用医用材料尿道悬吊术与其他手术方式相比,具有以下优势:①可用于肥胖患者;②可采取局部麻醉方式进行手术,适合年老体弱、不能耐受手术者;③出血量少、手术时间短、术后恢复快;④无严重并发症;⑤在既往手术失败患者中仍有较高的成功率。

TVT-O 与其他类似吊带手术相比差别不大,短期疗效均高于 90%。该方法具有手术创伤小、并发症发生率低、住院时间短及术后不易复发等优点,更易于被患者接受。与耻骨后路径相比,TVT-O 术后可能发生下肢疼痛。

循证医学资料表明,微创治疗 SUI 的"金标准"术式为 Burch 手术和 TVT。2017 年,一项荟萃分析纳入 28 个随机对照试验共计 15 855 例患者。结果表明,接受 TVT 患者的客观治愈率高于接受 Burch 手术患者;且 TVT 的主观和客观治愈率均高于 TVT-O,但接受 TVT 的患者中膀胱和阴道穿孔、盆腔血肿、尿路感染和下尿路症状的发生率均高于 TVT-O。

3)膀胱颈旁填充剂注射治疗(图 23-22):在尿道周围组织注射物质以利于在腹压增加时增加尿道的稳定,故能减轻很多患者的 SUI 症状。其适应证为尿道内括约肌障碍型 SUI。明胶醛交叉连接牛胶原蛋白(contigen)及碳珠(duraspere)已被允许用于治疗 SUI,其可在尿道周围或经尿道进行注射。综合 15 篇文章得出以下研究结果,膀胱颈旁填充剂注射治疗 SUI 的短期治愈或缓解率为 75%,其有效率随时间延长而下降,患者通常每 1~2 年需要进行其他治疗。

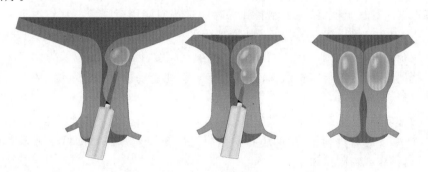

图 23-22　膀胱颈旁填充剂注射治疗示意图

(二)急迫性尿失禁

1. **定义**　UUI 是指因强烈尿意而出现的不自主漏尿。通常分为 2 种类型:①运动型 UUI,即自主漏尿是由于逼尿肌不自主收缩引起;②感觉型 UUI,即感到有强烈的排尿感而不伴有逼尿肌收缩。临床中,尿急或膀胱激惹是指不正常的排尿次数增加,伴或不伴夜尿症和不可抑制的排尿感。区分 SUI 和 UUI 很重要,因为它们的治疗方法不同。UUI 可使用抗胆碱能药物治疗;轻至中度 SUI 可通过盆底肌训练或理疗得以改善,而重度 SUI 或必要时需进行外科手术治疗。此外,膀胱过度活动症(overactive bladder,OAB)患者伴或不伴有 UUI 表现,精神紧张、焦虑等神经精神症状亦可引起 UUI。

2. **诊断依据**

(1)主要依据:先有强烈尿意后有尿失禁,或者在出现强烈尿意时发生尿失禁。多伴有尿频。

(2)次要依据:夜尿(每晚>2 次)、每次尿量<100 ml 或>550 ml、未及时赶到厕所就排尿。

(3)相关依据:膀胱容量减少,如有腹部手术、插尿管、盆腔感染等病史;由于膀胱扩张感受器受到刺激而引起痉挛,如膀胱感染、酒精或咖啡因的影响,液体量增加、尿浓度增高、膀胱过度膨胀。

3. **治疗**　UUI 的治疗应采取循序渐进原则。

(1)感觉型 UUI:感觉型 UUI 是原发疾病的一种症状,有时为中枢或周围神经系统疾病导致,故应首先采取病因治疗;待原发性疾病治愈后,尿失禁可随之好转或治愈。为尽快缓解症状,可在病因治疗的基础上,同时对症治疗。

(2)运动型 UUI

1)病因治疗:①由膀胱出口部梗阻引起者,应首先解除梗阻。如在梗阻未解除的情况下给予抗胆碱药治疗,则有可能降低逼尿肌收缩力,使残余尿增加,导致急性尿潴留的发生率升高。②由神经系统疾病引起者,则根据其不同病因和病变部位,采取不同的治疗方法。

2)药物治疗:常用药物为抗胆碱药(如溴丙胺太林、托特罗定、奥昔布宁等),钙通道阻滞剂(如双苯丁胺、维拉帕米、硝苯地平等),前列腺素合成抑制剂(如吲哚美辛、氟比洛芬等),三环类抗抑郁药。

3)膀胱灌注治疗:该方法的优点是可直接向膀胱组织提供高浓度药物而不影响其他器官,有些对膀胱有效但不宜全身用药的制剂可发挥作用。

4)膀胱内肉毒毒素注射:肉毒毒素是肉毒梭状芽孢杆菌繁殖过程中产生的嗜神经毒素。A 型肉毒毒素因其稳定性好、易于制备和保存而被普遍应用于临床。它作用于突触前原浆膜,裂解 SNAP-25 递质转运蛋白,通过阻断肌肉的神经支配而达到使肌肉松弛,降低肌张力的效果。膀胱镜下行逼尿肌肉毒毒素注射具有操作简便、创伤小、恢复快等优点。

5)膀胱训练:通过进行膀胱训练,患者可有意识地主动抑制膀胱收缩,从而达到增加膀胱容量的目的。

6)生物反馈治疗:生物反馈治疗是行为治疗的一种形式。应用生物反馈治疗仪,将这些体内信息放大,为患者所利用,帮助患者学会将这些平时未加注意的信息纳入意识控制之下,主动进行排尿或控制排尿。

7)电刺激治疗:通过对储尿和排尿的各反射通路或效应器官(逼尿肌、盆底肌、括约肌)施以适当的电刺激,以达到治疗目的。

8)手术治疗:对以上治疗无效、病情特别严重、上尿路扩张导致肾损伤的患者可考虑手术治疗。手术方式可选择膀胱扩大术、选择性 S$_{2\sim4}$ 神经根切断术及膀胱横断术。考虑进行尿路改道术等手术治疗时应慎重。

(三)混合型尿失禁

1. **定义**　MUI 是指 SUI 和 UUI 同时存在,并伴随膀胱括约肌功能不全。UUI 的诊断对于治疗至关重要,因为在对 SUI 进行任何尝试治疗前,逼尿肌不稳定必须得到药物治疗,以免影响或危及随后的(术后)疗效。

2. **治疗**　MUI 的治疗比单纯性尿失禁的治疗更为复杂,其重点在于判断 UUI 和 SUI

在病因方面的权重,以及各自的分类,以确定治疗的重点和先后顺序。可采用 MUI 问卷诊断表(表 23-1)进行初步评估。因 MUI 同时具有 SUI 和 UUI 的症状,治疗时既要兼顾两者的差异性,又要根据严重程度考虑治疗的先后顺序。因此,应从症状评估及尿流动力学检查等多方面诊断结果入手,全面分析尿失禁的原因,明确尿失禁类型及其主导症状,为患者提供适当而有效的治疗。

表 23-1　混合型尿失禁问卷诊断表

序号	内容
1	在过去 3 个月内,您是否有漏尿的经历(即使是很少的量)? □ 是　□ 否(问卷终止)
2	在过去 3 个月内,您在什么情况下发生漏尿(多选题)? □ a. 在进行躯体活动时,如咳嗽、打喷嚏、举重物或锻炼身体时 □ b. 在感到尿急或强烈尿意但又不能及时赶到厕所时 □ c. 在既没有进行躯体活动也没有感到尿急时
3	在过去 3 个月内,您在什么情况下漏尿症状加重? □ a. 在进行躯体活动时,如咳嗽、打喷嚏、举重物或锻炼身体时 □ b. 在感到尿急或强烈尿意但又不能及时赶到厕所时 □ c. 在既没有进行躯体活动也没有感到尿急时 □ d. 躯体活动和尿急感对症状加重作用相当

注:根据第 3 个问题答案判定患者尿失禁的类型。

a→多半是躯体活动时尿失禁症状加重,为压力性尿失禁或以压力性尿失禁症状为主。

b→多半是感到尿急时尿失禁症状加重,为急迫性尿失禁或以急迫性尿失禁症状为主。

c→在既没有进行躯体活动也没有感到尿急时症状加重,为其他原因或以其他原因为主的尿失禁。

d→躯体活动和尿急感对症状加重作用相当,为混合型尿失禁。

对于 MUI 患者,应首先采取非手术治疗,如行为疗法、药物治疗和电刺激治疗。经过一段时间非手术治疗后,如效果不明显或未改善则考虑进行手术治疗。如 MUI 以 SUI 为主,可先采用手术治疗 SUI,术后继续治疗仍存在的 UUI。若 SUI 得到成功治疗,可使 UUI 有完全或较大的改善,但 UUI 的症状通常不会立即消失,一般会持续 3～6 个月。如果 MUI 不合并尿道过度活动,可采用尿道填充剂注射治疗 SUI;如果合并尿道活动过度,应施行尿道吊带悬吊术。

(四)功能性尿失禁

功能性尿失禁又称冲动型尿失禁,是指突发排尿欲望但不能及时如厕而引起的自主性尿液流出。其临床特点为突如其来的尿失禁,常在精神紧张、情绪激动等情况下发生。

(五)充溢性尿失禁

充溢性尿失禁又称假性尿失禁,是下尿路有较严重的机械性或功能性梗阻致膀胱内大量残余尿,当膀胱内压力上升超过正常尿道括约肌的阻力时,尿液自尿道口溢出,且不成线,可见于慢性下尿路梗阻致尿潴留及神经源性膀胱的女性患者。充溢性尿失禁的表现为尿频、尿淋漓不净、尿残留等膀胱不稳定症状。可分为急性充溢性尿失禁和慢性充溢性尿失禁。

(六)反射性尿失禁

反射性尿失禁是由上运动神经元病变引起,患者不自主地间歇排尿(间歇性尿失禁),且排尿时无感觉。此类患者均有不同程度的逼尿肌反射亢进和低膀胱顺应性。

(七)产后尿失禁

1. 定义及流行病学特点 产后尿失禁(postpartum urinary incontinence,PPUI)属于SUI,是指育龄期女性由于妊娠或分娩诱发的漏尿现象。PPUI是女性产后高发病,妊娠和分娩后早期尿失禁严重影响女性的生活质量,对远期PFD的发生有很强的预警性。目前认为,31%~67%的孕产妇会发生尿失禁,且可能出现在妊娠各个时期。随着妊娠的进展,PPUI的发生率增加,经产妇与初产妇没有区别。虽然PPUI的发病高,但就诊率低,产后女性通常认为这是产后自然现象,经常未予以重视。

2. 病因及发生机制 PPUI的发生常与妊娠、分娩导致泌尿生殖器官脱垂及盆底支持组织功能受损有关。由盆底韧带、筋膜、肛提肌及其周围组织构成的盆底支持结构维持膀胱颈和尿道的正常位置,对保持正常的压力传导、维持控尿至关重要。正常情况下,当腹压突然增加时,压力均匀传递到膀胱和近端尿道,引起膀胱颈和尿道主动收缩;同时,支持膀胱颈和尿道的盆底韧带、筋膜对腹压产生反作用力,挤压尿道,使尿道关闭,故不会发生漏尿。当妊娠和分娩导致盆底组织松弛或尿道支持结构损伤时,膀胱底部和近端尿道就会向下移位,当腹压突然增加时,增加的压力只能作用到膀胱而不会传递到近端尿道,周围的盆底支持组织也失去对腹压的抵抗力,进而导致PPUI的发生。

3. 治疗 PPUI属于SUI,应按照SUI的治疗方式来改善PPUI。

(1)盆底肌训练:首先通过做盆底肌训练(凯格尔运动)来辅助治疗,目的是通过反复的运动训练来恢复及加强盆底肌肉的功能。如何找到盆底肌的位置是盆底肌训练的关键。可通过中断尿液的感觉来体会,即排尿排到一半时,试着让排尿中止,这时有会阴部收紧的感觉,感觉到有收缩的那部分肌肉就是盆底肌。如果不确定自己是否正确收缩了盆底肌,可在运动时将手指放在阴道内,如果感觉到手指有包裹感,就说明做对了;如果还是无法找到盆底肌或由于盆底肌严重松弛而感觉不到阴道周围肌肉对手指的包裹感,可在医院进行电刺激或生物反馈训练时在医师指导下找准盆底肌的位置。

经凯格尔运动训练后,PPUI多可在3个月内消失;如果未改善,需咨询妇产科或泌尿科医师进行相应的检查及治疗。然而,单纯进行凯格尔运动训练存在一定缺陷,主要原因是产后女性身体较为虚弱,易疲劳,依从性较差,进而影响训练效果。

(2)盆底肌电刺激:可主动提高盆底肌肉的收缩能力,改善肌肉的萎缩与损伤,增强尿道的闭合能力,进而有效控制逼尿肌的作用,改善症状。PPUI患者如早期开展盆底肌电刺激联合凯格尔运动,有助于改善产后盆底功能,促进盆底肌张力的恢复及逼尿肌对排尿的控制,从而改善尿失禁症状,提高产妇的生活质量。

4. 预防

(1)妊娠前禁止吸烟。吸烟容易引发咳嗽,从而增加腹压及膀胱内压,进而导致尿失禁的发生。

(2)年龄是导致尿失禁发生的独立危险因素,年龄越大的妊娠期女性,越容易发生尿失禁。因此,应尽可能将妊娠年龄提前。

(3)勿过度饮食,导致体重过重。过多的脂肪组织会长期挤压盆底支持组织,故建议妊娠期不要过度饮食,以免体重增长过多,增加对盆底组织的长期压伤。

(4)做好产前保健,正确处理分娩。分娩时,子宫口如未开全则不要过早用力。

(5)会阴侧切或有裂伤时,要配合医师及时修补。

(6)产后避免过早负重,坚持进行凯格尔运动,促进盆底组织修复。

(7)产后 42 天筛查时一定要进行盆底功能筛查。如果盆底功能异常,无论伴或不伴尿失禁,均应尽快进行盆底肌训练。

二、盆腔器官脱垂

1. **定义及流行病学特点**　POP 是指由于盆底支持组织缺陷或松弛而引起的盆腔器官下降或移位引发器官的位置及功能异常,主要包括子宫脱垂和阴道前、后壁膨出等,同时可伴有膀胱、直肠和小肠膨出(图 23-23)。POP 的最常见症状是阴道口脱出块状物,伴或不伴腰部疼痛、下腹坠胀等多种不适症状,平卧时可减轻,许多患者同时伴有下尿道症状及尿失禁。

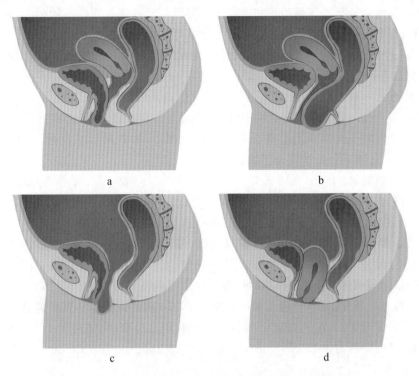

图 23-23　盆腔器官脱垂类型

注:a. 膀胱脱垂 ;b. 直肠脱垂;c. 阴道穹隆脱垂;d. 子宫脱垂。

在美国,每年 POP 的手术治疗费用高达 10 亿美元。2005 年,德国、法国及英国需住院手术治疗的 POP 年发病率分别达到该成年女性的 0.87/1000、1.14/1000 及 1.13/1000,所花费的治疗费用分别为 1.4 亿欧元、0.8 亿欧元及 0.8 亿欧元。荷兰一项问卷调查显示POP 发病率为 2.9%～11.4%,70 岁以上患者行手术治疗比例高达 70%。朱兰等对中国女性的研究亦发现,60 岁以上女性中 POP 的发病率接近 25%,其中 43%～76% 的患者需要进行手术治疗,而接受手术治疗的 POP 患者中有 1/3 需要再次手术。

2. **病因及发病机制**

(1)年龄与绝经:随着年龄的增加,人体各器官功能也逐渐衰弱。POP 被认为是一种与年龄相关的疾病。Seo 等根据 POP-Q 的研究显示,20～29 岁女性中 POP 的发病率为1.0%,而 50 岁以上为 28.1%。Swift 根据 POP-Q 的研究则提示了绝经后女性的 POP 程度高于绝经前女性。

（2）分娩损伤：大量研究表明，分娩，尤其是阴道分娩是 POP 发生的高危因素。

（3）种族：不同种族 POP 的发病率不同，易发生脱垂的部位也不同。

（4）腹内压增高：腹内压的不断增加将导致或加重 POP，因此，肥胖女性要注意适当控制体重。

盆底支持结构中结缔组织薄弱是 POP 发生的病理基础。弹性纤维是维持结缔组织结构和功能完整性的重要组成成分。研究表明，弹性纤维的代谢及相关成分的改变会引起组织弹性降低，促使盆底支持结构薄弱，从而导致 POP 的发生。

总之，POP 源于支持结构的损伤。分娩过程中软产道及周围盆底组织极度扩张，肌纤维拉长或撕裂，特别是第二产程延长和助产手术分娩会导致盆底支持结构损伤，绝经后雌激素水平降低、盆底组织萎缩退化及盆底组织先天发育不良导致支持组织疏松薄弱。此外，慢性咳嗽、便秘、经常进行重体力劳动等造成长期腹内压增加，可加重或加速脱垂的进展。

3. 临床表现

（1）轻症患者一般无不适；重症患者可自觉有阴道块状物脱出，有不同程度的腰骶部酸痛或下坠感，站立过久或劳累后症状明显，卧床休息后症状减轻，还可伴有排便、排尿困难。

（2）暴露在外的子宫颈或阴道壁长期与衣裤摩擦，可导致局部子宫颈或阴道壁出现溃疡、出血等，继发感染后会有脓性分泌物。

（3）子宫脱垂很少影响月经，甚至不影响受孕、妊娠及分娩。阴道前壁膨出者可有排尿障碍，如尿不尽感、尿潴留、尿失禁等，有时需将阴道前壁向上抬起才能排尿；阴道后壁膨出者可伴有排便困难，有时需用手指推压膨出的阴道后壁才能排出粪便。

POP 常为多部位同时存在，如子宫脱垂常伴有阴道前后壁膨出、阴道黏膜增厚角化、子宫颈肥大并延长；阴道前壁呈球形膨出时，膨出膀胱柔软，阴道黏膜皱襞消失；阴道后壁膨出时，多伴有陈旧性会阴裂伤，直肠指检时可触及向阴道内凸出的直肠。

4. 诊断标准 常见的 POP 包括膀胱脱垂、子宫脱垂、阴道脱垂和直肠脱垂。目前，国际上多采用 POP-Q 对 POP 进行分度，利用阴道前壁、阴道顶端、阴道后壁上的 2 个解剖指示点（图 23-24）与处女膜的关系来界定 POP 程度（表 23-2）。

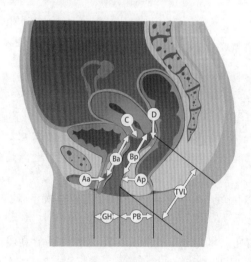

图 23-24 POP-Q 指示点示意图

表 23-2　POP-Q 指示点

指示点	描述	范围
Aa	阴道前壁中线距尿道外口 3 cm 处,相当于尿道膀胱沟处	−3～+3 cm
Ba	阴道顶端或前穹隆到 Aa 点之间阴道前壁上段中的最远点	在无阴道脱垂时,此点位于−3 cm,在子宫切除术后阴道完全外翻时,此点为+TVL
C	子宫颈或子宫切除后阴道顶端所处的最远端	−TVL～+TVL
D	有子宫颈时的后穹隆位置,它提示子宫骶骨韧带附着到近端子宫颈后壁的水平	−TVL～+TVL
Ap	阴道后壁中线距离处女膜 3 cm 处,Ap 与 Aa 点相对应	−3～+3 cm
Bp	阴道顶端或后穹隆到 Ap 点之间阴道后壁上段中的最远点,Bp 与 Ap 点相对应	在无阴道脱垂时,此点位于−3 cm,在子宫切除术后阴道完全外翻时,此点为+TVL

注:TVL. 阴道总长度。

POP-Q 将 POP 按脱垂程度分为 5 度,见表 23-3。

表 23-3　POP-Q 分度

分度	内容
0 度	无脱垂 Aa、Ap、Ba、Bp 均在 3 cm 处,C、D 两点在 TVL 和 TVL-2 cm 之间,即 C 或 D 点量化值≤-[TVL-2] cm
Ⅰ 度	脱垂最远端在处女膜平面上>1 cm,即量化值<−1 cm
Ⅱ 度	脱垂最远端在处女膜平面上<1 cm,即量化值>−1 cm,但≤+1 cm
Ⅲ 度	脱垂最远端在处女膜平面上>1 cm,但<[阴道长度−2 cm,即量化值>+1 cm,但<[TVL-2] cm
Ⅳ 度	下生殖道呈全长外翻,脱垂最远端即子宫颈或阴道残端脱垂超过 TVL-2 cm,即量化值≥[TVL-2] cm

注:TVL. 阴道总长度。

5. 鉴别诊断

(1)尿道肿瘤:女性尿道肿瘤常合并泌尿系症状,如尿频、尿急、血尿等,多存在尿线改变。体格检查可见肿物位于尿道内或尿道口周围,阴道前壁可因肿瘤生长略向后凸,阴道后壁及子宫颈位置正常,尿道镜及膀胱镜可明确肿物来源。

(2)阴道壁肿瘤:阴道不同位置,表现为局部凸起,肿瘤多为实性,不易推动,不易变形,除肿瘤所在部位外,其他部位阴道壁及子宫颈位置正常。

(3)子宫内翻:子宫底部向子宫腔内陷入,甚至自子宫颈翻出。这是一种分娩期少见但十分严重的并发症,多数发生在第三产程。

(4)子宫黏膜下肌瘤:主要是脱出于子宫颈口外甚至阴道口的黏膜下肌瘤易与子宫脱垂混淆。子宫黏膜下肌瘤患者多有月经过多病史,肿物为实性、红色、质地韧,有蒂部与子宫腔内相连,蒂部周围可触及子宫颈。

6. 治疗方法

(1)非手术治疗:对于所有 POP 患者来说,非手术治疗都应是首选的一线治疗方法。非手术治疗通常用于 POP-Q 为Ⅰ~Ⅱ度、有症状的患者,也适用于希望保留生育功能、不能耐受手术治疗或不愿接受手术治疗的重度 POP 患者。非手术治疗的目的是缓解症状,增加盆底肌肉的强度、耐力和支持力,预防脱垂进一步加重,避免或延缓手术干预。存在轻度 POP 的无自觉症状(Ⅰ度和Ⅱ度,尤其是脱垂下降点位于处女膜之上)且无特殊症状的患者可选择观察。

POP 患者常规注意事项:一旦诊断为 POP,需要尽量避免提重物,避免便秘、慢性咳嗽、肥胖等增加腹压的情况。推荐肥胖患者适当减重;便秘患者进行行为训练,改善排便习惯,如定时排便;饮食调节(增加膳食纤维的摄入),使用缓泻或灌肠药物,避免用力排便。有尿失禁症状者可通过以下治疗方式改善。

1)子宫托治疗:子宫托是唯一特异的非手术治疗方法。其经济有效,患者使用子宫托后总体症状和生活质量均有显著改善,尤其适用于年龄大、有严重内科合并症不能耐受手术,或对手术治疗有顾虑而不愿接受手术治疗的患者。有不适症状、要求治疗的中至重度 POP 患者可使用子宫托。目前,国外将其作为 POP 的一线治疗方案,也可作为术前的辅助治疗手段。医师会根据患者的具体情况选择子宫托的形状和大小,并指导患者或其家属学会安放方法(图 23-25)。使用子宫托时应严密进行定期随访、规律摘戴;为预防并发症的发生,绝经后阴道黏膜萎缩的患者,建议配合长期局部雌激素治疗。

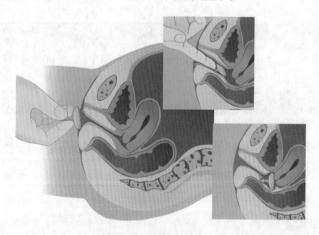

图 23-25　子宫托放置示意

2)盆底肌训练:又称凯格尔运动,是目前最简单、易行、安全且有效的盆底康复方法。其可加强薄弱的盆底肌肉力量,增强盆底支持力,改善并预防轻、中度脱垂及其相关症状的进一步发展。但当脱垂超出处女膜水平以外时,此方法的有效率降低。

凯格尔运动的具体方法是:患者自主进行收缩肛门及阴道的动作,每次收缩 3 s 后放松,以后可逐渐增加至 5~10 s,连续 20 次为 1 组,每天进行 2~3 组锻炼;后逐渐增加到 25 次为 1 组,4~6 周为 1 个疗程。收缩肛门,同时减少腹肌及大腿肌肉的收缩。正确的锻炼可加强薄弱的盆底肌肉组织力量,增强盆底支持力,改善并预防早期脱垂进一步发展。还可辅以生物反馈治疗或电刺激等盆底功能锻炼方法,增强盆底肌训练效果。

3)行为调节:改善生活方式、规避发病高危因素是 POP 治疗的首要步骤,也是该病的基本防治措施。针对 POP 患者的生活方式干预主要包括控制体重、改善便秘、治疗慢性咳嗽、避免提举重物和高强度运动、戒烟，以及不摄入咖啡类刺激物等。尤其是减轻体重、治疗慢性便秘和咳嗽、避免提举重物和高强度运动几项措施，可显著改善 POP 症状、减少术后复发，被推荐为 POP 患者的主要生活干预措施。

4)生物反馈疗法：目前，电刺激和生物反馈疗法已被广泛应用于 PFD 的治疗中，即通过刺激盆底肌的快肌和慢肌纤维，促使盆底肌肥大，收缩力增强。多项临床试验表明，结合生物反馈疗法的盆底肌训练效果优于单独的盆底肌训练，电刺激联合生物反馈疗法效果优于单纯的生物反馈疗法。

5)中医治疗：中医在 POP 中的应用由来已久，具体包括中药和针灸。中医治疗法适用于轻度或中至重度 POP 患者的辅助治疗，但对实现解剖复位作用不确切。

（2）手术治疗：手术治疗主要适用于非手术治疗失败或不愿意非手术治疗的有症状患者，手术时机最好选择完成生育且无再生育愿望者。手术途径主要有经阴道、开腹和腹腔镜3 种，必要时可联合手术。选择术式时应以整体理论为指导，根据患者年龄、解剖缺损类型和程度，是否存在下尿路、肠道和 FSD，以及医师本人的经验、技术等综合考虑进行决策。

1)手术适应证：①POP-Q 分期 Ⅱ 度及以上并有症状的 POP；②脱垂造成的症状，包括CPP、走路或站立时有下坠感或压迫感，以及性交不适或性交困难，影响正常生活。

直肠脱垂修补术的适应证为：需要手指协助和/或直肠指检帮助排便，或重度直肠脱垂，或排便造影显示直肠脱垂处有对比剂潴留。

2)手术方式：手术治疗分为重建手术和封闭性手术。重建手术的目的是恢复阴道的解剖位置；阴道封闭术或半封闭术则是将阴道管腔部分或全部关闭从而使脱垂的器官回至阴道内，属于非生理性恢复其具有创伤小、手术时间短、恢复时间快、成功率高等优点。

POP 重建手术的分类：重建手术的依据是"DeLancey 阴道三水平支持"理论和"三腔室"理论。POP 分为前盆腔缺陷、中盆腔缺陷及后盆腔缺陷。因此，POP 重建手术分为以下几类。

A. 前盆腔缺陷的重建手术：若为中央型缺陷，可行传统阴道前壁修补术和特异部位的修补术；若为侧方缺陷，可行阴道旁修补术，但其临床意义有待验证。

B. 中盆腔缺陷的重建手术：此类术式主要有 3 种，即阴道骶骨固定术（sacral col-popexy）、骶棘韧带固定术（sacrospinous ligament fixation，SSLF）和高位子宫骶韧带悬吊术（high uterosacral ligament suspension，HUS）。此外，还包括经阴道植入网片的全盆底重建术（total vaginal mesh，TVM），其主要优点是能同时纠正多腔室缺陷，特别是能纠正中央型缺陷和侧方缺陷，但该类手术对性生活有无影响目前尚无循证医学结论，故对于年轻、性生活活跃的患者，应慎重选择。传统的曼氏手术也属于针对中盆腔缺陷的重建手术，其适用于POP-Q 分期 Ⅱ 度以上、伴子宫颈延长、无子宫病变，不存在重度阴道前壁和后壁膨出、要求保留子宫的患者。

C. 后盆腔缺陷的重建手术：常用术式包括阴道后壁修补术、特异位点缺陷修补术、经肛门修补术、联合使用补片修补术及会阴体修补术。

D. 全盆腔缺陷的手术：适用 POP-Q 分期 Ⅲ 度及以上的多部位联合缺陷患者。常用手术方式包括多种术式联合的盆底重建术和应用补片的全盆底重建术（如 Prolift-T）。

在治疗 POP 时，需根据患者的具体病情，包括患者年龄、脱垂的严重程度、全身状况及既往手术史等提出可采用的手术方式，然后与患者及其家属协商共同决定治疗方案。

三、慢性盆腔痛

(一)定义及流行病学特点

CPP 是指盆腔相关结构出现的慢性或持续性疼痛,持续时间至少 6 个月,通常伴随下尿路、性功能、消化道、盆底或妇科功能障碍症状和消极的认知、行为、性和情绪变化,疼痛部位在盆底、脐平面以下、腰骶或臀部。

感染、炎症、创伤等病因明确的 CPP 称为特定疾病相关的盆腔痛;未查明确定病因的 CPP 称为慢性盆腔疼痛综合征(chronic pelvic pain syndrome,CPPS),与盆底肌过度活动相关。CPPS 主要包括外阴痛(分为阴道前庭痛和阴蒂痛),膀胱痛(包括间质性膀胱炎)和功能性肛门直肠痛(分为肛提肌综合征、痉挛性肛门直肠痛或尾骨痛)。国际疼痛学会(the International Association for Study of Pain,IAPS)对 CPPS 的定义是,在无感染也无明确病理改变的情况下,持续或反复发作的盆底区疼痛,伴有肛直肠、尿生殖器官及妇科功能异常的症状,但无器官疾患构成疼痛的原因。

CPPS 是一种常见的衰退性疾病,其严重影响患者的生活质量和身心健康。长期以来,CPPS 一直未得到人们足够的重视,直到近 15～20 年,大量流行病学数据表明 CPPS 普遍存在,才得到临床和基础研究的认可。英国一项大型数据库研究资料分析显示其 CPPS 的年发病率为 3.8%,美国和法国为 2%,西班牙为 4%,其高发病率与哮喘、腰背痛大约相同。CPPS 的显著特征之一是育龄期女性占比非常大,仅在美国就有约 920 万女性是 CPPS 患者。

盆底肌过度活跃引起 CPP 的机制主要包括 2 个方面:①缺血、缺氧导致的痛觉过敏;②肌筋膜触痛点引起的肌筋膜疼痛综合征。可通过触摸盆底肌肉来识别是否由触痛点引起的疼痛。

(二)病因及发病机制

1. 精神因素　流行病学研究显示,CPP 患者合并心理异常者高达 67%,其中合并人格障碍者占 31%～59%,伴有抑郁/焦虑者占 40%～60%。疼痛与精神障碍存在普遍性与共病性。因此,Symreng 于 2005 年推断,疼痛与抑郁/焦虑可能存在共同的神经解剖通路和神经生理分子机制,可能是中枢抑制系统出现紊乱,引起两者共同的中枢兴奋性增强导致。研究提示,焦虑患者的杏仁核、海马及前额叶皮质活动增多,而激活下丘脑-垂体-肾上腺轴能引起疼痛和焦虑的发生。目前,学者们普遍认为 CPPS 的发病与盆底肌痉挛性收缩有关。研究证明,大量肌组织损害并不一定会引起疼痛,而肌肉过度、反复、多次收缩可引起疼痛。这说明盆底痛的产生并非单纯取决于肌细胞的损害,而是肌细胞的机械性和化学改变兼而有之,即这些刺激和神经纤维相互作用的结果。

精神压力可导致肌肉紧张。若长期受到精神压力的困扰,大脑皮质兴奋性升高,皮质可持续发出下行激活命令,导致肌肉持续、不随意地收缩。当局部肌肉收缩力超过一定程度或处于一种超负荷状态时,血管受到压迫,缺血肌肉即释放内源性致痛物质,激活肌肉的痛觉感受器。研究证实,肌肉在缺血条件下收缩约 1 min 就会疼痛;如缺血加重,疼痛会变得非常剧烈。这些已致敏的感受器在中枢神经系统和运动神经元之间建立一个神经回路,这种回路由于致痛物质持续性刺激而永久存在,并导致盆底肌持续紧张而引起疼痛。

2. 盆底缺氧　腹压升高则会影响盆底组织的血供。研究表明,人在排便或负重时,腹压可达 80 mmHg;剧烈咳嗽时,腹压可增至 150 mmHg;分娩时产力作用于盆底,腹压甚至可高达 240 mmHg。通常腹压升高至 170 mmHg 时,盆底肌外血管即受到压迫。盆底肌的收缩力随腹压升高而增强。当盆底肌随腹压升高而超负荷收缩超过其最大自主收缩力的 3% 时,其产生的肌内压也将阻断自身动脉血供。升高的盆腔内腹压超过小动脉压,使盆底组织的血管灌注压明显下降。

由于缺血,盆底低氧组织可释放大量内源性致痛物质,其中缓激肽是刺激肌肉痛觉感受器最有效的化学物质。缓激肽还可引起组织释放前列腺素,使痛觉感受器对其更敏感,形成正反馈环路,导致疼痛加重。

3. 雌、孕激素失衡　研究证实,雌激素有扩张血管作用;孕激素则对抗雌激素,提高血管张力,引起盆腔血管收缩。因此,一旦发生卵巢功能障碍,导致雌激素分泌过多,雌、孕激素比例失调,即可引起 CPPS。研究表明,雌激素被认为可抑制阿片介导的应激镇痛,CPPS 患者的痛觉中枢受到高水平雌激素的影响。

4. 肌筋膜触痛点　即"扳机点"(trigger point,TrP)。TrP 是指盆底触诊时发现的压痛小结节,常位于肌梭部位。这种疼痛结节是肌肉组织紧束带的一个收缩结节,直径有数毫米,可在肌肉和肌筋膜多个部位发现。肛提肌是最常受累的盆底肌之一。74% 的 CPP 是由 TrP 引起。活检发现,TrP 是挛缩的肌纤维局部增厚部分。由于局部肌纤维挛缩而致的高张力及缺氧可导致 TrP 区致敏物质释放,致使局部疼痛感受器敏感性增大,故有明显的 TrP 痛。医师需要通过触摸肌肉来识别 TrP 痛。触摸 TrP 区会引起不适,能使患者清晰感受到它们的疼痛。这种简单又可靠的方法可帮助患者确认疼痛是来自肌肉而非其他原因。盆底肌支撑着腹部和盆底器官,维持姿势并促使运动,它的结构和功能使其更容易出现 TrP。

(三)临床表现

1. 外阴痛　最常见的慢性泌尿生殖道疼痛为灼烧样痛,位于外生殖器区域,常因局部压力增大,如穿紧身衣、使用卫生棉或试图性交时引起。据统计,外阴痛终身患病率为 4%~19%,所有年龄段女性均可患病,但常见于年轻女性。可通过阴道指检或按压阴道前庭部进行评估。

2. 膀胱疼痛综合征　又称间质性膀胱炎,常见症状为尿频、尿急、夜尿及耻骨弓上压迫感。该病的病因不明,诊断时需排除任何已知能引起疼痛的潜在原因。90% 的患者为女性,其中 30% 的女性患者小于 30 岁。本病在妇科临床中的患病率为 8%。

3. 功能性肛门直肠痛　肛提肌综合征和痉挛性肛门直肠痛是该病最常见的 2 种类型。据统计,美国功能性直肠痛的患病率约为 6%,近 90% 为女性患者。该病是非器质性疾病引起的疼痛,其病理生理机制尚不明确。该病的诊断为排除性诊断。

(四)发病特征

1. 同一患者可出现多种疼痛综合征共存　肛门直肠痛患者常同时伴有膀胱、尿道、腰部或阴道区疼痛。

2. 疼痛程度和性质表述不一,定位不准　可发生于肛门或会阴部,可为局限性或持续性痛,起病缓慢,持续时间长(20 min 以上)。疼痛性质可为钝痛、跳痛、灼痛等不一致描述。疼痛可伴有向骶、腰或肛门直肠放射,少数患者有紧张性头痛并伴有直肠症状,即所谓头臀综合征。盆底肌痛性痉挛患者表现为钝痛,坐位时加重,患者常描述为"像坐在一个火球上"。

3. 疼痛发作时间各异　白天或夜晚均可能发生,且间隔时间均无规律。一过性肛门直肠痛患者可出现暂时性或阵发性痉挛性肛门痛,有时痛前似有预兆,多在刚入睡或初醒之际,也可因排便或弯腰而诱发。阵发后,疼痛常可自行缓解。

4. 疼痛和精神障碍有共病性 因疼痛主要在下腹、盆腔及会阴等部位,这些部位与性功能、排便、排尿功能有关而通常被认为是隐私、禁忌的,会涉及许多心理问题及特殊生理问题,故多数CPPS患者都存在情绪或心理改变,如骶尾痛与精神抑郁有高度相关性。

(五)辅助检查及诊断

1. 常规诊断方法

(1)实验室检查:包括阴道分泌物检查、激素水平检测、肿瘤标志物检查、组织病理学检查。

(2)影像学检查:超声检查作为妇科最常用的无创性影像学检测手段,可发现盆腔异常解剖,区分包块性质(囊性或实性),还可通过彩色多普勒超声辨别血管特征。无论经腹部超声还是阴道超声,均可初步排除盆腔器质性病变,有利于解除患者的思想疑虑。对腹壁紧张、不能配合或不接受盆腔检查的患者具有重要的诊断意义。

(3)内镜检查

1)膀胱镜:当考虑症状来源于下泌尿道时,在排除感染的情况下,行膀胱镜检查很有必要。

2)结肠镜。

3)腹腔镜:作为微创的直视诊断工具,腹腔镜被妇科学家视为用于评估CPPS的不可缺少的重要手段。

2. 基于表面肌电的诊断方法

(1)外阴痛:外阴痛症状与盆底肌功能状态密切相关。盆底表面肌电相关参数常提示肛提肌的过度活动,这对诊断非常有价值。

外阴痛患者盆底肌表面肌电功能评估的特征包括:①71%患者静息基线$>2.0\ \mu V$;②63%患者收缩波幅$<17\ \mu V$;③93%患者静息校准差$>0.2\ \mu V$;④86%患者募集恢复时间$>0.2\ s$;⑤69%患者肌电频率$<115\ Hz$。88%的外阴痛患者符合以上至少3条标准,这为外阴痛的诊断提供了客观依据。

外阴痛患者的表面肌电表现为:①32%患者测试前静息状态波幅高;②49%患者测试前静息状态肌肉稳定性差;③46%患者在快速收缩阶段波幅低;④49%患者在间断收缩阶段波幅低。表面肌电的结果表明,外阴痛患者盆底肌常见的功能特征包括慢性过度活动、易激惹、不稳定及易疲劳。

(2)膀胱疼痛综合征:慢性盆底肌过度活动是肌肉轻度持续收缩状态的特征之一。肌肉过度活动引起敏感性增加的机制与膀胱疼痛综合征有关。表面肌电评估和体格检查发现盆底肌过度活动、不能随意控制、肌肉萎缩、存在触痛点,这些不仅是症状,也是引起膀胱疼痛综合征的原因。

(3)功能性肛门直肠痛:前文提到,肛提肌综合征和痉挛性肛门直肠痛是该病最常见的2种类型。关于肛提肌综合征的表面肌电研究很少,部分已发表的文献证实肌肉痉挛、静息张力增高、快速收缩差是肌肉慢性过度活动导致肌肉疲劳的标志,这与外阴痛和膀胱疼痛综合征的表面肌电特征一致。

(六)治疗

1. 药物治疗 单一用药通常难以取得理想效果,故多采用联合用药。药物治疗时应特别注意药物的相互作用,评估药物的治疗效果,尽量减少药物的种类和剂量,以减少不良反应和医疗费用。常用的治疗药物如下。

(1)镇痛药:包括非甾体抗炎药(nonsteroidal anti-inflammatory drug,NSAID)和作用较温和的麻醉药复合剂,以及纯麻醉药。

(2)抗抑郁药:抗抑郁药不仅可对抗抑郁情绪,还有机制未明的镇痛作用。抗抑郁药用于慢性疼痛的疗效并不十分可靠,但由于其具有可作为麻醉药替代品且不易被滥用、依赖性低的优点而被广泛应用。

(3)器官特异性药物:在治疗 CPPS 的过程中,可使用针对胃肠症状、膀胱刺激症状和骨骼肌肉痛等症状的药物。

(4)其他药物:如醋酸甲羟孕酮可通过抑制卵巢功能减少盆腔充血以缓解相关疼痛。促性腺激素释放激素激动剂(gonadotropin releasing hormones agonist,GnRH-a)已被建议用于鉴别妇科原因和非妇科原因的疼痛。

2. **腔镜治疗**　CPP 的腹腔镜手术治疗应根据其具体情况而定。

3. **心理治疗**　对没有明显器质性病变,但有心理障碍的患者应进行心理治疗。可从简单方法开始,如从教育和消除疑虑入手,逐步进行特殊的心理治疗技术,如放松疗法、认知疗法、支持疗法等。

4. **基于表面肌电的治疗方法**

(1)实施指南:表面肌电治疗的目的是恢复肌肉正常功能。因此,表面肌电治疗的重点在于以下 3 个基本方案:①过度活动的肌肉降阶梯训练(放松和失活性训练);②无力肌肉的升阶梯训练(肌肉力量训练);③协调性训练使不同肌群及肌纤维类型募集相对一致。

(2)重要步骤

1)定位训练肌肉:设置恰当的屏幕帮助患者观察盆底肌的募集状态。使用另外的通道显示附属肌肉组织包括腹部、臀部肌肉或内收肌的运动情况。

2)特异性训练:训练患者的目的盆底肌。

3)区分不同的肌群:嘱患者随意收缩其他肌肉群,以帮助其区分不同的肌肉群。

4)区分肌纤维类型:根据表面肌电评估,鼓励患者在收缩开始时正确募集快肌纤维,在保持间断收缩时正确募集慢肌纤维。

(3)标准化训练

1)表面肌电降阶梯训练(放松和失活性训练)的意义:表面肌电评估显示 CPP 患者存在无意识状态下的肌肉过度用力,表明其存在肌肉过度活动的情况。肌肉长期活动不能放松,则肌肉力量下降,肌肉兴奋性增高。肌肉过度活动反映一种低级的活动状态,此时的波幅比痉挛或抽搐时低,在体格检查时不易发现,但可通过表面肌电确定。肌肉过度活动可通过降阶梯训练得到放松。表面肌电降阶梯训练可帮助患者意识到盆底肌的张力,当患者使用特殊放松技术进行训练时,盆底过度活动的表面肌电信号就会表现出来。渐进性肌肉放松训练可帮助患者观察到表面肌电活动逐渐减少,躯体肌肉有序的紧张和放松。

2)表面肌电降阶梯训练的关键:患者能区分和定位正确的肌肉群,不会引起辅助肌肉的共同运动。放松和失活性训练的重点在于教会患者怎样"关闭"他们过度活动的肌肉。CPP患者无意识地使肌肉保持在高张力状态,导致肌肉得不到休息。在初始表面肌电评估时,患者最先意识到的是盆底肌的高张力状态。

3)表面肌电降阶梯训练的特点和方法:盆底收缩后,表面肌电活动完全降低,立即回到基线水平。患者通过治疗师指导或根据电脑上的方案进行一系列 5～10 s 的收缩运动,中间有 10～30 s 的休息时间。在肌肉活动期间,指导患者初始训练时用低强度收缩(30％最大收缩波幅),放松时表面肌电信号会降到最低水平;然后,逐步进行中等强度(50％最大收缩波幅)和高强度(80％～100％最大收缩波幅)的间断收缩。训练时间从每次 3～5 min,每天 2 次开始,逐步增加至每次 10～20 min,2 次/天,直到第一个 7～10 天为止。患者坚持训练直到使静息基线恢复正常。这一训练方案降低了静息波幅,增强了收缩力量,提高了肌肉耐力,使募集恢复时间低于 2 ms。

通常可使用呼吸训练来放松盆底肌。指导患者正确腹式呼吸,在吸气阶段学会放松腹部肌肉,在呼气阶段使肌肉回到静息状态。当保持缓慢的、有节律的呼吸时,嘱患者轻轻放松盆底肌。如果患者不能感受到与呼吸相关的盆底肌放松,可让患者做 Valsalva 动作。在做 Valsalva 动作时,患者可感受到随着腹压的下降,肛提肌放松。一旦患者能体会到盆底肌放松的感觉,就能在每一次呼吸时更有效地放松盆底肌。

四、排便功能障碍

(一)功能性便秘

1. 定义及流行病学特点　便秘是指排便困难,排便次数减少,粪质变硬或有排便不尽感。排便次数减少是指每周排便少于 3 次。慢性便秘可根据其病因可分为功能性疾病和器质性疾病,部分药物也可导致便秘,但大部分为功能性疾病。

功能性便秘(functional constipation,FC)是一种常见的消化道疾病,是指排除器质性疾病和药物因素的便秘,并符合罗马Ⅲ标准(具体内容见后文),以粪便量及排便次数减少、排便困难为主要临床症状,严重影响患者的生活质量。FC 的发病与精神心理因素、激素、排便动力学异常等多种因素有关。

国际上,根据结肠动力学特点和肛门直肠功能改变将 FC 分为以下 4 种类型:①慢传输型便秘(slow transit eonstipation,STC),由于结肠运动障碍或无力导致结肠内容物推进减慢,又称结肠无力症;②出口梗阻型便秘(outlet obstruetive constipation,OOC),是排便时肛门括约肌或耻骨直肠肌矛盾收缩,以及会阴下降、盆底肌失弛缓等导致的排便障碍;③混合型便秘(mixed constipation,MC),是前两者兼有;④正常传输型便秘(normal-transit constipation,NTC),便秘型肠易激综合征多属于此类型,多与精神心理和饮食等因素有关,发病较常见。

目前,中国 FC 的发病率为 3.0％～17.0％,并呈逐渐上升趋势。最近的一项循证医学研究报道,便秘在全球的总体发病率为 0.7％～79.0％,平均发病率为 16.0％。便秘多发生于女性人群,上海最近一项便秘流行病学调查显示男女发病比例为 1:1.32。

2. 病因　FC 的发生与多种因素有关。

(1)饮食因素:食物摄入不足及饮食纤维素量少是影响便秘发病率的重要因素。每天饮水量小于 500 ml 者,便秘发病率高。

(2)精神心理因素:精神心理因素是影响胃肠道功能的重要因素。

(3)遗传性因素:有研究表明,便秘患者中一级亲属患慢性 FC 者占 29.8％,几乎 1/3 的患者有 FC 家庭聚集倾向。

(4)激素、神经递质等调节因子异常:兴奋型激素水平减少和/或抑制型胃肠激素分泌增多与慢性便秘的发生相关。

(5)排便动力学异常:结肠动力降低可导致 STC 的发生。

3. 发病机制

(1)结肠蠕动无力或结肠蠕动不协调:结肠测压试验显示,结肠动力降低是造成 FC 患者结肠排空延迟的原因之一。结肠蠕动不协调可导致结肠收缩无效,同样可引起结肠排空迟缓。粪便在结肠转运时间延长可增加黏膜对水分的吸收,引发粪质变硬、排便费力及排便未尽感等症状。

(2)盆底肌功能障碍:正常排便时,直肠收缩,直肠内压加强,盆底肌和肛门括约肌松弛。FC 患者在排便时,耻骨直肠肌出现矛盾性收缩。部分便秘患者有直肠功能异常,表现为排便时无法协调肛门外括约肌和盆底肌的活动,包括横纹肌功能不良、直肠平滑肌动力障碍、直肠感觉功能损害、肛门内括约肌功能不良等。

(3)肠道神经肌肉异常:有神经病变、肌肉病变和肠道 Cajal 间质细胞(interstitial cell of Cajal,ICC)网络异常等均可引发慢性便秘。慢性便秘患者会出现肠神经节细胞数量减少及肠道神经化学信号出现异常。调节肠蠕动的神经递质有兴奋性递质和抑制性递质 2 类。研究资料表明,便秘患者肠壁内的乙酰胆碱、P 物质等兴奋性神经递质明显减少,而血管活性肠肽、一氧化氮等抑制性神经递质合成增加。新近研究发现,水孔蛋白(aquaporin,AQP)在肠道细胞的表达改变可能在便秘的发生、发展中发挥一定作用。此外,慢性便秘患者普遍存在胃肠道平滑肌病变,STC 患者的结肠平滑肌细胞簇的肌丝数量明显减少。

4. 辅助检查及诊断

国际学者根据神经胃肠病学和临床循证医学研究的结果探讨并制定了 FC 的罗马Ⅲ诊断标准,目前,在临床上得到广泛推荐并使用。具体内容如下:①至少 25% 的排便感到费力;②至少 25% 的排便为干球状便或硬便;③至少 25% 的排便有不尽感;④至少 25% 的排便有肛门直肠梗阻感或阻塞感;⑤至少 25% 的排便需要手法帮助(如用手指帮助排便或盆底支持);⑥排便次数<3 次/周。

FC 的临床诊断还需依靠病史和各种体格检查。应从患者便秘症状的特点(排便频率、粪便性状、排便困难程度、便意),伴随症状,基础疾病,饮食结构,生活习惯及用药情况等多方面进行详细问诊。直肠指检可了解患者是否有痔疮、肛裂、直肠脱垂、肿物等情况。此外,还应特别注意患者有无报警征象,如便血、粪便隐血试验阳性、贫血、消瘦、腹部包块、明显腹痛、有结直肠息肉史及结直肠肿瘤家族史等。年龄>40 岁且伴有上述报警症状者,应结合实验室、影像学和结肠镜检查,以明确便秘是否为器质性病变导致。排除器质性病变导致的便秘后,还应通过胃肠传输试验、肛门直肠测压等检查进一步明确便秘的类型和程度。在对 FC 患者检查过程中,还应注意其是否伴有焦虑、抑郁等心理问题。盆底肌电图在 FC 患者中,主要用于检测耻骨直肠肌、肛门外括约肌等盆底横纹肌的功能活动状态,评估便秘患者的盆底功能,从而为生物反馈或电刺激治疗提供量化依据。

5. 治疗

(1)一般治疗:饮食中增加膳食纤维的摄入,增加粪便体积,多饮水,养成良好的排便习惯。

(2)药物治疗:临床治疗便秘的药物主要分为容积性泻药、渗透性泻药、刺激性泻药和润滑性泻药。选择药物时应充分考虑其疗效、安全性、药物依赖性及效价比。应提高患者的依从性,以减少和避免药物不良反应及对药物产生依赖性。

(3)生物反馈治疗:生物反馈治疗是将不能觉察的生理活动信息转变为患者可视、可懂的信号,进而指导患者进行自我训练和功能协调,建立正确的排便行为。主要用于治疗肛门括约肌失协调和盆底肌、肛门外括约肌排便时矛盾性收缩导致的 OOC。

(4)心理治疗:FC 是一种长期慢性疾病,会给患者造成困扰,很多患者还可能会出现情绪不稳定、焦躁等不良心理反应,必要时应跟患者进行沟通,疏通患者心理或请精神心理专科医师会诊。

(5)手术治疗:外科手术主要针对 STC 和 OOC,如重度直肠前膨出、直肠黏膜脱垂、耻骨直肠肌肥厚,以及部分 MC 患者。经肛门进行直肠前突修补、耻骨直肠肌部分切除;经腹进行盆底重建、盆底抬高、直肠悬吊固定术,或结肠部分、次全或全切除术等。

(二)大便失禁

1. 定义及流行病学特点 FI 是指发生不自主的液体或固体粪便的意外排出,包括急迫性大便失禁(urge fecal incontinence,UFI)、被动性大便失禁(passive fecal incontinence,PFI)及粪渗漏(fecal seepage,FS)3 种类型。

UFI 是指患者有便意后不能自我控制,到达卫生间前而发生不自主的粪漏。PFI 是指无法意识到的气体或固体粪便漏出。FS 是指在正常排空肠道之后发生的粪便漏出,通常表现为内衣裤的粪染。国外文献报道人群中 3 种类型 FI 的发病率差异较大,为 1.4%~18.0%,而在养老院人群中 FI 的发病率可高达 50%。

2. 病因及发病机制 排便受多种因素影响,包括肠道活动性、粪便的量及性状、肠道敏感性、耻骨直肠肌、肛门内外括约肌及神经完整性等,任何一项功能异常均可能会导致 FI。

FI 发生的危险因素包括产科损伤、尿失禁、POP、年龄、慢性腹泻、盆腔手术、肥胖、糖尿病及卒中等疾病,服用精神类药物也会显著增加 FI 的发病率。在分娩的第二产程中,胎头压迫产道,会阴体膨出,除了易造成盆底肌肉和神经的牵拉、撕裂外,还常直接造成肛门括约肌断裂,引发 FI。

3. 辅助检查及诊断 详细询问病史有助于明确 FI 的病因和病理机制,然后行针对性检查。询问病史时可结合某些评估系统,如 FI 严重程度指数(fecal incontinence incontinence severity index,FIS)、FI 生活质量评分系统(fecal incontinence quality of life scale,FI-QoL)等。

体格检查包括会阴部检查和直肠指检。前者检查会阴部有无瘘管、皮炎、瘢痕、皮肤抓痕、痔、肛裂等。其他辅助检查包括结肠镜检查,肛门直肠测压,肛管影像学检查[包括肛管内镜超声(endoscopic ultrasonography,EUS)和盆底磁共振成像(magnetic resonance imaging,MRI)、排粪造影]。

4. 治疗

(1)改善饮食:平时饮食应避免刺激性食物摄入,荤素搭配合理。

(2)肠道管理:加强个人卫生,提高对 FI 的应变能力。

(3)药物治疗:临床治疗 FI 的药物有很多,包括纤维补充剂、三环类抗抑郁药、渗透性泻药、栓剂或灌肠剂等。其中三环类抗抑郁药较为常用,尤其是针对肠道易激惹综合征所致的 FI 非常有效。某些药物(如洛哌丁胺)既可增加粪便黏稠度,还可通过增加括约肌张力协同改善粪控能力。

(4)生物反馈:通过唤醒损伤的盆底肌肉和神经,降低直肠感觉阈值,增强肛门外括约肌的力量和弹性,从而改善控便功能,主要用于改善直肠的感觉感知功能、加强肛门外括约肌并恢复自主控制的协调性。生物反馈是不完全性 FI 的首选疗法,采用医院治疗和家庭锻炼结合,治疗后患者的生活质量和困窘心理均有明显改善。

(5)电刺激疗法:电刺激疗法主要包括骶神经刺激(sacral nerve stimulation,SNS)和胫神经刺激(posterior tibial nerve stimulation,PTNS)2 种。SNS 主要应用于中至重度 FI 的治疗;PTNS 的相关研究则起步较晚,主要用于括约肌完整 FI 患者的治疗。SNS 的长期疗效、安全性及并发症情况已广泛证实,可作为非手术治疗失败后的首选疗法,但目前临床研究证据仍较少,其治疗参数设置、疗程方案等尚无共识。

(6)其他治疗:包括肛门塞和针灸。肛门塞通过浸渍在粪便中膨胀达到阻止粪便流出而发挥作用,主要用于治疗神经性疾病或无法活动的 FI 患者。针灸则通过对长强、百会、承山等穴位的刺激,在某些患者身上获得一定疗效。

(7)手术治疗:如采用非手术治疗后患者仍未改善,临床建议进行手术治疗。治疗 FI 的常规术式有以下几种。

1)肛门括约肌重叠成形修补术(overlapping sphincteroplasty repair,OLSR):用于治疗肛门外括约肌缺损。

2)Parks 肛管后方盆底修补术(Parks postanal pelvic repair):主要用于无括约肌缺损,以及 OLSR 修补后仍有反复 FI 症状者;也可用于严重神经性 FI 者,以及直肠脱垂固定术后仍有较重症状者。

3)Malone 顺行可控性灌肠(Malone antegrade continence enema,MACE):多个研究表明,此项技术安全有效,可明显减少 FI 的发作次数,显著改善患者的生活质量。

4)结肠造口术:用于所有其他治疗失败的 FI 患者,也可作为不能耐受反复手术或不愿承受失败患者的一线治疗,尤其适用于脊髓损伤或卧床的 FI 患者,可减轻护理负担,改善患者的生活质量。

除此之外,一些最新的技术,如动力性股薄肌成形术、人工肛门括约肌、注射填充剂和 Secca 手术等,也可用于 FI 的治疗。临床医师应根据患者的实际情况,选择最佳治疗方案。

五、女性性功能障碍

(一)定义及流行病学特点

FSD 是指发生在女性性反应周期中 1 个或数个环节的障碍,或者出现与性交有关的疼痛。FSD 的病因复杂,包括社会心理、年龄、内分泌、神经、血管、肌肉、药物及妇产科疾病等因素,目前更多倾向于是多因素协同作用的结果。美国《精神障碍诊断与统计手册第五版》(DSM-5)将 FSD 分为女性性高潮障碍、女性性兴趣/性唤起障碍、生殖器-盆腔疼痛或插入障碍、物质或药物引起的 FSD、其他能够特别分类的 FSD,以及未特别分类的 FSD。目前,临床多将 FSD 分为性欲障碍、性高潮障碍、性唤起障碍和性交疼痛障碍。

1. **性欲障碍**　常表现为性欲望减退和性厌恶,经常或反复出现对性的反应下降而导致患者自身痛苦,拒绝性伴侣的性接触。

2. **性唤起障碍**　经常或反复发生不能达到或维持足够性兴奋,常导致性刺激不够,影响阴蒂充血膨胀和阴道分泌减少,与大脑皮质海马区性功能高级中枢有关。

3. **性高潮障碍**　经常或反复出现虽已达到兴奋期而难以到达性高潮期或缺乏欣快感,可能为内分泌失调、创伤或手术导致。可分为原发性性高潮障碍和继发性性高潮障碍 2 种,前者是指在性行为经验中从来没有过性高潮;后者是指曾经有过一段时间享受过性高潮,但后来缺乏性高潮。

4. 性交疼痛障碍

(1)性交痛:反复或经常在性交时发生生殖器疼痛。

(2)阴道痉挛症:反复或经常在性交时发生阴道外 1/3 处骨盆肌肉不随意地痉挛性收缩,以致阴茎不能插入阴道,常伴有性交痛。阴道痉挛是指在除外解剖结构或其他身体异常后,尽管有性交欲望,但持续或反复出现阴茎、手指和/或任何物体进入阴道困难,盆腔肌肉不随意收缩,常伴有对性行为恐惧性回避和对疼痛的预期、畏惧的体验。典型的阴道痉挛为阴茎无法插入;轻度阴道痉挛阴茎可插入,但会引起患者疼痛和不适。非性交性疼痛与解剖异常、外阴前庭炎等生殖系统感染、生殖器畸形或外伤、子宫脱垂或尿失禁盆底手术、子宫内膜异位症等病理状态有关。

值得注意的是,老年女性的性交疼痛往往与阴道萎缩有关;长时间无性生活后,女性也可出现性交疼痛障碍。

(3)非接触式性交痛:反复或经常出现非性交引起的刺激而导致的疼痛。欧美国家的研究发现,被调查女性中有 FSD 者高达 43%。Xin 等对中国部分健康女性进行的一项性功能调查研究发现,性生活不满意、高潮困难、性生活每个月少于 2 次者分别占 55.50%、39.68% 和 31.75%。

(二)病因及发生机制

女性盆底除承托并保持子宫、膀胱和直肠等盆腔器官的正常位置,参与维持器官的正常功能外,还参与女性性功能和性反应,对维持性功能有重要意义。近年来,随着对女性盆腔结构功能的进一步理解,人们逐渐认识到盆底支持系统损伤也是 FSD 的病因之一。盆底肌肉不自主地持续性挛缩时常伴有性交痛,这种阴道痉挛并非患者所能控制,因此,治疗重点在于恢复患者的意识控制,如教会患者应用生物反馈治疗放松盆底肌肉。当盆底肌肉松弛时,可能出现阴道轻度感觉丧失及无性高潮。FSD 是指女性个体不能参与她所期望的性行为,其在性行为过程中不能得到或难以得到满足,包括性欲减退、性唤起障碍、性高潮障碍及性交疼痛障碍。FSD 的发生主要与以下几种因素相关。

1. **心理社会学因素** 夫妻矛盾、生活工作压力大、一方性创伤史或同性恋倾向等均可造成性唤起或对性高潮反射的无意识抑制、消极条件反射等女性性功能紊乱,而 FSD 也会加重女性生理、心理上的变化。

2. **神经性因素** 许多中枢或周围神经系统疾病或损伤,如脊髓损伤、糖尿病性神经病变等均可引起 FSD。

3. **内分泌性因素** 下丘脑-垂体-性腺轴功能失调、生理性绝经、卵巢功能早衰及长期服用避孕药等均可导致内分泌性 FSD 的发生。

4. **血管性因素** 高血压、高血脂、糖尿病等全身性疾病或骨盆骨折、慢性会阴挤压伤等使阴道和阴蒂血流减少的局部损伤均可导致 FSD 的发生。

5. **肌肉因素** 肌肉过度活动,出现阴道痉挛并发展为性交痛。若肌肉松弛则会出现性欲降低、无性高潮、阴道感觉丧失等。

6. **药物性因素** 能改变患者的精神状态、神经传导、生殖系统血流及性激素水平的药物均有可能导致性欲减退和性功能低下,如镇静药、抗癫痫药、"毒品"等。有报道指出,抗抑郁药特别是选择性 5-羟色胺再摄取抑制药(selective serotonin reuptake inhibitor,SSRI)可引起 FSD。

（三）临床诊断

临床上，女性的性反应大多是主观体验，不易客观评定，故 FSD 的诊断首先根据主观体验来评估。近年来，有很多种简短的性功能量表，如女性简短性功能指数、女性性功能指数和性功能问题表等，适用于女性 FSD 的主观评估。同时结合生理检测方法，最常用的生理检测方法是阴道光体积描记法，用于检测阴道血流容量和搏动振幅。其他生理检测还包括在实施性刺激前后测定阴唇温度、女性生殖道血流、阴道 pH、阴道顺应性和生殖道震感阈值等。此外，还需要结合患者的病史、体格检查（如判断有无血管和神经内分泌系统病变的存在，是否有阴道痉挛及其他妇科器质性疾病）和实验室检查［如测定血中卵泡刺激素（follicle-stimulating hormone，FSH），黄体生成素（luteinizing hormone，LH），睾酮及雌二醇的水平，判断是否为内分泌因素导致的 FSD］。

（四）治疗

1. **生活方式调整**　健康饮食、适度睡眠和体育锻炼可促进身心健康和性健康，还应戒烟限酒、避免滥用药物等。女性加强盆底肌训练有助于提高性生活的满意度。

2. **性激素替代疗法**　可选择口服雌激素制剂；其他性激素还有替勃龙片，其有效成分是 7-甲基异炔诺酮，含有雌激素、孕激素和微弱雄激素 3 种激素活性，可作为全面的性激素替代药物。雌激素替代疗法主要针对绝经期女性，可缓解其阴道萎缩症状，增加阴道润滑性，减轻性交痛并利于性高潮的产生。雄激素疗法目前已应用于临床，其作用安全有效，但会出现一些不良反应（如体重增加、男性化、多毛等）。

3. **药物治疗**

（1）血管活性药物：血管活性药物分为 2 类，一类是作用于 NO-cGMP 通路的药物，主要包括 5 型磷酸二酯酶抑制剂（phosphodie-sterase type 5 inhibitor，PDE5i）、西地那非和 L-精氨酸；另一类是非选择性 α 受体拮抗剂，如酚妥拉明，可引起阴茎及阴蒂海绵体和血管平滑肌舒张，能增加绝经后女性阴道血流，改善性功能。

（2）其他药物：①应用多巴胺受体激动剂，因多巴胺参与性欲活动和性唤起；②应用脱水吗啡或合并应用血管活性药物及中草药，均可对 FSD 有明显的改善作用。

4. **心理治疗**　结合 FSD 患者的心理状况，消除其不良心理，可进行性感集中训练、行为疗法和暗示疗法。

性感集中训练在治疗性高潮障碍中的作用有限，而盆底肌训练有助于提高性高潮的感受。在医师指导下的行为治疗（手淫指导训练、振荡器训练）可改善性高潮障碍。在治疗性高潮障碍前，应与患者充分沟通，制定切实可行的目标，即治疗目标遵循 Basson 的非线性模式性反应周期，通过性生活增进夫妻感情亲密程度，而非性高潮时的各种躯体反应。对于阴道痉挛患者，一方面通过心理咨询和性知识教育帮助患者缓解焦虑；另一方面通过系统脱敏疗法使用阴道扩张器逐次扩大阴道直径，进行循序渐进的肌肉松弛训练，如有可能，也可指导患者在家进行规律的插入锻炼，必要时首次治疗可在局部麻醉后进行。

5. **生物反馈**　锻炼耻尾肌，恢复或改善阴道和尿道周围的肌肉收缩能力，帮助增加阴道弹性；通过放松训练方式，缓解阴道痉挛等。

6. **其他**　对于药物或心理治疗不理想，或者希望尝试其他治疗方法的患者，可使用针刺疗法、基因治疗和计算机辅助治疗等。老年患者可采用阴道润滑剂治疗。

第 24 章

应用能量技术的盆底功能康复及综合干预措施

第一节　盆底肌电刺激

电作为一种能量,可对生物组织产生明显作用。神经活动(兴奋、抑制和神经传导)、肌肉收缩,以及神经兴奋与肌肉收缩的耦联均以电活动为基础。因此,电刺激可用于多种治疗,无论是过去还是现在,临床电刺激都主要应用于激活神经及骨骼肌等可兴奋组织。电刺激疗法是指通过电刺激代替由大脑发生的神经冲动,使肌肉产生等张或等长收缩的力量训练方法。肌肉力量大小与肌纤维数量、肌纤维横断面积及神经冲动频率等生理学因素有关。

一、盆底肌电刺激原理

盆底肌电刺激是通过导电体发射出低频电流,刺激盆底神经和肌肉,从而达到治疗效果,其实质就是使用电流刺激包括尿道外括约肌在内的盆底肌群。其主要原理是:①直接兴奋盆底肌肉组织,以增强盆底肌的控尿功能;②通过神经反射兴奋盆底肌组织;③通过神经反射作用于膀胱逼尿肌,使其收缩受到抑制,从而改善膀胱储尿功能;④长期刺激可增加盆底肌中抗疲劳肌纤维的比例。

二、盆底肌电刺激对肌肉及血管的影响

(一)增加肌肉收缩时募集的纤维数量

电刺激与中枢神经发出冲动引起肌肉收缩的机制相同。同时,电刺激训练可提高肌肉组织的活性,反馈性地导致中枢神经系统发出的神经冲动增加,从而在肌肉收缩时调动更多肌纤维参与工作,增加收缩力量。

(二)改变肌肉的组织结构

肌纤维增粗,细胞核体积和数量显著增加,DNA 含量增加,肌纤维内线粒体数量显著增多,尤以 II 型肌纤维变化明显。

(三)给肌肉提供丰富的血液

电刺激治疗后,单位横截面上肌纤维周围毛细血管数量增加,毛细血管密度增大,其周围圆柱体减少,从而使毛细血管用于物质交换的面积加大,交换距离缩短,也使血氧分压(partial pressure of oxygen,PO_2)升高和血二氧化碳分压(partial pressure of carbon dioxide,PCO_2)降低;同时,降低肌纤维周围组织液代谢产物的浓度,提高肌肉耐力。

(四)改变肌肉运动单位的募集顺序

电刺激引起的肌肉运动单位募集顺序与随意收缩运动单位募集顺序完全不同。直径大

的轴突支配较大的肌纤维,有较低的兴奋阈值,通常位于肌肉浅层。因此,电刺激能兴奋在随意收缩下难以兴奋的运动单位。经电刺激训练的肌肉运动单位募集顺序变化,较大的运动神经元首先被激活,更多运动单位参与活动。因此,电刺激使较多的快肌参与收缩,显著改善肌肉力量。长期电刺激可导致快反应、易疲劳的Ⅱ型肌纤维向慢反应、抗疲劳的Ⅰ型肌纤维转变。

三、盆底肌电刺激对神经的影响

(一)兴奋阴部神经

经阴道电刺激的作用部位为阴道下段周围的盆底肌,主要为尿道周围肌肉、耻尾肌和耻骨会阴肌(起源于耻骨,汇入会阴体)。通过兴奋支配上述肌肉的会阴神经末梢,引起上述肌肉的收缩,从而达到增强肌力的目的,改善因盆底肌肉松弛导致的压力性尿失禁(stress urinary incontinence,SUI)和盆腔器官脱垂(pelvic organ prolapse,POP)等。

(二)兴奋腹下神经,抑制盆神经

正常的下尿道存在 2 条反射通路:①阴部神经-骶髓-盆神经反射通路,此为副交感神经反射通路,受机体副交感神经中枢(骶髓副交感神经核)调节和控制;②阴部神经-胸髓-腹下神经反射通路,受机体交感神经中枢(胸髓交感神经核)调节和控制。此 2 条通路的传入皆起源于阴部神经,盆底肌电刺激所产生的神经冲动经中枢处理后,通过腹下神经反射性抑制膀胱逼尿肌收缩,缓解膀胱过度活动症(overactive bladder,OAB)和急迫性尿失禁(urge urinary incontinence,UUI)。

四、神经肌肉电刺激

神经肌肉电刺激(neuromuscular electrical stimulation,NMES)是采用低频脉冲电流刺激运动神经或肌肉,使骨骼肌恢复运动功能的一种电刺激疗法。NMES 可提高盆底神经肌肉的兴奋性,促进神经细胞功能的恢复,诱发肌肉被动收缩,增加肌红蛋白数量,增加耐疲劳肌纤维,促进盆底血液循环并增强盆底肌力量。用于盆底疾病治疗的 NMES 频率主要包括 2 种:5~20 Hz 和 35~60 Hz。前一种通过抑制盆底副交感神经的兴奋以降低膀胱逼尿肌的敏感性,主要用于治疗 OAB 和 UUI;后一种用于刺激阴部神经,增加盆底肌肉收缩力,主要用于 SUI 和盆底肌肉松弛的治疗。随着治疗过程的进行,刺激强度应在患者耐受力的基础上逐渐增加,直到达到或超过阈值为止。但 NMES 可导致肌肉疲劳,故要求在调节通断比上应更加灵活,以减少疲劳的发生,同时应用高频率以增强肌肉收缩力量。

五、盆底肌电刺激的适应证

1. 排尿障碍,如 SUI、UUI、混合性尿失禁、OAB、尿潴留。

2. 排便障碍,如功能性便秘、大便失禁(fecal incontinence,FI)。

3. POP,如膀胱脱垂、阴道膨出、子宫脱垂、直肠脱垂、阴道松弛症。

4. 女性性功能障碍(female sexual dysfunction,FSD),如性欲减退、性唤起障碍、性高潮障碍、性交痛。

5. 慢性盆腔痛(chronic pelvic pain,CPP)、膀胱疼痛综合征、外阴前庭炎、肛门直肠痛、痛经。

六、盆底肌电刺激的禁忌证

1. 内置心脏起搏器或严重心律失常的患者。
2. 癫痫及认知功能障碍患者。
3. 刺激区域有恶性肿瘤患者。
4. 妊娠期患者。
5. 术后<3周(伤口区)。
6. 生殖泌尿道急性炎症期患者。
7. 阴道出血患者。
8. 月经期患者。
9. 金属过敏者。

此外,关于恶性肿瘤患者是否可应用电刺激的问题,目前已有多篇文献报道,恶性肿瘤患者术后采用低频电刺激治疗可改善排尿功能,取得良好疗效,并不会造成肿瘤复发。

注意事项:①萎缩性阴道炎患者可能会有阴道刺激症状;②患者服用药物、饮酒会影响其感觉功能,不能实施电刺激疗法;③如果患者的感觉阈值降低,电刺激强度的感觉将不准确,敏感处肌肉可能会被灼伤。

第二节　生物反馈

生物反馈是基于行为疗法发展起来的一种新治疗技术,是通过应用电子仪器,将人们正常情况下意识不到的、与生理心理活动有关的某些生物信号(如肌电活动、脑电波、皮温、心率及血压等),转换成可看到或可听到的光、声等信号,再根据这些信号指导患者进行自我训练和功能协调,达到防治疾病的目的。由于生物反馈技术具有较好的适用性,现已广泛应用于临床各种疾病的治疗,包括:①盆底功能障碍(pelvic floor dysfunction,PFD),如排尿、排便功能显著改善;②改善紧张性头痛;③脑瘫,有效提高脑瘫患者的双下肢功能;④慢性疼痛,教会患者学会放松肌肉,减少肌肉活动,从而减轻疼痛;⑤骨科康复,有利于增强关节稳定性,提高伸膝动力,纠正生物力学紊乱,促进膝关节整体功能的恢复;⑥脑卒中,促进脑卒中患者运动功能的恢复。此外,肌电生物反馈联合吞咽训练治疗脑梗死后吞咽障碍,能显著提高患者吞咽功能,改善其生活质量。

很多不会正确收缩盆底肌的患者可借助生物反馈进行训练。掌握盆底肌的控制不是一个仅凭智慧的任务,也并非简单地需要很多肌肉的协同工作,它是一个限定性的神经控制肌肉的技巧,需要清醒的自我意识控制盆底肌。如患者借助生物反馈进行多次训练仍无法正确收缩和放松盆底肌,医师可通过盆底表面肌电 Glazer 评估发现问题,从而帮助患者。

一、生物反馈在盆底康复中的应用

生物反馈治疗是采用模拟的声音或视觉信号反馈正常或异常盆底肌肉活动状态,以增强盆底肌肉张力和收缩力,控制膀胱,从而达到盆底肌肉康复、治疗尿失禁和 POP 的目的。早期盆底康复生物反馈仪的设计比较简单,是将中空的管状探头或囊状探头置入阴道,另一端直接连接压力仪,当盆底肌肉收缩时,使用者能看到阴道内压力的变化。

目前,盆底康复生物反馈仪包括直接测量压力和测量肌电图(electromyogram,EMG)2种。

（一）直接测量压力——阴道压力计

可直接测量阴道或肛门肌肉收缩的力量。其简单方便,部分探头可反复使用,但使用时必须置入阴道或肛门,部分患者较难接受。

（二）测量肌电图——生物刺激反馈仪

双通道肌电图仪用于一般骨盆底肌肉训练。一条通路连接患者会阴部,检测盆底肌肉的电信号活动,监测盆底肌肉状态,让患者在反馈信号的指导下学会正确自主控制盆底肌的收缩和舒张;另一条通路连接患者腹部,以确定腹部肌肉有无放松。很多患者不能正确进行盆底肌训练,未收缩盆底肌肉群,而是错误地收缩腹部肌肉和臀大肌,这样不仅起不到治疗作用,反而会加重病情。因此,通过生物刺激反馈仪科学、系统地锻炼盆底肌肉,要优于单纯做凯格尔运动。

二、生物反馈的适应证

1. 表现为漏尿、POP 等活动减弱型盆底肌症状的患者。
2. UUI、盆底痛等过度活动型盆底肌症状的患者。
3. 盆底表面肌电 Glazer 评估第二（快速收缩阶段）、第三（紧张收缩阶段）和第四步（耐力收缩阶段）的平均肌电值中,任何一步低于正常范围的患者。

通常来说,慢肌力量增加或功能增强后,快肌的功能也会随之增强。如果进行快肌模板训练,可待患者慢肌有一定提升后再进行。快肌模板训练应循序渐进,可逐渐增加治疗时间。

三、生物反馈的禁忌证

1. 生殖泌尿道急性炎症期患者。
2. 阴道出血患者。
3. 妊娠期患者。
4. 有感知或认知障碍不能合作者。

第三节　磁　刺　激

磁刺激是利用变化的磁场无接触地通过空间耦合人组织内部形成的感应电流刺激组织细胞,从而引发细胞动作电位的治疗方法。因此,无论是磁刺激还是电刺激,在细胞水平的刺激机制是相同的,两者不同点在于,电刺激是通过表面电极注入电流;磁刺激则是通过脉冲磁场穿透人体而产生感应电流来刺激作用部位,并非磁场本身起刺激作用。磁刺激具有无痛、无损伤、易于重复及操作简便等明显优点。其在临床诊断和治疗中不断被证明有较高的应用价值和诱人的发展前景,一直受到各国学者的广泛关注,其中美国、英国、日本等国家在此方面的研究工作较为活跃。

一、磁刺激的基本原理

（一）工作原理

磁刺激是在一组高压大容量的电容上充电,用电子开关向磁场刺激线圈放电,1 ms 内流过数千安的脉冲电流,其瞬时功率达到数十兆瓦,刺激线圈表面产生的脉冲磁场可达 1～6

T。磁场本身并不兴奋神经组织，而是运动磁场的感应电压产生的电流发挥刺激作用。感应电压与磁场变化速度成正比。磁场可通过高阻抗组织（如骨骼、脂肪），且不会衰减磁场强度。感应电流与组织的导电性能成正比，皮肤、脂肪或骨骼的阻抗高，感应电流就小，故几乎不兴奋疼痛感受器，故磁刺激治疗不会导致患者疼痛。根据电磁感应原理，在脉冲磁刺激下的组织产生反向感应电流，改变细胞膜电位，当感应电流强度超过神经组织兴奋阈值时，就会引起局部神经细胞去极化，引起兴奋性动作电位，产生一系列生理生化反应。

（二）刺激参数

磁刺激有 4 个主要参数，分别是刺激强度、刺激频率、刺激时间及间歇时间。

1. **刺激强度**　是指工作时刺激线圈表面产生的磁感应强度，其单位为特（T）。实际应用中，以对神经的刺激作用作为个体化的刺激强度。在经颅磁刺激中，以运动阈值（MT）为 100% 作为基本单位。在常规治疗过程中，运动阈值的 80%～120% 作为治疗强度；在盆底磁刺激中，刺激强度以患者感受为依据。

2. **刺激频率**　以赫（Hz）为单位。刺激频率是指连续刺激时每秒输出多少个脉冲。

3. **刺激时间**　以秒（s）为单位。刺激时间是指每一个脉冲串从开始到结束的时间，又称串时程或串长。

4. **间歇时间**　以秒（s）为单位，是指每串之间没有输出的时间。

5. **串数**　一串的时间＝刺激时间＋间歇时间；串数＝总时间/一串的时间。

6. **脉冲总数**　脉冲总数＝刺激时间×频率×串数。

以上临床应用参数与设备性能密切相关。刺激频率、刺激时间、间歇时间、刺激强度均与临床治疗的效果密切相关。

二、磁刺激的优势

磁刺激是根据法拉第电磁感应定律而设计。其利用一定强度的时变磁场刺激可兴奋组织，从而在组织内产生感应电流。磁刺激具有无痛、无创、非侵入等优点，故越来越受到人们的重视。

（一）无痛且刺激范围更深、更广

传统电刺激技术相比，磁刺激在深部神经刺激中具有明显优势。用表面电极进行电刺激时，由于电场进入组织内很快就发散，很难进行深部刺激。以适当电流使神经纤维去极化而疼痛感受器去极化电流尚未达到之前，除外表肌肉颤搐外，几乎没有任何感觉。在进行磁刺激时，磁场是透过机体的，肌肉、骨骼等不良导体对脉冲磁场进入人体没有衰减作用，故磁刺激可达深部组织，刺激范围更深、更广。

（二）无创

近年来，出现并不断应用于临床的骶神经调节（sacral neuromodulation，SNM）为排尿功能障碍患者的治疗提供了一种新途径。SNM 又称膀胱起搏器，是利用介入技术将低频电脉冲连续施加于特定骶神经，以兴奋或抑制神经通路，调节异常的骶神经反射弧，进而影响并调节膀胱、尿道/肛门括约肌、盆底等骶神经支配靶器官的功能，从而达到治疗效果的一种神经调节技术。抑制膀胱的骶神经根电刺激已有关于麻醉和手术的并发症，如感染、脑脊液漏，以及对神经根破坏的报道。将磁刺激线圈置于骶部，直接刺激骶神经以调节骶神经的功能，且此方法操作方便、安全性高，对于 UUI、神经源性膀胱、尿潴留等均有良好的疗效。

（三）非侵入

磁刺激独一无二的优点是可穿透骨骼、脂肪组织、皮肤、衣物或石膏这些高阻抗值结构，故可无痛、非侵入地进行刺激。对于电刺激难以激活的深部近侧神经，磁刺激能无痛激活。另外，从生物医学工程的角度来说，磁刺激因其没有与电刺激相同的关于平衡双相刺激、肌力持久平衡和氧化问题的限制，故不需要一直保养电极，使之保持备用状态。

三、磁刺激的适应证

1. 下尿路功能障碍，如 SUI、UUI、MUI、尿潴留、神经源性膀胱、小儿遗尿。

2. POP。

3. 排便功能障碍，如功能性便秘、FI。

4. 外周疼痛，如 CPP、腰背痛、尾骨痛、梨状肌综合征、痛经等。

5. FSD，如女性性快感缺失、性交痛，男性性功能障碍、早泄。

6. 术后 PFD，如盆腔良性疾病（子宫肌瘤、卵巢囊肿、前列腺增生等），恶性疾病（子宫颈癌、子宫内膜癌、卵巢癌、前列腺癌等），盆底重建术后下尿路功能障碍。

7. 脊髓损伤或脊髓术后二便功能障碍。

8. Ⅲ型慢性前列腺炎。

四、磁刺激的禁忌证

1. 妊娠期患者。

2. 靠近刺激部位有植入性金属或电子仪器（如金属节育环、心脏起搏器等）的患者。

3. 处于癫痫发作期的患者。

4. 恶性肿瘤患者。

5. 术后＜3 周（伤口区）。

6. 严重心律失常患者。

7. 月经期患者。

8. 急性尿路感染患者。

9. 严重痔疮患者。

10. 急性盆腔感染患者。

第四节　基于表面肌电的盆底功能障碍性疾病的盆底康复方案

一、不同功能状态的盆底康复方案制订

（一）松弛型盆底功能障碍

松弛型 PFD 的主要表现包括静息基线正常或过低，快速收缩、紧张收缩、耐力收缩阶段收缩幅值降低，放松时间正常，耐力收缩稳定性差。

1. **电刺激联合生物反馈盆底康复方案**　每周 3～5 次，每次 25～30 min，10 次为 1 个疗程，治疗至少 2 个疗程。第一疗程的第 1～6 次，NMES 10～15 min＋凯格尔模板训练/生物反馈治疗 15 min；第 7～10 次，肌电触发电刺激 10～15 min＋凯格尔模板训练/生物反馈治

疗 15 min。第二疗程及之后疗程,肌电触发电刺激 10～15 min＋凯格尔模板训练/生物反馈治疗 15 min。如有磁刺激也采用磁电联合方案,效果更好。具体方案因可正确收缩盆底肌和不能正确收缩盆底肌而不同。

(1)可正确收缩盆底肌的磁电联合盆底康复方案

1)第一疗程:第 1～10 次,磁刺激与电刺激交替治疗,磁刺激 20 min/NMES 15 min＋凯格尔模板训练 15 min。

2)第二疗程:第 1～7 次,磁刺激与电刺激交替治疗,磁刺激 20 min/肌电触发电刺激 15 min＋凯格尔模板训练 15 min;第 8～10 次,肌电触发电刺激 15 min＋凯格尔模板训练 15 min＋控尿反射训练。第二疗程也可采用磁刺激与电刺激交替治疗,第 1～10 次,磁刺激 20 min/肌电触发电刺激 15 min＋凯格尔模板训练 15 min。

(2)不能正确收缩盆底肌的磁电联合盆底康复方案

1)第一疗程:第 1～5 次,磁刺激 20 min;第 6～10 次 NMES＋凯格尔模板训练 30 min。

2)第二疗程:第 1～7 次,磁刺激与电刺激交替治疗,磁刺激 20 min/肌电触发电刺激 15 min＋凯格尔模板训练 15 min;第 8～10 次肌电触发电刺激 15 min＋凯格尔模板训练 15 min＋控尿反射训练 10 min。第二疗程也可采用磁刺激与电刺激交替治疗,第 1～10 次,磁刺激 20 min/肌电触发电刺激 15 min＋凯格尔模板训练 15 min。

2. 方案说明

(1)根据患者盆底肌松弛程度进行电刺激方案的选择:如盆底肌肉轻度松弛[Glazer 评估第三步(紧张收缩阶段)均值≥15 μV],选择"轻度松弛"NMES 或"轻度松弛"肌电触发电刺激;如盆底肌肉重度松弛[Glazer 评估第三步(紧张收缩阶段)均值＜15 μV],初期选择"重度松弛"NMES。也可根据患者的临床诊断进行治疗方案选择,如 SUI、UUI 等疾病,可直接选择相应的治疗方案。

(2)凯格尔模板训练强度:为 Glazer 评估第三步均值的 50％～80％,之后根据患者恢复情况,适当调整训练模板难度。

(3)家庭训练:配合阴道哑铃进行家庭盆底肌训练效果更好。

(4)为了增加患者的依从性,可适当应用多媒体训练替代凯格尔模板训练。

(5)如患者有焦虑、紧张等心理问题,可在治疗前进行 5～10 min 的放松,如音乐放松、多媒体放松及呼吸放松等。

值得注意的是,有小部分患者的症状为肌肉松弛症状,如 SUI、脱垂、阴道松弛等,但静息基线较高,则要考虑是否为患者精神心理因素、体位因素、电极对阴道黏膜激惹等因素造成的暂时性肌肉张力过高。经过引导式放松并适应一段时间后,静息肌电应恢复正常。对于仍不能恢复正常的患者,应按照肌肉松弛治疗,并帮助其学会放松盆底肌肉。

(二)过度活动型盆底功能障碍

过度活动型 PFD 主要表现为静息基线增高,收缩后放松时间明显延长,静息肌电稳定性差,耐力收缩稳定性差。

1. 电刺激联合生物反馈盆底康复方案　每周 3～5 次,每次 25～30 min,10 次为 1 个疗程,至少 2 个疗程。具体方案为:放松 10 min＋凯格尔模板训练/生物反馈治疗 15 min。

2. 磁电联合盆底康复方案

(1)第一疗程及以后:第 1～3 次,磁刺激 20 min;第 4～10 次,磁刺激与电刺激交替治疗,磁刺激 20 min/NMES 10 min＋凯格尔模板训练 10 min＋腹式呼吸 10 min。也可第一疗程的第 1～6 次,磁刺激 20 min;第 7～10 次,凯格尔模板训练 10 min＋腹式呼吸 10 min。

(2)第二疗程:第 1～10 次,磁刺激与电刺激交替治疗,磁刺激 20 min/NMES 10 min＋凯格尔模板训练 10 min＋腹式呼吸 10 min。

3. 方案说明

(1)应选择合适的放松模式(音乐放松、多媒体放松或呼吸放松等)。无论选择何种放松模式,都要配合腹式呼吸。呼吸放松训练模块是帮助患者进行腹式呼吸节律的练习,可根据患者实际情况选择合适的节律。

(2)如果患者的依从性较差,需要进行电刺激治疗,则可使用 NMES UUI 刺激 5 min,电流强度设为患者有感觉即可(低频低电流短时)。

(3)凯格尔模板训练强度为 Glazer 评估第三步均值的 30%～50%,之后根据患者恢复情况,适当调整训练模板难度。

(4)为了增加患者的依从性,可适当应用多媒体训练替代凯格尔模板训练。

(5)可结合盆底肌筋膜手法治疗。

值得注意的是,在确定是否为盆底肌过度活动时,首先需要考虑患者的临床症状。如果患者存在盆底痛、性交痛等症状,且排除器质性原因,应按照过度活动方案进行治疗。部分病程较长的盆底痛患者,由于盆底肌损伤过于严重,导致盆底肌肉出现挛缩。由于肌纤维的肌电活动很微弱,其肌电表现与松弛型 PFD 一致。此类患者要从病史、指检结果及电生理等多个方面进行综合诊断。

(三)混合型盆底功能障碍

混合型 PFD 多见于 MUI,或者 SUI/POP 合并疼痛的患者,表现为既有Ⅰ、Ⅱ型肌纤维收缩时肌电值降低,又有静息肌电值增高、放松时间延长、稳定性差。此型 PFD 患者应先按照过度活动型 PFD 的方案治疗,待静息肌电值降至或接近正常,再进行加强盆底肌的治疗,最后做盆底肌协调稳定的练习。

(四)膀胱过度活动症、急迫性尿失禁

1. OAB/UUI 合并肌电活动正常

(1)电刺激联合生物反馈盆底康复方案:每周 3～5 次,每次 25～30 min,10 次为 1 个疗程,至少 2 个疗程。具体方案为 NMES OAB/UUI 方案 10～15 min＋凯格尔模板训练/生物反馈治疗 15 min。

(2)磁电联合盆底康复方案:第一疗程及以后采用磁刺激与电刺激交替治疗。具体方案为磁刺激 OAB/UUI 方案 20 min/NMES OAB/UUI 方案 10～15 min＋凯格尔模板训练 15 min。

2. OAB/UUI 合并松弛型 PFD

(1)电刺激联合生物反馈盆底康复方案:先按 OAB/UUI 治疗,每周 3～5 次,10 次为 1 个疗程,至少 2 个疗程。OAB/UUI 症状缓解后,按松弛型 PFD 治疗,每周为 3～5 次,10 次为 1 个疗程。

(2)磁电联合盆底康复方案

1)第一疗程:第 1～10 次,磁刺激与电刺激交替治疗,磁刺激 OAB/UUI 方案 20 min/NMES OAB/UUI 方案 10～15 min＋凯格尔模板训练 15 min。

2)第二疗程:症状缓解后,采用磁刺激与电刺激交替治疗,磁刺激盆底肌松弛方案 20 min/NMES 轻度/重度松弛方案 15 min＋凯格尔模板训练 15 min。

3. OAB/UUI 合并过度活动型 PFD

(1)电刺激联合生物反馈盆底康复方案：先按过度活动型 PFD 治疗，每周 3～5 次，10 次为 1 个疗程，至少 2 个疗程。过度活动型 PFD 缓解后，再治疗 OAB/UUI，每周 3～5 次，10 次为 1 个疗程，至少 2 个疗程。

(2)磁电联合盆底康复方案

1)第一疗程：第 1～3 次，磁刺激 OAB/UUI 方案 20 min；第 4～10 次，磁刺激与电刺激交替治疗，NMES OAB/UUI 方案 10 min＋凯格尔模板训练 10 min＋腹式呼吸 10 min/磁刺激 OAB/UUI 方案 20 min。

2)第二疗程：症状改善后，采用磁刺激与电刺激交替治疗，磁刺激 OAB/UUI 方案 20 min/NMES OAB/UUI 方案 10～15 min＋凯格尔模板训练 15 min。

二、盆底康复治疗原则

以上介绍了针对不同类型功能状态的盆底康复推荐方案，实际临床中在给患者做盆底康复时还需要遵循以下原则。

(一)个性化原则

Glazer 评估报告可将盆底肌分为 4 种类型，即正常型、活动减弱型(轻度活动减弱型、重度活动减弱型)、过度活动型和混合型。治疗方案的制定还需要结合患者的病史、症状、体征及其他辅助检查。因此，每个患者都需要制订个性化治疗方案，同时根据患者病情变化调整方案。

(二)综合化原则

治疗盆底疾病的方法有很多，建议多种治疗方式联合。制订综合化的治疗方案既可提高疗效，也可改善患者体验感，有利于患者长期坚持。

(三)持续化原则

盆底康复要遵循持续化原则，患者至少应坚持 3 个月的持续训练。只做了几次未看到疗效就放弃治疗，或者做了几次自觉好转便终止治疗都是不可取的。2017 年，美国泌尿学会(American Urological Association，AUA)与尿流动力学，女性盆底医学和泌尿生殖道重建学会(Society of Urodynamics，Female Pelvic Medicine ＆ Urogenital Reconstruction，SU-FU)共同制定的《女性压力性尿失禁手术治疗循证指南》推荐进行提供监督下的、深度的、持续至少 3 个月的盆底肌训练，作为女性 SUI 和 MUI 的一线治疗方法。

第五节　非消融射频应用原理及盆底功能康复措施

一、定义

射频(radio frequency，RF)是一种高频交流变化的电磁波，其作用于人体时，会引起靶组织中的电子、离子定向或涡旋运动，以及极性分子的高频振动产生热效应，从而达到治疗目的。温度是决定射频效果的重要指标。40～45℃能有效刺激成纤维细胞分泌胶原蛋白和弹性蛋白，并使胶原蛋白挛缩(收紧)；60～65℃可导致蛋白凝固，因温度过高而引起组织烫伤；70～75℃可导致神经纤维被破坏(射频消融)；85℃则无选择地破坏所有神经纤维；100℃可导致组织气化。盆底康复选取的射频温度为 40～45℃，为非消融射频。

二、工作原理及参数解读

(一)工作原理

射频电场穿透人体组织,导致无机离子、机化分子、胶体颗粒吸附粒子等摩擦形成热效应,通过有效温度可以发挥以下作用:①激活成纤维细胞分泌胶原蛋白,改善韧带及筋膜的弹性和强度;②促进治疗区域小神经、小血管的新生,促进血液循环,同时改善细胞功能和组织代谢功能;③作用于阴道壁,可使黏膜皱褶增多,促进糖原分解,阴道乳酸菌将糖原分解为乳酸,从而改善阴道内环境。

(二)参数解读

非消融射频的温度设定为 42～45 ℃,功率为 35～45 W。

三、优势

非消融射频属于物理治疗方法之一,亦属于无创射频装置。其利用单、双级射频联合发射,患者仅有温热感觉而无痛感,治疗时间持续 15～30 min,患者耐受性好。

其具有以下优势:①疗效显著、即刻见效;②治疗全程体感温热舒适,无创、无电刺激感、无禁欲期;③全盆腔覆盖、整体康复,有单极和双极射频 2 种能量模式,可根据治疗的层次需求触屏智能切换,操作简易;④人工智能(artificial intelligence,AI)温控、阻抗匹配,系统实时监测治疗温度,并根据设定温度自动匹配、调节输出功率,让治疗安全、精准、高效;⑤单双联合、智能切换,单极射频作用更深,双极射频作用更集中,且单极和双极 2 种能量模式智能切换。

四、临床应用

射频已被广泛用于改善人体胶原蛋白水平。其透热作用可导致胶原蛋白变性。随着温度的升高,一些交联键被破坏,导致三螺旋展开,成纤维细胞激活,以及之后的新黏膜生成、新弹性生成和组织重塑。

(一)人体皮肤修护

目前,点阵射频和微针射频(microneedle radiofrequency,MRF)已广泛应用于人体皮肤老化、痤疮瘢痕、寻常痤疮、凹陷性瘢痕、脱发、原发性腋窝多汗、妊娠纹、膨胀纹(striae distensae,SD)、皮肤橘样变等多种问题的改善,其通过在预先设定的组织深度释放射频能量,使体内组织中的热激蛋白(heat shock protein,HSP)表达,促进基质金属蛋白酶(matrix metalloproteinase,MMP)和炎症因子分泌,进而促进胶原和成纤维细胞的迁移和新生,并最终促进胶原蛋白和弹性蛋白新生,加速细胞外基质透明质酸沉积,达到重塑真皮的临床效果。

(二)女性盆底功能障碍的治疗

目前,射频已被广泛应用于女性 PFD 的治疗。女性生殖器和下泌尿道均来源于胚胎时期的泌尿生殖窦。阴道从子宫颈延伸到小阴唇。尿道短且几乎完全嵌入阴道壁。正常的阴道壁组织包括浅表非角质化鳞状上皮、固有结缔组织、平滑肌纤维及疏松结缔组织。结缔组织间具有丰富的胶原蛋白和弹性蛋白,而胶原蛋白可增强阴道壁的强度和机械抵抗力。经尿道的单极射频可诱导胶原变性,其因此被应用于 SUI 的治疗。文献报道该治疗方法的不良事件风险极低。

射频在女性 PFD 中的治疗作用包括:①通过射频治疗以激活成纤维细胞分泌胶原蛋白,增加阴道壁肌层结缔组织弹性和厚度,增加韧带及筋膜的弹性和强度,从而增加对盆底肌的协同工作能力,改善阴道松弛和女性 SUI 症状;②促进治疗区域小神经、小血管的新生,促进血液循环,改善平滑肌功能,缓解肌肉和筋膜韧带痉挛,有效缓解 FSD,如阴道干涩、性欲减退;③可同时改善细胞功能和组织代谢功能,亦可作用于阴道壁,可使黏膜皱褶增多,促进糖原分泌,阴道乳酸菌将糖原分解为乳酸,从而改善阴道内环境,改善炎性因子水平及疼痛症状,诱发因子代谢,改善绝经期泌尿生殖综合征(menopausal genitourinary syndrome, GSM)。

第六节 CO_2 激光应用原理及阴道功能康复措施

一、定义

激光技术利用激光的热效应,对于表皮、黏膜和局部筋膜均具有重塑作用。阴道 CO_2 激光是通过一个特制的阴道探头发射一种新兴的"像束 CO_2 激光",实际上是一种微剥脱激光阴道内治疗技术,可促进泌尿生殖系统支撑组织的生物学改善。

激光作用于阴道黏膜上皮是一个以炎症为特征的过程。激光的热效应激发热休克反应,导致细胞代谢快速变化,释放 HSP-70 和转化生长因子,募集炎症细胞,促进纤维细胞增生、胶原蛋白的形成和细胞外基质的重塑。因此,CO_2 激光治疗可增加阴道壁的纤维成分及细胞外基质,增加阴道上皮的厚度,从而促进组织修复和重塑。这种作用效果在治疗后 1~2 个月更明显,并且效果会持续一段时间。

二、技术原理

CO_2 激光治疗的原理本质上是激光的热效应。CO_2 激光的散发角极小且能量密度高,局部温度迅速升高气化,可造成局部组织瞬间剥脱。经过 CO_2 照射后,被照射部位的周围组织成纤维细胞增生,产生胶原蛋白和细胞外基质重塑,促进皮肤黏膜愈合。像束 CO_2 激光的灼烧、刺激 HSP 相互作用,激活成纤维细胞产生蛋白聚糖和葡萄糖胺聚糖等细胞外基质成分,从而促进阴道壁厚度的增加。此外,CO_2 照射还可促进组织间质细胞产生活性细胞因子,如转化生长因子-β 和表皮生长因子可促进血管生成活性,从而促进组织修复。

CO_2 激光治疗是光导富集营养化的过程,也是组织修复的过程,涉及 3 个阶段:早期阶段为热损伤阶段,即治疗后 48~72 h;中期阶段为增殖阶段,该阶段阴道黏膜胶原蛋白和细胞外基质出现增殖,即热损伤后的 3~30 天;晚期阶段为重塑阶段,该阶段包括阴道黏膜胶原纤维和新生弹性纤维同步成熟,即热损伤后的 30~40 天。根据组织修复的阶段,CO_2 激光治疗的间期通常设定为 30 天,也可适当延长至 40 天左右。

三、适应证

阴道 CO_2 激光治疗阴道表皮、黏膜和局部筋膜损伤相关的疾病,如盆腔器官脱垂定量分期法(pelvic organ prolapse quantification examination,POP-Q)分期Ⅱ度及以下、SUI、FSD、阴道松弛综合征、绝经泌尿生殖症状、乳腺癌等去势手术后,以及产后泌尿生殖道萎缩等。

四、禁忌证

阴道 CO_2 激光治疗因需经阴道进行治疗,故具有以下禁忌证:①各种急性生殖道感染患者;②严重内、外科合并症不能配合治疗者;③POP-Q 分期Ⅲ度及以上患者;④生殖道手术后,如子宫全切术后 3 个月内;⑤未经治疗的妇科恶性肿瘤,如外阴阴道癌、子宫颈癌、子宫内膜癌等患者;⑥各种原因引起的阴道出血患者;⑦妊娠期患者。

五、操作标准流程和技术要点

(一)手具选择及参数设置

手具选择及参数设置见表 24-1。

表 24-1　手具选择及参数设置

适应证	手具	能量密度 (mJ/Pixel)	峰值功率	脉冲模式	频率	治疗点 /每圈	治疗遍数
pH 值紊乱、敏感性下降、干涩	套管手具	40~100	high	Pules(单脉冲)	—	8	3
				Repeat(重复脉冲)	0.5		
轻至中度松弛	套管手具	40~120	同上				
轻度尿失禁	套管手具	40~120	同上＋阴道前壁 3 点 1~3 遍加强				
外生殖器漂红	Pixel(像素)7×7/9×9 手具	20~30	high(高)	Pules(单脉冲)	—		2~3
乳晕漂红	Pixel(像素)7×7/9×9 手具	30~50					
外阴营养不良	Pixel(像素)7×7/9×9 手具	40~60	low(低)、mid(中)、high(高)	Repeat(重复脉冲)		2~3	3~4

(二)治疗注意事项

1. 能量密度的调节应依据受试者的主观感受。如受试者没有感觉,则递增能量密度(以 120 mJ/Pixel 为上限);如受试者有明显刺痛,则降低能量密度;并非能量密度越高越好。阴道口的能量密度应低于阴道内,绝经期女性的能量密度也需要降低。

2. 在峰值功率设置方面,外阴营养不良患者如初期以缓解瘙痒、改善微循环为主,则选择 low 和 mid,后期以改善颜色为主则选择 high。

3. 宫颈腺囊肿(又称纳氏囊肿)直径<0.3 cm 则无须处理。

(三)疗程设置

1. 以改善内环境和阴道松弛为目的

(1)治疗性:每个月 1 次,3 次为 1 个疗程,1 年后可再重复 1 个疗程的治疗。

(2)保养性每个月 1 次,3 次后降低能量改为每 3 个月 1 次,6 次为 1 个疗程。

2. 治疗 SUI、乳晕漂红　每个月 1 次,3 次为 1 个疗程。

3. 治疗外阴白色病变、小阴唇漂红　每个月 1 次,3~5 次为 1 个疗程。

(四)设备操作流程

1. 确认 UPS 稳压器与墙插连接完好,断路开关闭合。

2. 打开 UPS 稳压器,使其进入正常工作状态。如有连接插线板,请打开插线板开关。

3. 确认主电源插头插接良好。

4. 根据适应证选择需要的手具(套管手具、Pixel 7×7/9×9 手具、F100 手具)并安装到导光臂上。

5. 打开设备后面板主电源开关。

6. 插入 USB。

7. 顺时针打开钥匙开关,按"START"键。

8. 根据设备提示关闭"激光自检封门"(close shutter)。

9. 自检(confirm self test)完成后,打开封门(open shutter)。

10. 根据使用手具选择进入操作界面。

11. 佩戴激光防护眼镜。

12. 设置治疗所需参数。

13. 治疗前应确认手具是治疗所需要的手具。如果是套管手具,需要先将一次性无菌激光套管安装到套管手具上,按标记插入并旋到位置;如果是 Pixel 7×7/9×9 手具或 F100 手具,则需要插上吹气管。

14. 按"STBY",进入"Ready"后,踩足踏发射脉冲开始治疗。

15. 治疗结束后,按返回键退出至选择手具界面及模式选择界面。

16. 关闭设备钥匙开关,设备进入待机界面。

17. 关闭设备主电源开关,关机。

18. 从导光臂上拆下手具,手具入光端拧上保护帽,放入相应手具盒中。

19. 轻轻收起导光臂,导光臂末端拧上保护帽并固定在白色卡座中。

六、设备使用及操作注意事项

(一)房间条件

1. **房间面积** 需要足够的空间,建议房间面积不小于 3.0 m×4.0 m,设备置于离墙或其他阻隔物 0.5 m 处。

2. **设备放置要求** 设备两边应距离周围墙壁 1.5 m 以上,确保导光臂远端关节不会触碰到墙壁。

(二)环境要求

1. **室内空间**

(1)系统应在非腐蚀气体的环境中工作:腐蚀物质(如酸类物质等)会损坏电线、电子设备和光学组件的表面。

(2)空气中粉尘应保持最少:因粉尘粒子会吸收光并产生热效应,落在光学组件上的粉尘粒子会损坏光学组件。金属粒子对电子设备有破坏作用。不可将设备放置于邻近马路的房间,如无法避免,则应保持窗户紧闭,以免灰尘污染设备光学系统。

2. **温度和湿度**

(1)工作温度:20～25℃。

(2)工作相对湿度:最高不超过 80%。如果室内湿度高,请配备除湿机。

（3）设备及其功能手具储存温度：设备内部含有冷却液体，绝对不能放置于0℃及以下环境中。

（4）空调功率：1.5匹以上。

3. 供电系统基本要求

（1）系统要求独立交流电压：220～240 V交流电，8A，50～60 Hz。

（2）系统要求单独配备导线，不应分派给其他高变动负荷，此路配电用空气开关选用电机型/动力型。

（3）为防止电压不稳造成的设备损坏，应配置不间断电源。

（4）接地系统：通过电源插座中的地线接地，确认连接插座的电缆地线接地良好。良好接地能够保障系统的安全操作及正常使用。

(三)设备操作注意事项

1. 在导光臂上旋拧手具时，应注意螺纹相互对齐，慢慢拧上，拧好即可，不可用力过度。

2. 所有手具需在使用前和使用后注意检查镜片的完整性及清洁度。

3. 一次性无菌激光套管安装到手具时，注意先与相应的指示标记对齐后再旋拧到位。需要强调的是，一次性无菌激光套管只供单人单次使用，严禁重复利用。

4. 在设备进入Ready状态时，手具应朝下，不得朝向周围人、设备、设备屏幕或其他物体，以防止误发射而导致危害或损伤。

5. 治疗完成后，请及时按"Ready"回到"STBY"状态。

6. 设备导光臂应注意轻举、轻收；使用时不要撞到墙壁或其他物体，以免造成导光臂损坏。

7. 设备使用完成后，所有手具需放置于手具盒中。手具入光口拧上防尘帽，套管手具套上保护套管。

8. 导光臂放置好以后，需在其末端拧上保护帽，防止灰尘等污染物进入。

9. 保留导光臂箱，以备今后转运使用。

七、治疗前准备

(一)问卷

PFD生活质量问卷调查、尿失禁问卷调查（ICIQ-SF、ⅡQ-7等）及女性性功能相关问卷等。

(二)检查、检测

1. **妇科检查**　了解阴道壁、子宫颈及外生殖器情况。如肉眼可见疱疹及赘生物，应做人乳头瘤状病毒（human papilloma virus，HPV）/单纯疱疹病毒（herpes simplex virus，HSV）检测；了解阴道松弛程度或POP-Q评估有无阴道壁膨出或子宫脱垂；会阴肌力检测。

2. **白带常规检查**　排除急性生殖系统炎症。

3. **早孕测试**　排除妊娠。

4. **血液检查**　排除梅毒螺旋体、HIV感染。

5. **子宫颈癌筛查**　进行子宫颈液基薄层细胞学检查排除子宫颈癌。

(三)治疗前签署知情同意书

知情同意书范例见图24-1。

激光治疗知情同意书

患者姓名		性别		年龄	岁	身份证号	
治疗前诊断							
治疗建议	医生已告知我因_____ 治疗部位_____						

治疗潜在风险和对策：

医生告知我激光治疗虽然是一种微创的治疗方式,但也可能发生一些风险。有些不常见的风险可能未在此列出,具体的治疗方式根据不同患者的情况有所不同。医生告诉我可与我的医生讨论有关我进行激光治疗方式的具体内容,如果我有特殊问题,可与我的医生讨论。

1. 有关激光治疗治疗的情况：

我知道并理解由于个人体质、胶原合成再生能力以及审美观点不同,激光治疗效果不定能完全满足患者期待的要求。

我理解激光治疗多为连续的过程,为了达到最佳效果常需进行数次治疗,治疗周期根据不同的阴道状况略有差异,因此,应严格遵循医生书面或口头医嘱进行治疗。否则会影响疗效、增加治疗次数,以及由此产生的费用应由患者本人自行承担。

我知道并理解激光治疗进行阴道内治疗时,有可能出现轻微泛红肿胀、外阴瘙痒,极少数可能出现轻微渗血。若个人免疫能力低下(无论何种原因所致),可能出现腹股沟淋巴结肿大。

我知道并理解激光治疗进行外阴治疗时有可能出现轻微泛红、肿胀等。

我知道并理解进行激光治疗前需要进行相关检查,排除感染性疾病、阴道炎等不宜使用公用探头治疗的情况。对于医生询问的病史及个人用药等情况应如实回答。如存在以上情况仍有治疗需求,请使用个人专用探头,费用自行承担。

我知道并理解激光治疗前需排除妇产科恶性疾病或癌前病变、因自身慢性疾病长期口服抗凝药物等相对禁忌证、绝对禁忌证等病症,对于医生询问的病史及个人用药等情况应如实回答。

2. 我知道并理解激光治疗是一种微无创的治疗方式,可能存在一些风险,实施本医疗方案可能发生下述情况,包括但不限于：

局部轻微泛红、肿胀：根据体质不同,数天后可自行消失。

极轻微渗血：极少数进行激光治疗阴道内治疗后出现,24 h可自行消失。

轻度疼痛或酸胀感：进行激光治疗外阴治疗时有可能出现,通常可忍受,鉴于个人附受疼痛的能力以及体质不同,可应患者要求局部给于外涂麻醉。

3. 激光治疗后注意事项：

治疗后,建议患者穿着天然纤维成分且宽松的内衣。

阴道内治疗后3~4天避免热水浴,提重物或剧烈运动。一般建议治疗后2周内不要进行性行为。

外阴治疗后可能发生水肿和炎症,建议治疗后使用冷敷,或使用预冷的湿纱布敷于治疗部位。

外阴治疗后1天,不能淋浴或盆浴(在恢复前在治疗区域避免使用热水)。

患者知情选择

• 我的医生已经告知我将要进行的治疗方式、此次治疗及治疗后可能发生的并发症和风险、可能存在的其他治疗方法,并且解答了我关于此次治疗的相关问题。

• 我同意在治疗中,医生可以根据我的病情对预定的手术方式做出调整。

• 我并未得到治疗百分之百成功的许诺。

• 我认可除非经鉴定属医疗事故或医疗禁忌证的其他任何情况一律不得变更/终止治疗。

患者签名_____ 签名日期：____年___月___日

如果患者无签署知情同意书,请其授权的亲属在此签名：

患者授权亲属签名_____ 与患者关系_____ 签名日期：____年___月___日

医生陈述：

我已经告知患者将要进行的激光治疗、治疗后可能发生的并发症和风险,以及可能存在的其他治疗方法,并且解答了患者关于此次激光治疗的相关问题。

医生签名_____ 签名日期：____年___月___日

图 24-1　激光治疗知情同意书

（四）治疗前物料准备

1. **阴道内治疗**　治疗床（截石位）、妇科检查灯、阴道扩张器、妇科长棉签、碘伏、液状石蜡、一次性无菌激光套管、一次性无菌床单、垫单、洞巾、一次性无菌手套、口罩、帽子等。

2. **外生殖器治疗**　治疗床（截石位）、一次性无菌床单、垫单、无菌手套、口罩、备皮刀、无菌纱布、碘伏、无菌棉签、表面麻醉药膏、保鲜膜、挡板。

八、治疗后不良反应

（一）分泌物变化

1. **分泌物的量增加**

（1）CO_2 激光作用于阴道黏膜产生的创面愈合和修复反应。

（2）激光应激反应导致流液增多（细胞渗出、液体渗出）。

2. **粉色分泌物**

（1）激光作用到浅表的毛细血管（极个别的出血点）。

（2）宫颈柱状上皮异位（曾称宫颈糜烂）或子宫颈息肉可能导致接触性少量出血（此类患者日常性交时也会有少量出血）。

（二）干涩

激光治疗后，组织再生尚未全部完成，细胞自分泌功能尚未恢复正常，进而自分泌减少。建议年纪大或绝经期患者采用低能量，$40 \sim 60 \ mJ/pixel$。

（三）性交痛

1. 即刻操作有出血的患者易发生性交痛，常见于外口治疗过密集或能量过大。

2. 恢复性生活过早、黏膜尚未完全修复，或未遵医嘱反复冲洗等。

3. 在炎症期治疗的患者可能出现。

（四）腰骶酸痛

多见于有盆腔积液或附件炎患者，因激光热效应刺激，促进盆腔积液吸收进而引起。通常 1~2 天即可消失，若超过 2 天无缓解并持续加重则需及时就医。

九、治疗后注意事项

1. 阴道内治疗当天可正常洗澡，但注意不要进行阴道内冲洗。

2. 外阴营养不良治疗或漂红治疗当天可外涂红霉素软膏，24 h 内禁止沾水，穿宽松裤子。结痂期间外生殖器会有轻度瘙痒属于正常情况，不要用手挠抓。

3. 治疗后 3 天内避免剧烈运动、游泳和负重。

4. 治疗后 5 天内禁止性生活（宫颈柱状上皮异位者 1 个月内禁止性生活）。

十、疗效评价

1. 评价解剖有效性，可采用 POP-Q 评分和阴道松弛度检测。

2. 评价功能有效性，可采用会阴肌力检测、女性性功能问卷，再次评估治疗前相关调查问卷及相应检查，并做前后对比分析。

3. 评价直接疗效，可根据患者症状改善情况进行评价，通常为阴道黏膜湿润、皱褶增加、弹性增强、阴道精致度增加、SUI 症状缓解及女性性功能改善等。

第七节　高强度聚集超声应用原理及阴道功能康复措施

一、定义

高强度超声聚焦（high intensity focused ultrasound，HIFU）作用在生物组织内时会产生热效应、机械效应、空化效应及由此引发的生化效应，且具有良好的组织穿透性、定位性和能量存积性。聚焦超声系统将能量透过表层组织聚焦于特定深度的靶区组织，产生生物学效应，使病变组织得以快速康复。此外，HIFU 治疗的剂量易于控制，安全性高，治疗后仅局部组织有一过性充血水肿，表层细胞可保持完整，术后恢复快。

二、技术原理

聚焦超声系统的主机产生高频电信号，通过换能器转换成聚焦超声波，利用循环水系统、透声膜和接触耦合剂将超声波传导至目标组织内。HIFU 利用这些特性作用于目标组织使其变性、促进组织重建和微循环改善，进而达到治疗目的。

HIFU 妇科治疗仪是一种光学与超声波结合的诊断治疗设备。其利用光学相干层析术，配合视频或超声监控，对妇科生殖系统表层下组织进行有效的热凝治疗，从而提高治疗的有效性（图 24-2）。

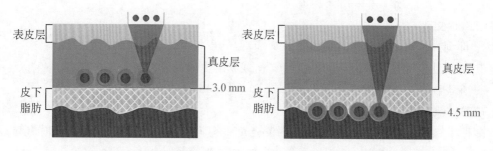

图 24-2　HIFU 的技术原理

三、适应证

HIFU 妇科治疗主要用于子宫肌瘤、恶性肿瘤、子宫颈炎、阴道炎、尖锐湿疣、子宫肌瘤等妇科疾病。此种治疗方法降低局部感染的概率，加快治疗愈合的速度。偶有探索性用于子宫复旧及阴道紧致等的报道。

四、禁忌证

1. 妊娠期和产褥期恶露未尽、未排除子宫内残留等患者。
2. 严重心脑血管、呼吸系统疾病及肝肾功能异常者。
3. 凝血功能障碍、严重贫血患者。
4. 系统性红斑狼疮、瘢痕体质者。
5. 恶病质、全身极度衰竭患者。
6. 生殖系统急性炎症期患者。

7. 恶性肿瘤、结核病患者。

8. 2 期或以上梅毒螺旋体、HIV 感染,体温超过 37.5℃者。

9. 外阴癌及子宫颈癌患者。

10. 药物不能控制的高血压、糖尿病患者。

11. 外生殖器及阴道黏膜破损等患者。

五、操作标准流程和技术要点

HIFU 就是利用超声波作为能源,将很多束超声波从体外发射到身体里,在发射、透射过程中聚焦在一个点(即目标组织)上,通过声波和热能转化,在 0.5～1.0 s 形成一个 70～100℃的高温治疗点。

具体操作步骤如下。

1. 设备与安全检查。检查设备及线路、探头及周围环境安全,清洁涉及的操作区域。

2. 开机。注意电源开关与探头操作开关。

3. 记录患者病案号、探头选择、次数等档案。

4. 调节显示屏的亮度和页面。

5. 调节操作能量的长短。

6. 按照部位不同调节能量大小,选择 0.1～0.3 J。

7. 根据组织特性不同来调节能量密度。

8. 探头感应区域涂适量耦合剂。

9. 探头套无菌保护套。

10. 针对目标组织放置探头。

11. 启动工作。

12. 调节能量深度,选择工作深度为 1.5～7.0 mm。

13. 深度扫描,包括皮下皮肤组织、超声波成像功能显示。

14. 撤出探头,清洁探头表面。

15. 记录治疗效果。

六、治疗前准备

(一)问卷
PFD 生活质量问卷调查、尿失禁问卷调查(ICIQ-SF,IIQ-7 等)、女性性功能相关问卷等。

(二)检查、检测

1. **妇科检查**　了解阴道壁、子宫颈及外生殖器情况,如肉眼可见疱疹及赘生物,应做 HPV/HSV 检测;了解阴道松弛程度或 POP-Q 评估有无阴道壁膨出或子宫脱垂;会阴肌力检测。

2. **白带常规检查**　排除急性生殖系统炎症。

3. **早孕测试**　排除妊娠。

4. **血液检查**　排除梅毒螺旋体、HIV 感染。

5. **子宫颈癌筛查**　液基薄层细胞学检查(thin-prep cytology test,TCT),排除子宫颈癌。

(三)治疗前签署知情同意书。

知情同意书范例见图 24-3。

HIFU 妇科治疗知情同意书

一、手术目的和效果

　　本次手术旨在利用海扶刀(HIFU)技术对妇科疾病进行治疗。海扶刀技术利用高强度聚焦超声波,实现对特定组织的精确无创治疗。预期效果包括缓解症状、改善生活质量以及可能的治愈。

二、手术风险和并发症

　　尽管海扶刀技术被广泛认为是一种安全有效的治疗方式,但仍存在一些潜在的风险和并发症。这些可能包括但不限于治疗部位疼痛、皮肤灼伤、组织损伤、治疗无效,以及恶性肿瘤未能在手术同时获得精准病理等。详细的风险因素和可能的并发症已在术前评估中向患者充分解释。

三、术后康复和注意事项

　　手术后,患者需遵循医生的建议进行恢复,包括定期回诊复查、合理饮食和休息等。在恢复期间,患者应避免剧烈活动,防止感染。如有任何不适,应立即就医。

四、患者知情同意签字

　　患者已充分了解手术目的、风险及术后注意事项,自愿接受海扶刀妇科手术治疗,并愿意承担手术风险。

五、手术团队及资质

　　本次手术由具有丰富经验和专业资质的医生团队进行。团队成员包括主治医师_____、副主任医师_____及护士团队等。

六、手术时间安排

　　手术定于_____年____月___日上午/下午____点开始,预计手术时长 2 小时。如有变动,将及时通知患者。

七、费用和支付方式

　　本次手术费用共计人民币_____元,包括术前检查费、手术费、术后复查费等。患者可通过医院指定的支付方式进行支付。如有费用疑问或需了解详细费用清单,可向医院财务部门咨询。

八、争议解决机制

　　如因手术原因产生医疗争议,患者可通过与医院协商或通过法律途径解决。在此过程中,患者有权寻求法律援助或咨询律师。

九、其他注意事项

　　患者在术前应保持良好的心理状态,配合医生完成必要的检查。

患者知情选择

　　•我的医生已经告知我将要进行的治疗方式、此次治疗及治疗后可能发生的并发症和风险,以及可能存在的其他治疗方法,并且解答了我关于此次治疗的相关问题。

　　•我同意在治疗中医生可以根据我的病情对预定的手术方式做出调整。

　　•我并未得到治疗百分之百成功的许诺。

　　•我认可除非经鉴定属医疗事故或医疗禁忌症的其他任何情况一律不得变更/终止治疗。

　　患者签名_____　签名日期:_____年____月___日

　　如果患者无签署知情同意书,请其授权的亲属在此签名:

　　患者授权亲属签名_____　与患者关系_____　签名日期:_____年____月___日

医生陈述:

　　我已经告知患者将要进行的 HIFU 治疗,以及后可能发生的并发症和风险、可能存在的其他治疗方法,并且解答了患者关于此次 HIFU 治疗的相关问题。

　　医生签名_____　签名日期:_____年____月___日

图 24-3　HIFU 妇科治疗知情同意书

(四)治疗前物料准备

1. 排空膀胱、消毒，准备超声探头耦合剂；应用利多卡因乳膏/肌内注射阿托品预防疼痛。

2. 阴道内治疗用品：治疗床(截石位)、妇科检查灯、阴道扩张器、妇科长棉签、碘伏、耦合剂、一次性无菌探头保护套、一次性无菌床单、垫单、洞巾、一次性无菌手套、口罩、帽子等。

3. 外生殖器治疗用品：治疗床(截石位)、一次性无菌床单、垫单、无菌手套、口罩、备皮刀、无菌纱布、碘伏、无菌棉签、表面麻醉药膏、保鲜膜、挡板。

七、治疗后不良反应

1. 发热。部分患者可出现 38℃ 以下的低热，通常持续 1～3 天，无须特殊处理。如体温高于 38℃，应警惕感染，要进行相关检查。

2. 腹壁不适，多在术后 1～2 天好转。

3. 下腹部轻度胀痛，臀部、腰部轻微胀痛，多在术后数天内好转。

4. 阴道少量分泌物。肌瘤靠近内膜时可能有淡血性分泌物，应保持外生殖器清洁，多在月经后好转。

5. 肠管损伤、皮肤烫伤或出血等。

6. 局部组织坏死、感染可能。

八、治疗后注意事项

1. 阴道内治疗者当天可正常洗澡，但注意不要进行阴道内冲洗。

2. 外阴营养不良治疗或漂红治疗当天可外涂红霉素软膏，24 h 内禁止沾水；注意穿宽松裤子。结痂期间外生殖器会有轻度瘙痒，这属于正常情况，不要用手挠抓。

3. 治疗后 3 天内避免剧烈运动、游泳和负重。

4. 治疗后 1 个月内禁止性生活。

九、疗效评价

1. 评价解剖有效性，可采用 B 超检查子宫肌瘤大小及血流信号、POP-Q 评分及阴道松弛度检测。

2. 评价功能有效性，可采用会阴肌力检测、女性性功能问卷，再次评估治疗前相关调查问卷及相应检查，并做前后对比分析。

3. 评价直接疗效，可根据患者症状改善情况进行评价，通常为阴道黏膜湿润、皱褶增加、弹性增强、阴道精致度增加、SUI 症状缓解、女性性功能改善等。

第八节　超声影像技术在女性盆底功能康复中的应用

女性 PFD 包括许多常见疾病，如 POP、尿失禁、大便失禁和女性性功能障碍(female sexual dysfunction，FSD)等。盆底由 3 层相互连接的肌肉和结缔组织组成，为腹盆脏器提供结构支撑，帮助维持肠道和膀胱的调控功能。从解剖学上讲，女性骨盆分为 3 个腔室，尿道和膀胱位于前腔室，子宫和阴道位于中腔室，直肠和肛门位于后腔室。筋膜和韧带提供被动支撑，而骨盆横膈膜的肌肉组织提供基础张力，并可用于主动支撑。盆底肌肉组织、韧带和筋膜的损伤及破坏可能导致一系列脱垂症状和功能异常。而且，由于有共同的结构支持，同一患者的临床表现往往涉及多个腔室。鉴于 PFD 的复杂性和多因素性,体格检查不足以作为评估 PFD 的唯一手段,影像学检查有助于医师识别盆底缺陷及更精准地对 PFD 进行评估判断,因此,影像学在提高临床诊治能力和科研水平方面具有巨大潜力。

常见的影像学检查有 X 线片、计算机断层扫描(computed tomography,CT)、磁共振成像(magnetic resonance imaging,MRI)和超声等。X 线透视及造影可对受检查者静息和应力状态下的盆底支持结构进行实时成像,但受制于成像技术,不能同时评估全部 3 个腔室,且最终图像分辨率低、盆底解剖结构直接可视化程度差。更重要的是,X 线片和 CT 检查可能需要受检者口服、静脉注射、膀胱或阴道内滴注对比剂并暴露在电离辐射中,故未在临床及科研中广泛应用。与以上检查手段对比,MRI 和超声具有无电离辐射、无侵入操作、易被患者接受等诸多优点;其中,盆底超声较 MRI 的操作更为简便,检查费用更低。下文主要介绍盆底超声影像技术在女性盆底功能康复中的应用。

盆底超声可选择经会阴入路、经阴道入路或经肛门入路。经会阴超声(translabial ultrasonography,TLUS)可同时对女性盆底 3 个腔室进行成像,另外通过增加瓦尔萨尔瓦(Valsalva)和凯格尔(Kegel)等动态动作,可实时显示盆底功能和 POP 的情况,故 TLUS 在临床中应用较多。

配有 3.0~6.5 MHz 的凸阵二维探头的超声诊断仪器均可进行盆底超声检查。为获得三维重建轴平面图像,需要使用三维/四维超声成像系统及后处理软件,带有谐波成像及多切面成像的仪器更佳。二维盆底超声检查使用 B 型模式系统进行正中矢状切面、冠状切面及旁斜切面检查。四维盆底超声使用 4D 模式系统进行正中矢状及斜冠状切面检查,获得 3 个正交平面(正中矢状面、冠状面、横切面)图像及立体渲染轴平面,以获取更多解剖信息来弥补二维图像的不足。

阴道是一个肌性管状器官,阴道壁自内向外由黏膜、肌层和纤维结缔组织筋膜构成,其大小及"松紧"程度主要由围绕它的肛提肌(耻尾肌、髂尾肌、坐尾肌)张力大小而决定。因此,阴道松弛即阴道邻近结缔组织和盆底肌松弛性改变造成的阴道口、阴道壁松弛。在临床实践中,通常以指测阴道松弛度,该方法虽然简便易行,但无法进一步评估导致阴道松弛的结构异常。经直肠双平面高频超声成像可显示位于直肠前壁与膀胱尿道后壁之间阴道的矢状切面和横切面。阴道矢状切面声像图表现为"三线两区"征(图 24-4)。"三线"由近场至远

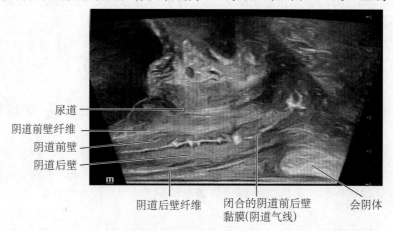

尿道

阴道前壁纤维

阴道前壁

阴道后壁

阴道后壁纤维　　　闭合的阴道前后壁　　　会阴体
　　　　　　　黏膜(阴道气线)

图 24-4　阴道矢状切面声像图表现为"三线两区"征

场为高回声的阴道后壁纤维组织、闭合在一起的前后壁黏膜层和阴道前壁的纤维组织；"两区"为低回声的阴道前、后壁肌层。胡守容等研究表明，经直肠双平面高频超声测量阴道壁厚度具有较好的重复性和一致性，可在矢状切面及横切面评估阴道形态，是一个准确有效地评估阴道中下段的影像学方法。会阴超声 3D 容积探头可测量浅层的会阴浅横肌、球海绵体肌、坐骨海绵体肌，以及深层肛提肌的厚薄、宽窄、血供及损伤等情况，帮助评估解剖学异常（图 24-5）。

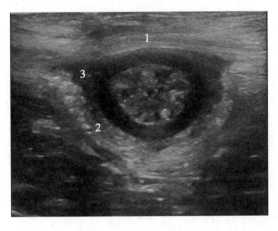

图 24-5　耻骨直肠肌与会阴浅横肌融合处的缺损
（本例患者表现为会阴体下降及阴道口括约功能减弱）

注：1 为会阴浅横肌；2 为耻骨直肠肌；3 为耻骨直肠肌与会阴浅横肌融合处的缺损。

超声在盆底缺陷成像中发挥着重要作用。其操作简单、安全无创且费用相对较低，故广泛应用于 PFD 患者的检查中。不同超声探头经阴道、腹部、会阴和直肠对盆底进行二维、三维和四维的重建，是研究 PFD 的较好的无创检查方法。

第 25 章

盆底康复运动技术

第一节　凯格尔运动

一、定义

凯格尔运动(Kegel exercises)首先于 1948 年由美国医师阿诺德·凯格尔(Arnold Kegel)提出,用于强化训练盆底肌肉。凯格尔博士的研究表明,凯格尔运动可增强女性尿道括约肌和支持系统的功能,有助于膀胱膨出和直肠膨出的预防,以及压力性尿失禁(stress urinary incontinence,SUI)的治疗,并可预防尿失禁和盆腔器官脱垂(pelvic organ prolapse,POP)。

支持系统由骨盆底肌肉、阴道壁、骨盆弓腱筋膜和骨盆内筋膜组成。盆底肌肉主要由盆底浅层及深层肌肉组成,对支撑骨盆器官至关重要。其中肛提肌占有重要地位,其由耻骨直肠肌、耻尾肌和髂尾肌 3 部分组成。耻骨直肠肌在肛门直肠连接处形成一个吊带。通过收缩耻骨直肠肌,泌尿生殖裂孔在体力活动中闭合。耻尾肌从耻骨延伸至尾骨。髂尾肌是肛提肌的最外侧部分。三者形成一个称为"提肌板"的平板,以帮助稳定盆腔器官。然而,盆底肌肉可能会因衰老、妊娠、阴道分娩、手术等而减弱,导致盆底功能障碍(pelvic floor dysfunction,PFD),从而可能引发尿失禁和 POP 等。

二、技术原理

凯格尔运动是最受欢迎的盆底康复治疗方法之一,人们在日常生活即可实施。凯格尔运动通常是个性化定制的,即不同参与者的收缩次数、保持时间和组数各不相同。目前,凯格尔运动没有固定的规则,但基本原则为:①识别停止或减缓排尿的控制肌肉;②以正确的方式收缩盆底肌;③循环多次。然而,许多人在锻炼过程中可能会收缩臀部内收肌、腹部和臀肌,而不是盆底肌肉。此外,交替快收缩和慢收缩是凯格尔运动练习的关键要素。

凯格尔运动可结合生物反馈和电疗来提高治疗效果。会阴仪、腹式呼吸和阴道哑铃等特定设备可与凯格尔运动结合进行抗阻训练。

三、适应证

1. 促进阴道收缩,预防产后盆底肌及阴道松弛。
2. 提高盆底支持力,改善轻至中度 POP。
3. 强化骨盆底部肌肉群,预防并治疗轻至中度 SUI。
4. 增加阴道紧缩及弹性,提高女性性功能,增加夫妻之间的"性福"。
5. 有提臀、塑腹、美化曲线及减肥功效。

6. 妊娠中、晚期(妊娠第 28 周后)女性进行凯格尔运动,可增强盆底肌肉力量,促进生殖区域血液循环,预防漏尿等盆底疾病,减少因妊娠、分娩对盆底肌的损伤。

7. 产后进行凯格尔运动可改善增强盆底肌肉弹性和收缩强度,极大限度地降低 PFD 的发生风险。因此,建议产后 42 天尽早开始做凯格尔运动,以促进产后盆底功能恢复。

8. 中老年女性应坚持进行凯格尔运动。因为随着年龄的增长,女性的雌激素水平下降,盆底功能减退,容易发生各种 PFD。有研究表明,中老年女性坚持进行凯格尔运动不仅可预防盆底疾病,还可增强盆底功能,缓解症状,提高生活质量。

9. 盆腔、肛肠或泌尿系统相关术前、术后患者,长期重体力劳动人群,慢性便秘及肥胖等人群都应积极进行凯格尔运动。

四、禁忌证

1. 急性生殖系统炎症患者。
2. 妊娠早期女性,或者妊娠中、晚期有早产、流产迹象、腹痛、出血等情况者。
3. 顺产后会阴侧切或裂伤等未愈合者。
4. 盆底肌肉失神经等无法控制盆底肌肉,可能错误使用臀肌、大腿及腹部力量者。
5. 肛门直肠、尿道、阴道、会阴手术后切开未愈合者。
6. 异常子宫出血或月经期易引发经血倒流者。
7. 盆底高张性、慢性盆腔痛等患者。

五、操作标准流程和技术要点

常用参数为每次收缩 3 s,放松 6 s,收缩和放松为一次,每天锻炼 150～200 次。盆底功能尚可的女性可一次性完成;盆底肌肉薄弱且容易疲劳的女性则可分为 4～5 组,每组 40～50 次来完成。坚持 3～6 个月为 1 个疗程。

在快速收缩期间,患者应快速收紧和放松盆底肌肉;在缓慢收缩期间,患者保持肌肉收缩更长时间,然后缓慢放松。快速收缩训练骨盆底肌肉适应咳嗽和大笑时腹内压的增加;缓慢收缩有助于增强肌肉的持续收缩力,提高肌肉抗疲劳的能力。

(一)准确识别盆底肌

要做好凯格尔运动,准确识别盆底肌是关键。可通过以下几种方式找到盆底肌。

1. **排尿中断**　在排尿排到一半时突然中止,此时会感觉盆底有肌肉在收缩,这些收缩的肌肉就是盆底肌。

2. **将手指放入阴道感受**　将手指轻轻放入阴道,然后用力"夹"住你的手指,如果手指感到阴道周围有肌肉收缩,收缩的这部分肌肉就是盆底肌。

3. **用镜子找到盆底肌肉**　如果以上方法仍不能区分开盆底肌肉,可以将一面小镜子放于会阴(阴道和肛门连接处)前,练习收缩和放松你认为的盆底肌肉,如果做对了,你会看到会阴有明显运动。

(二)凯格尔运动的具体步骤

1. 放松其他肌肉,仅关注盆底肌肉;收缩盆底肌,将肛门向上收紧,保持 3～6 s。
2. 放松肌肉至少 6 s,充分放松可避免肌肉疲劳。
3. 重复以上收缩和放松动作(收缩和放松计 1 次),40～50 次为 1 组,每天做 4～5 组。凯格尔运动不必过多,适当训练即可达到效果,但需要持之以恒。

4. 熟练掌握诀窍且未加用其他部位力量后,可将收缩并保持的时间逐渐增加至 10 s,每周增加几秒,以达到更好的运动效果。

六、训练后注意事项

(一)由易到难,但不限于姿势和地点

凯格尔运动随时随地都可以做,但作为初学者,平躺着会比较容易。熟练之后,无论是坐在办公桌前,还是躺在家里的沙发上,都可以不动声色地开始锻炼。

(二)循序渐进,持之以恒

收缩时间从 1 s 逐渐延长至 5 s,循序渐进。逐渐可尝试坚持收缩肌群 5 s,再放松 10 s,重复 40～50 次;每天 4～5 组,至少坚持 12 周。

(三)配合腹式呼吸(3D 式凯格尔运动)

在进行凯格尔运动的每一步练习时均要确保呼吸顺畅,不能屏气,顺畅的呼吸会帮助放松并使骨盆底肌肉得到充分锻炼。同时配合腹式呼吸,加强盆底肌训练效果。熟练掌握凯格尔运动要领的女性可在腹式呼吸中的吸气时放松盆底肌,呼气时收缩盆底肌。

(四)不要通过排尿中断来做凯格尔运动

初学者可用排尿中断来短暂定位这些肌肉,但不可通过此种方法来做凯格尔运动,因为反复中断尿流可能导致泌尿系统感染。

(五)注意识别错误动作

如果完成凯格尔运动后背部或腹部有明显下坠感或酸痛感,或者大腿臀部酸痛,可能为动作要领错误;或者是没有正确地识别并训练盆底肌,而是激活了腹肌、腰背肌、下肢肌肉及臀部。

(六)若运动无效应及时就诊

如果做了 3 个月凯格尔运动仍收效甚微甚至病情加重,应及时识别无效运动,并寻求专业医师的帮助。根据美国国立卫生研究院的报道,患者通常在训练 4～6 周以后会有可觉察的效果。

(七)危险识别

妊娠期如进行凯格尔运动,需要咨询专业医师,进行系统评估,制订个体化方案,并且循序渐进。若出现下腹痛、阴道出血等危险信号,应尽早识别并停止凯格尔运动。

(八)专业指导,综合训练

应在专业医院的盆底/产后康复中心,在专业医护人员的指导下进行凯格尔运动。此外,还可借助仪器监测盆底肌训练是否正确;或者联合其他盆底康复方法,如电刺激、生物反馈、磁刺激等进行联合训练。

七、疗效评价

1. 评价解剖有效性,可应用盆底 B 超检查 POP 改善程度、POP-Q 评分、阴道松弛度检测。

2. 评价功能有效性,可应用会阴肌力检测、女性性功能问卷,再次评估治疗前相关调查问卷及相应检查,并做前后对比分析。

3. 评价直接疗效,可根据患者症状改善情况进行评价,通常为阴道黏膜湿润、皱襞增加、弹性增强、阴道精致度增加、SUI 症状缓解、女性性功能改善等。

第二节　阴道哑铃

一、定义

"阴道哑铃"一词最早来源于健身运动器具——哑铃,又称"缩阴哑铃"。阴道哑铃与人们日常使用的运动器材——哑铃极其相似。阴道哑铃由 2 个椭圆形小球组成,中间纤细的连接带极为强韧(图 25-1)。

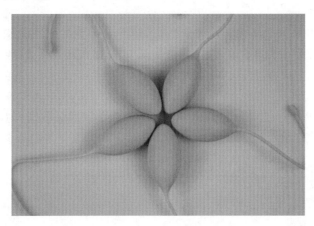

图 25-1　阴道哑铃

二、技术原理

阴道是一个弹性很大的器官,阴道肌肉可在分娩时扩张到足以容纳一个新生儿的胎头通过。在生产后,胎盘娩出,胎盘分泌的松弛素急剧减少后,阴道会逐渐恢复自身弹性;但短时间内仍会出现阴道松弛、弹性变差、白带增多等症状。阴道哑铃的哑铃状设计加强了其在使用时的振动强度,可发挥良好的缩阴作用。作为产后女性恢复阴道弹性的专用产品,阴道哑铃可利用重力和反复刺激肌肉群和骨盆,帮助松弛的阴道肌肉逐渐恢复,允分提高患者性生活质量。

三、适应证

1. 阴道松弛引起的一系列症状,如子宫脱垂,阴道前、后壁膨出等。
2. SUI,如咳嗽、打喷嚏、大笑或跳绳后漏尿等。
3. 女性性生活不满意,如阴道敏感性下降、阴道松弛导致女性性满意度下降等。
4. 盆底肌筋膜松弛性疼痛等。

四、禁忌证

1. 急性生殖系统炎症患者。
2. 妊娠早期女性,或者妊娠中、晚期有早产、流产迹象,腹痛、出血等情况者。
3. 顺产后会阴侧切或裂伤等未愈合者。

4. 盆底肌肉失神经等无法控制盆底肌肉,可能错误使用臀肌、大腿及腹部力量者。

5. 肛门直肠、尿道、阴道、会阴手术后切开未愈合者。

6. 异常子宫出血或月经期易引发经血倒流者。

7. 盆底高张性、慢性盆腔痛等患者。

五、操作标准流程和技术要点

(一)注意清洁

使用前要清洗双手和外生殖器部,并清洗阴道哑铃。

(二)注意放置位置

将阴道哑铃完全放入阴道内。此时应注意,阴道哑铃主要是为了锻炼盆底肌肉对阴道壁的挤压力,从而恢复阴道的紧致,故阴道哑铃不应放置在阴道上 2/3,而是放置于阴道下 1/3,即阴道哑铃末端应距离阴道口一横指距离。

(三)重量应由轻到重

锻炼应从最轻的哑铃级别开始。如果 3 天都不会在完成各项动作时脱落,才可更换为下一个更重的阴道哑铃。

(四)体积应由大到小

如果阴道哑铃的重量一致,体积则应由大到小。如果 3 天都不会在完成各项动作时脱落,才可更换下一个更小的阴道哑铃。

(五)动作由易到难

最开始以站立姿势练习收缩和放松盆底肌,然后做行走锻炼。收缩盆底肌时可感觉到阴道哑铃在阴道内上升。如果站立时阴道哑铃会掉落,建议前期采用卧位姿势训练。如果在锻炼过程中感觉比较轻松,可以很好地控制阴道哑铃,就可逐渐加大哑铃的重量或减少哑铃的体积。

(六)锻炼时限

建议每天锻炼 1～2 次,每周 3～5 次,每次 15～20 min,至少坚持使用 1～3 个月。

六、训练后注意事项

训练结束后,采取仰卧位或蹲位,用手轻轻拉出阴道哑铃的胶绳,将其取出。将阴道哑铃用清水洗净、晾干,再用乙醇擦拭一遍,放在清洁干燥的环境内。

七、疗效评价

阴道哑铃可帮助患者恢复阴道紧实弹性,恢复对阴茎有力度的"攥紧",增加阴道内润滑作用,以及缩短提高性的感受性和高潮力度。然而,此项运动需要保证持续锻炼 1 个月甚至更长时间。对于老年女性来说,使用阴道哑铃训练还可缓解因盆底肌肉松弛引起的漏尿问题。

第三节　普拉提

一、定义

普拉提(Pilates)是以德国人约瑟夫·休伯特斯·普拉提(Joseph Hubertus Pilates)的

姓氏命名的一种舒缓全身肌肉及提高人体躯干控制能力的运动方式和技能。普拉提的起源要追溯到 1912 年,32 岁的普拉提先生移居英国,并在第一次世界大战期间利用普拉提这种独特有效的运动疗法,帮助大批囚犯康复身体,进而受到大众关注。其生前将自创的这套独特训练动作、运动技能称为"控制术"(contrology)。

狭义的普拉提运动概念是指普拉提夫妇总创造的 500 余个动作,其大部分是拍成照片或纪录片被保存下来,包括垫上操及普拉提先生所发明的工作室器械动作。

广义的普拉提运动概念是指普拉提是一种强调全身协调的运动。

二、技术原理

普拉提主要锻炼人体深层小肌肉群,维持和改善外观正常的活动姿势以达到身体平衡,提高躯干和肢体的活动范围和活动能力,强调对核心肌群的控制,加强人脑对肢体及骨骼肌肉组织的神经感应和支配,再配合正确的呼吸方法所进行,是一项全身协调运动。

三、适应证

1. 普拉提没有年龄和性别限制,适合大多数人群。

2. 缺少运动的上班族因常年坐办公室而导致肌肉失去力量,容易腰酸背痛,久而久之,连身形、线条都会走样。普拉提有助于重新伸展绷紧的肌肉,如同做深层按摩,同时练习肌肉耐力,使身体压力平均分布。

3. 腹部脂肪堆积者。很多上班族天天"坐拥"电脑,腰上形成的"救生圈"越来越大。普拉提就是对腹部、侧腰部、背部和臀部肌肉的锻炼,持之以恒,有助于人们卸掉"救生圈"。

4. 心理压力较大,睡眠欠佳者。

四、禁忌证

1. 普拉提是一种比较安全的锻炼方式,但并非人人都能做。由于这项运动方式在很大程度上需要依靠关节的柔韧性来进行,故运动系统有损伤或疾病,如关节炎、肌肉拉伤、韧带受损等人群最好暂时不要练习。

2. 血小板功能不良或凝血性功能障碍性疾病患者运动后病情可能会加重,故同样应该避免进行此项运动。

3. 严重心肺功能不全,不能耐受任何日常体力活动者。

4. 锻炼之前不可饱餐,否则会导致消化系统功能失调。锻炼时可准备矿泉水或其他非碳酸饮料,以补充运动期间丢失的水分。

5. 老年人、儿童、妊娠期女性等特殊人群,一定要在专业教练的指导下练习。

五、操作标准流程和技术要点

普拉提运动糅合了东方和西方运动概念。西方人通常着重于身体肌肉能力的训练,如腰、腹、背、胸等;而东方人通常着重于呼吸和心灵集中的训练,如冥想、瑜伽和太极等。普拉提将东方的柔韧和西方的刚毅合二为一,其动作缓慢而清楚,且每个姿势都必须与呼吸相协调。因此,普拉提适合任何年龄,特别是缺少运动、需要长时间接触电脑和朝九晚五的上班族。伸展和拉长是普拉提中最重要的训练之一,其特殊之处在于肌肉不会经运动后导致粗壮,反而通过对身体核心部位(腰部和腹部肌肉组成,包括腹横肌、腹内斜肌、腹外斜肌、腹直肌、竖脊肌)的锻炼,使脊柱变得柔软而有韧性。因此,普拉提运动不但可改善身体线条,还对矫正颈部和脊柱有非常好的效果。

此外,普拉提运动速度相对平和,为静力状态运动,几乎不会对关节和肌肉产生伤害。同时,动静结合的动作安排使锻炼者的身体既有紧张也有放松,既有步伐转换又有打坐调息,锻炼者更容易控制身体,减少因姿势错误而造成的负面作用。普拉提可借助非常简单的器具进行全面的身体锻炼。只要有一个安静的空间和一块柔软的地毯即可开始练习,达到身体与意念的结合。

普拉提强调运动中的控制过程,锻炼者在增强肌肉力量的同时却不增加肌肉体积。普拉提的轻器械练习遵循小重量、多次数的原则,令肌肉充满弹性而又不会使肌肉变得太突出。其运动强度不大,但讲究控制、拉伸和呼吸,对腰、腹、臀等重点部位的塑造有非常好的效果。这项运动非常符合女性对形体美的要求。

综上所述,普拉提运动最大的特点是简单易学,不仅动作平缓,而且可有目的地针对手臂、胸部和肩部进行训练,同时又能增强身体的柔韧性。而且,这项运动不受活动地点的限制,无论是在专业健身房还是在家庭起居室中均可以练习。

普拉提运动的强度可根据自身感受来决定,每次锻炼通常持续 45～60 min,运动前 45 min 内不要进食,运动后也要给身体 30 min 的调节时间,然后再进食。

普拉提动作要准确,故要特别注意以下几个方面。

(一)普拉提的技术要点

1. 正确的姿势　保持腹部和背部集中适当的力量,让肌肉能够支持脊柱。有力的腹部肌肉形成支持脊柱的"力量区域"。当正确挺起腹部和背部并加强其他肌肉的用力时,整个身体就达到了自然且理想的状态。这样的姿态可帮助肌肉进行适当的运动。

2. 良好的呼吸　普拉提以腹式呼吸为主。良好的呼吸方式应是以头脑、身体、精神来进行,以帮助锻炼者将肉体和心灵压力一扫而空。腹式呼吸的要领是用力动作时吸气(这时你的腹部处于伸展状态),而在收紧腹部时呼气。

普拉提运动要求心灵和精神和谐,在普拉提的练习中可自然完成心灵减压。

(二)普拉提"简易操"

练普拉提有一套专门的动作,需要在教练的指导下完成。如要在家中自行练习,也可以学习下面介绍的普拉提"简易操"。

1. 动作 1　仰卧在垫子上,颈部放松,保持脊柱自然弯曲。吸气 5 拍,缓慢吐气 5 拍,同时收缩腹部并抬起上身。

2. 动作 2　仰卧在垫子上,腹部收缩,并起双足离地。背部需要尽量贴紧地面,同时颈部放松。呼气时将颈部"梗"起来,使头部离开地面,同时提膝并靠近上身。

3. 动作 3　面朝下俯卧,头顶向前顶,沉肩。收缩腹部肌肉,将肚脐部抬离地面。在整个动作中保持这个位置。吸气并抬头,手臂和胸部离开地面,背部肌肉收紧;呼气后再缓慢放下。呼气时上身躯干静止,将两腿抬离地面,抬到背肌不过度紧张的高度。

4. 动作 4　双手撑地,呈俯卧撑姿势。腹部和臀部收紧,身体躯干成一条直线,静止 20 s。身体躯干轻轻上下移动,抬起、放下,反复做 12～15 次。

5. 动作 5　双手撑地,呈俯卧撑姿势,与动作 4 的前半部分相同。向后蹬直左腿并抬起,同时吐气,髋关节不能移动。注意,要通过腹部肌肉的收缩来带动抬腿的动作。左腿放下时吸气,换抬右腿时吐气。始终确保髋部不移动,背部要挺直,沉肩,并尽可能伸长颈部。

两腿轻轻交替抬起、放下,保持速度均匀。

以上 5 个动作为 1 组,每组每天可循环练习 2~3 次。

真正接触过普拉提运动的人会发现,执行以上动作短短运动 5 min 后,身体就会发热、出汗。普拉提的每个动作都缓慢、清楚,讲究控制、拉伸和呼吸配合,通过对身体核心部位的锻炼,使身体变得柔软而有韧性。普拉提要求身体左右一起运动,让身体更为协调平衡。

(三)呼吸的原则

1. 用鼻子吸气,用嘴巴呼气。讲究呼气深度,尽可能用侧胸式的方法,即吸气腹部收紧,肋骨向外扩张,呼气肋骨内收。

2. 呼吸速度不宜太快,与动作速度基本一致,不要憋气进行训练。

3. 运动时注意呼气,静止时注意吸气。这样可缓解因肌肉用力而给身体内部带来的压力。

4. 通过控制呼吸,将注意力集中在呼吸上,降低人对肌肉酸痛的敏感性。

(四)身体控制的原则

1. 运动速度缓慢,延长肌肉控制的时间,尽量消耗身体各部位能量,达到减脂、塑形的目的。

2. 把握好身体的姿态,使其能够长时间体会到训练带给身体的刺激。

3. 腹部和躯干固定是普拉提训练的核心。

(五)普拉提运动的基本要素

专注、控制、中心、呼吸、流畅、精准,这 6 个词是做好普拉提的基本要素。

1. **专注**　训练时注意力集中。思想控制着身体,关乎智力、直觉、想象力、意志力和记忆力 5 个点。

2. **控制**　运用核心力且专注进行运动时,动作是受控的,不受控的动作会给身体造成损伤。

3. **中心**　所有动作都源于这个中心,即身体的核心力量。

4. **呼吸**　动作与呼吸一定要充分协调,呼气时需要将肺部空气彻底排空。

5. **流畅**　动作流畅,动作转换间的幅度最小化,并且需在特定节奏下完成,不应过快或过慢。

6. **精准**　动作精准,可帮助提升控制,并纠正不良生活习惯和运动模式,达到最佳效果就是最终目的。

(六)普拉提基本功训练

如同练武前要先学习扎马步,普拉提也有它的基本功。它的基本功不需要花三五个月去学习,只需要仔细阅读并练习接下来介绍的内容,并将它们运用到普拉提的动作中,就可让练习达到较好的效果。

1. **横向呼吸法**(lateral breathing)　做普拉提时要运用横向呼吸法,能促成正确的动作模式,同时让肺部吸纳最大量的氧气。吸气时肋骨下部横向扩张,呼气时则下陷。这样呼吸,能协助锻炼者在运动时保持腹部持续收缩、内曲。

具体方法:坐或站直。双手置于肋骨旁。吸气,肋骨横向扩张,但腹部不要上涨。感觉胸骨的移动。沉肩。呼气,尽量将胸腔下陷进身体,感觉两边肋骨向中央移近。

2. **凝聚轴心/力量区域**(core/powerhouse)　轴心或力量区域是指一系列构成和稳定身体中心的肌肉。这些肌肉包括腹肌(尤其是腹横肌)、下背肌和盆底肌。一个强壮的轴心不但能降低背部损伤的概率,还能改善姿势并协调身体平衡。但大多数人经常忽略这些肌肉的锻炼,普拉提则帮助人们找到和运用这些肌肉。

具体方法:为了达到良好的轴心稳定,锻炼者需要在拉进下腹的同时收缩盆底肌,以启动深层腹横肌。盆底肌位于盆腔底部,而腹横肌是包围着下腹和腰肢的一条内层腰带。要启动盆底肌,就要把盆底向内向上收紧,像"憋尿"一样。当缓缓收紧盆底肌时,多裂肌(这个很难感觉到)和腹横肌就会同时收缩。持续收紧下腹,下腹部收缩的合力要向上和向内。不要用尽全力收缩,达到完全收紧的30%～40%就是凝聚轴心的标准力度。

3. **沉肩**(shoulders down/set) 很多人会在颈和肩膀处积聚压力,加上不良的姿势,如长时间坐在电脑前,拱起背、头伸前,久而久之,会形成圆拱又绷紧的上背部,肩胛骨尖向外移离胸腔骨。普拉提强调利用中背肌肉把肩膀沉下去,以帮助拉直上背部。

具体方法:开始时,耸起双肩再放下,进行数次。注意,当肩膀耸起时,肩胛骨尖向外移;当肩膀降下时,肩胛骨尖往下和往内收。利用这个动作来固定肩膀位置。将肩胛骨尖向下背部的中线沉下,可感到颈项同时自然延伸,以缓解颈和肩的压力和绷紧。

4. **轴心盒子**(torso box) 幻想有4条直线将两边肩膀和盆骨两侧相连,形成一个"盒子",这个"盒子"是身体调准和对称的提示。做每一个普拉提动作时,问问自己:"我的盒子方正吗?"很多人会习惯性地依赖一边身体,你甚至会发现自己倾侧或旋向一边。做各种日常活动时,也经常会有身体一边较另一边容易操控的感觉。普拉提运动可以帮助人们意识到这些不平衡,进而进行纠正并调准。

5. **下颌抵近胸前**(chin into chest) 多数垫式普拉提动作都是在仰卧姿势中抬起头和手、脚。正确的头部位置对于增加腹肌运用和减轻颈部压力十分重要。

具体方法:头应提起向前至锁骨上,颏部应抵近胸骨。颏部与胸腔之间约有一个拳头的距离,视线则固定于轴心位置。如此提起头部,亦有助于运动时用眼睛检查躯干和双足的调准。初学者常犯的错误是将颏部过于贴近胸骨,或将头向后昂,故会感到颈部疼痛。

6. **延伸脊柱和四肢**(lengthening the spine and limbs) 普拉提和舞蹈教师经常让学生"拉长脊柱""长高一点"。成人这样真能"长高"吗?研究指出,只需要简单的口头指示,锻炼者就可真正延伸脊柱,减小椎骨间的压缩。

具体方法:有2个重点位置能帮助"长高"。首先,增加盆骨和胸腔肋骨之间的距离;此外,将头部拉离尾骨的方向。学会"长高"后,要学会保持这个高度。普拉提就是要唤醒那些维持坐姿和站姿的肌肉,延伸四肢则有助增强四肢肌肉。要注意肢体的调准,不要锁实手肘和膝盖关节。

7. **脊柱和盆部自然中轴位置**(neutral spine/neutral pelvis) 脊柱和盆部的自然中轴位置是相辅相成的。当盆部处于自然中轴时,下背部脊柱就会自动落入其中轴位置。

具体方法:要找到盆部自然中轴位置,要将手心底部置于盆骨上,手指尖放在耻骨上,形成一个"三角形"。这个"三角形"水平时,盆骨和下背部就处于自然中轴。尽量在做每一个普拉提动作时都保持这个自然中轴位置。

8. **卷动脊柱**(rolling/peeling the spine) 一条健康的脊柱不但要强壮,还应该柔软。垫式普拉提的很多动作都着重于脊柱的逐节平均活动。本书使用"卷动脊柱"和"逐节逐节地抽离"等字眼,来描述每节椎骨清晰并受控的活动模式。

9. **普拉提站姿** 脚踝相接,形成一个V形。普拉提站姿起始于盆部。

具体方法:收紧臀部,把大腿后侧互相贴紧,大腿骨从盆腔处向外转,双足才可打开呈V

形。要注意的是,虽然臀部和大腿收紧,但小腿和双脚应保持放松、延伸。

10. **整合(integration)**　垫式普拉提的特点之一是引导锻炼者在锻炼中思考他们的活动模式。常用方法是将注意力集中放在活动中的一组肌肉或区域上。普拉提要求锻炼者扩大集中范围,连静止中的身体部分都要留意,并意识到身体其实是整合性的活动。这样,普拉提动作才会更有效且更加平衡。

(七)普拉提运动重点

1. 坐姿转体

(1)动作:双腿屈膝并拢,双臂平行于地面,静止,吸气。吸气时收缩腹肌并将躯干转向一侧,加强侧腰及肋间肌的力量。

(2)要点提示:尽量加大躯干后倾及扭转的幅度。

2. 单侧跪撑平衡练习

(1)动作:左腿跪撑,右足尖后侧点地,左臂平行于地面打开,收紧腰腹、背部肌肉,并保证体重均匀分布在左膝和右手掌上,静止吸气。呼气时右足尖离地,至右腿平行于地面位置停住。

(2)要点提示:保持动作时自然呼吸。充分调动全身肌肉群以保持平衡状态,尤其是腰、腹、背、臀的肌肉。此动作可加强核心部位的稳固性及身体平衡性。

3. 臀腿收紧摆动

(1)动作:左腿屈膝侧坐于垫上,右腿屈膝并收紧臀、腿肌肉,使右腿内侧平行于地面(膝部勿沉向地面),双臂稍宽于肩膀,手掌撑地。在右腿保持动作的前提下打开双臂,躯干向上立起,侧腰及臀、腿紧张感加强。伸直右膝,右腿平行于地面向前摆动。双腿直膝并拢,手掌体后撑地,交换动作方向。

(2)要点提示:注意力要集中于侧腰、臀上缘及大腿肌肉的紧张上,动作匀速,勿借助惯性。

4. 屈臂俯撑

(1)动作:双屈臂俯身撑地,收缩腰、腹肌,将上半身撑离地面,足趾抓紧地面,大腿及臀部肌肉向中间夹紧,使身体纵轴成一条直线,并尽量保持躯干稳定。

(2)要点提示:肩胛骨内收,收紧背、腰、臀、腹部肌肉,勿塌腰。

5. 身体侧撑

(1)动作:左臂屈肘,双足并拢或一前一后(维持身体稳定),收缩腰、腹肌将身体撑起,右臂向上伸缩同时扩展胸腔及髋关节,保持身体侧面垂直于地面。抬起右腿,使身体呈大字形,收紧核心部位。

(2)要点提示:身体呈大字,骨盆勿下塌。

6. 腰、背肌强化训练
俯卧位,双臂置于头两侧,两腿自然分开,静止吸气;呼气时收缩背、腰、臀、腿部肌肉,保持四肢(肘、膝关节)伸直,将上下肢向上抬起,并保持片刻,做自然呼吸。

(八)普拉提常见动作

1. 腿部环绕(leg circles)

(1)动作:身体平躺在垫子上,双臂放于体侧。先将一条腿向上举起,另一条伸直或弯曲放在地上,腹部收紧,腰部贴紧地面。吸气时用向上举起的腿画圈,顺时针或逆时针均可;呼气时回到起点,并停止动作。一个方向做4～6次,然后换方向再做4～6次。

(2)要点提示：在动作过程中，腿部环绕的幅度不可太大，并保持臀部和髋关节不动。

(3)作用：可锻炼腿部肌肉，能让腿部保持优美的曲线，同时配合呼吸合理调节内脏功能，让动作更加灵活和协调。

2. 单腿动作(single leg stretch)

(1)动作：平躺在垫子上，上身抬起，肩膀离地，左腿伸直，右腿弯曲。右腿外侧手抱住踝部，内侧手抱膝，呼吸 1 次；换腿，重复上述动作。如此左右两侧各做 8～10 次。

(2)要点提示：整个过程中上身不要放松，上背部要离地。

(3)作用：可让身体更具有协调性，同时锻炼身体上部的韧性和腹部肌肉、脊椎和骨骼的灵活度。

3. 双腿动作(double leg stretch)

(1)动作：平躺在垫子上，上身抬起，双膝收到胸前，将身体团紧。然后吸气时双手抱膝，呼气时伸展开身体。吸气的同时把身体收回到团紧状态。重复 6～10 次。

(2)要点提示：动作中上身保持不变，肩膀离开地面；打开身体时双臂从前到上；收回时从旁边收回，抱膝。

(3)作用：这是一组伸展动作，与游泳动作相似，可让身体和关节伸展开来，得到完全放松。

4. 侧面动作(side kick)

(1)动作：侧卧位，保持头、肩、髋在一条直线上。双腿稍向前收，左足尖蹬地，足跟抬起，右腿抬起与髋同高。吸气时右腿后展，夹臀；呼气时向前踢 2 次。换腿，重复。两侧各做 6～8 次。

(2)要点提示：动作过程中肩膀要放松，上身不能松懈。

(3)作用：可强化上肢肌肉，包括胸肌、上背部肌肉及腹横肌，同时提高肌肉的柔韧性。

5. 全身动作(hold up)

(1)动作：左侧卧位，手和脚的位置固定不动，双腿弯曲，左腿在前，右腿在后。吸气时单臂支撑身体起来，此时全身挺直成一条线，呼气时缓缓落下。换腿练习。两侧各做 4～5 次。

(2)要点提示：动作应缓慢，控制有力。完成时若有困难，可用肘关节支撑于地面。

(3)作用：这组动作是对身体平衡性的锻炼，同时锻炼双腿各关节的灵活度。

(九)其他形式的普拉提运动

1. 直立普拉提 改变了传统的垫上运动，整个运动过程是保持直立姿势进行的。

(1)动作：两足分开，与髋部同宽，手臂伸直上举，手掌相对。右足伸直，右腿上抬，与左足成 45°角。右足沿顺时针方向画 3 个圆圈，这个过程中髋部保持平衡。然后反向画圈。完成后，右足收回地面。然而将右足向右侧抬起，脚背弯曲，并沿顺、逆 2 个方向画圆圈。左足重复右足动作。

(2)作用：这组动作是健美腿部和臀部的好方法。同时，直立进行动作能提高身体的平衡性和敏捷性。

2. 健身球普拉提 这组动作需在健身球上进行。

(1)动作：跪在垫子上，身体右侧靠在一个大健身球上。伸出左脚支撑身体，右足仍跪在原地。右手搭在球上，左臂弯曲，左肘放于脑后，扶住颈部。侧弯腰，努力用左肘去触碰左胯，当无法再接近时返回，共做 8～12 次。然后换另一侧。

(2)作用:有益于塑造腹部、胯部、臀部及下腰部的肌肉,同时可建立良好的平衡性和协调性。

3. 弹力绳普拉提　准备一个弹力绳。

(1)动作:仰卧在垫子上,双腿绷直,足背弯曲。把弹力绳绕在足上,两手抓住弹力绳的两端。深吸气,努力将肚脐贴向脊柱;深呼气,肱二头肌收缩,双手向胸部抬起,同时将脊背一点一点蜷起;深吸气,缓慢将背部躺回垫子,并将双手放下。以上动作重复 5～10 次。

(2)作用:这组动作可锻炼胸部、背部和手臂的肌肉柔韧性。

4. 小球普拉提　准备一个直径为 20～30 cm 的软皮球。

(1)动作:仰卧在垫子上,用两足踝部夹住球。双腿抬起,直至与地面垂直。双腿慢慢旋转,在空中划盘子大小的圆圈,顺时针和逆时针方向各转 10 次,手心向下,放于身体两侧。在转腿时保持背部平直。

(2)作用:这组动作对于塑造臀部、髋部和大腿外侧的曲线有一定作用。

(十)动作讲解

1. 100 次呼吸　仰面躺在垫子上,双手自然放在身体两侧,手掌朝下。弯曲双腿与髋关节成 90°,这样可使腿部在臀部上面,同时小腿平行。在收缩腹部肌肉时抬起头部,肩膀和手臂离开地面时呼气。然后吸气,将手掌有节奏地缓慢放下。每次呼吸的时候抽动双手。然后将手掌翻过来,有节奏地上压双手,同时呼气与吸气交替 5 次,做完一整套为 1 组。按照这个次序至少做 10 遍,共呼气与吸气 100 次(若为初学者,则可先把目标定位在呼气与吸气 20 次,然后逐渐上升到 100 次)。

2. 桥式　仰面躺在垫子上,膝关节弯曲,双足分开与肩同宽,平放于垫子上。双臂自然放在身体两侧,手掌朝下。做一个深呼吸,在收缩腹部时呼气,然后慢慢弯曲髋关节,抬起臀部,用臀部和下背部(而非手臂)抬起身体。用肩膀上部(而非颈部)支撑上半个身体,仅用手来保持平衡。保持这个动作 10～15 s,放松,再重复一次。注意,颈部疼痛者不可做这个动作。

3. 单足环绕式　仰面躺在垫子上,双臂自然放在身体两侧,膝关节弯曲,双足平放。将右腿伸直朝向天花板,足部紧绷。呼气,然后收缩腹部。缓慢地逆时针方向转动右腿,保持臀部不动。在向外转动腿时吸气,向内转时呼气。逆时针方向做 6 次,然后顺时针做 6 次。重复。

4. 双腿伸展运动　仰面躺在垫子上,将双腿拉向胸部。双手自然放在膝关节上。腹部用力抬起肩膀,离开地面时呼气。吸气,然后把身体伸展开来,手掌朝上,举过头顶,双腿伸直,抬离地面,保持这个动作 1 s。吸气,然后把膝关节收回,同时将双臂转向双腿。然后再伸展。重复做 5～8 次。

5. 脊椎前伸运动　双腿伸直坐在垫子上,双足分开与肩同宽,双足放松,膝关节轻微弯曲。吸气,将腹部沉向脊柱,向前伸开双臂,与胸部持平。保持肩膀放松。在身体向前弯曲时呼气。继续向前弯曲,放低头部,颈部、肩部和肋骨直到脊柱形成一个 C 形。吸气,然后回到初始位置。重复做 3 次。

6. 锯式　双腿伸直坐在垫子上,双足分开与肩同宽,双足放松,双臂向身体两侧伸开,与胸持平,吸气,将腹部沉向脊椎。转动身体时将左手伸向右足时呼气,就像要用手指把足"锯掉"一样。在用手碰到足趾时,更加收缩腹部。在回到初始位置时吸气,然后换另一侧做。每组动作至少做 2 次。

7. 进阶俯卧撑

（1）动作

1）第一步：两足分开与髋同宽站立，收紧腹部肌肉，吸气，然后呼气向前屈体，放松肩膀及手臂。

2）第二步：俯身向前，双掌着地，放在足趾前方。

3）第三步：吸气，双手向前爬行，保持腹肌收紧，手臂伸直但不超伸（足以支撑身体不晃动）与头部和躯干成直线，腿也伸直不超伸。

4）第四步：两手向前爬行，直到双掌正好在肩部的下面。从侧面看，头、肩、臀和腿成一条直线，同时手臂伸直。

5）第五步：呼气，然后屈臂，上身下降，直到整个身体在一个水平面上，再吸气把手臂伸直。重复5次，然后呼气向上屈体，吸气双手向后爬行，回到开始的姿势。

（2）作用：强化上肢肌肉，包括胸肌、上背部肌肉及腹横肌，同时提高腘绳肌的柔韧性。

六、设备使用及操作注意事项

普拉提运动是一种完全不受环境场地限制、可随时开始运动的项目，与某些静态的舞姿或体操姿势相似。当然，如果有垫子，则可在上面做出更多动作。这些动作的特点及要求是刚柔并济、身心合一。

普拉提的动作大都很简单，但必须做正确、做到位。无论是足不离地、双手够膝、腹部肌肉收紧地缓慢坐起，或者单膝跪立、双手支撑、一腿向后伸展；还是单足站立、另一只足向后伸平、双手向前伸展，其动作都讲究舒缓与控制，与腹部呼吸节拍协调，进入冥想状态，仔细用心去感觉肢体各部位的延展、肌肉的紧张收缩和身体的协调平衡。尽量伸展，动作到位，控制呼吸，进入冥想，仔细感觉。

普拉提最独特的地方在于其将练习重心放到了精神层面，通过呼吸和精神控制让锻炼者能面对自己的内心世界。

值得注意的是，在进行普拉提运动时不宜过饱，着装宽松，不宜扎辫子，易出汗者要提前准备毛巾和水。

七、疗效评价

1. 普拉提可通过肌肉静态强化训练帮助锻炼者塑造线条优美的肌肉，并锻炼身体协调平衡能力。

2. 练习普拉提时，将注意力集中到肌肉和骨头的动作上，身体多余的紧张感一旦消除，人的姿势便会随之改变，这种由内到外的变化会让人欣喜地发现一个崭新的自我，从而获得精神上的满足。

3. 可以塑形，缓解疼痛，改善睡眠质量。

第 26 章

围绝经期全身及局部药物干预措施

第一节　围绝经期全身及局部药物的使用原则

一、围绝经期性激素治疗的适用、禁用及慎用人群

因性激素缺乏所引起的一切临床症状或疾病,如无禁忌证,均可选择进行性激素治疗(hormone therapy,HT)。

(一)适用人群

1. 月经紊乱、各种原因导致的闭经者。

2. 更年期综合征患者,如潮热、出汗、关节和肌肉痛,情绪波动、睡眠障碍及其他神经精神症状、女性性功能障碍(female sexual dysfunction,FSD)/性欲减低等。

3. 有泌尿生殖道萎缩问题者,包括萎缩性阴道炎/尿道炎,如阴道干燥、疼痛、尿痛、尿频等,持续或反复发作。

4. 有骨关节肌肉症状者,如疼痛、抽筋、关节晨僵,骨质疏松/骨折。

5. 有其他绝经相关症状者,如皮肤干燥、心脏症状等。

(二)禁用人群

用药后有较大风险,如已知或可疑妊娠,不明原因阴道出血,已患或可疑罹患乳腺癌、子宫内膜癌等,近期有血栓性疾病、严重肝肾疾病、卟啉病、耳硬化症、脑膜瘤者,常规不建议进行 HT。

(三)慎用人群

子宫肌瘤、子宫内膜异位症、子宫内膜增生史、未控制的糖尿病及严重高血压、有血栓形成倾向、胆囊疾病、癫痫、偏头痛、哮喘、高催乳素血症、系统性红斑狼疮、乳腺良性疾病及乳腺癌家族史者,建议谨慎选择 HT。

需要注意的是,慎用并非禁用,而是需评估利弊后谨慎使用。治疗前和治疗中均应在专业医师的指导和严格监测下谨慎实施。

二、围绝经期性激素治疗的风险及其他获益评估

1. 已有充分证据证明,HT 可有效预防绝经或继发性闭经引起的骨丢失,降低骨质疏松症相关骨折的发病率。此外,HT 对结缔组织、皮肤、关节和椎间盘有益,可作为 50～60 岁具有高骨折风险的绝经女性的一线治疗选择。但对于年龄＞60 岁的女性,不推荐以单纯预防骨折为目的而进行 HT。HT 对骨丢失的保护作用在停止治疗后会有不同程度的降低。

2. 有证据表明,如果在围绝经期开始 HT,可通过改善血管内皮功能、血清胆固醇水平、

血糖代谢和血压对心血管起保护作用(即"时间窗"概念),从而降低心血管疾病的风险。年龄<60岁、无心血管病史、绝经<10年的女性,HT可降低冠心病的发病率和病死率;年龄>60岁、绝经>10年的女性,则不建议单纯为预防冠状动脉疾病而实施HT。年龄>60岁的女性如需进行HT,应在权衡所有风险及获益之后再决定。

3. HT可通过改善胰岛素抵抗而降低糖尿病的风险。同时,HT对心血管疾病的其他危险因素(如血脂谱和代谢综合征)也有积极的影响。

4. 有证据表明,60岁以前进行HT者患乳腺癌的风险很小(发生率<每年0.1%),并小于由生活方式因素(如肥胖、酗酒)带来的风险。

5. 研究显示,口服HT可降低结直肠癌的风险,但不推荐单独使用HT预防结肠癌。

6. 静脉血栓栓塞是口服HT的风险之一,其风险与性激素药物的种类、剂量、用药方法,以及患者的年龄和体重指数等密切相关。非口服HT避免了肝首过效应,可能对血栓风险增高的患者有益,且在60岁以前患者中的危险性很小。

7. 有子宫的女性使用雌激素治疗的同时需加用孕激素以保护子宫内膜,防止因单纯使用雌激素而导致子宫内膜增生。

8. 对于由阿尔茨海默病引起痴呆的女性,有限的临床试验证据证实,HT并不能改善痴呆症状或延缓疾病进展。在围绝经期的较年轻女性中,HT可能降低阿尔茨海默病的风险,但仍需更有力证据的支持。

三、围绝经期性激素治疗的药物干预

(一)用药原则

1. 需明确HT是维持围绝经期和绝经后女性健康全部策略(包括关于饮食、运动、戒烟和限酒等生活方式建议)中的一部分。

2. HT是医疗措施,应在有治疗适应证(性激素缺乏的临床症状和体征),且无禁忌证的情况下方可使用。因此,用药前必须做相关检查和评估以排除禁忌证。

3. 治疗应采用个体化方案,根据症状及患者要求解决的临床问题和预防需求,结合相关检查结果、个人史、家族史等综合因素,评估并制订治疗方案。

4. 进行HT的女性应至少每年进行一次临床随访,包括进行体格检查、更新病史和家族史、评价效果后制订继续治疗方案等。

5. 性激素替代治疗常用于治疗围绝经期或绝经后女性,其有效性、获益及风险与性激素药物制剂及其使用方法密切相关,提倡使用天然雌激素和天然或近天然的孕激素,以减少肝首过效应。用药方式有口服、经皮、经阴道等。

(二)药物选择

性激素包括雌激素、孕激素和雄激素。更年期进行HT通常使用雌激素和孕激素,非特殊需要,较少使用雄激素。雌、孕激素种类和剂型都很多,有天然和合成两大类制剂,临床提倡使用天然制剂。给药方式包括口服、经皮肤、经阴道、注射等。无论使用何种药物、何种给药方式均应在专科医师指导下实施。

(三)用药方案

HT的具体用药方案强调个体化。

1. 单纯孕激素补充,适用于更年期早期月经紊乱的女性。常用药物包括地屈孕酮、微粒化黄体酮胶丸或胶囊、醋酸甲羟孕酮,周期使用10~14天。

2. 单纯雌激素补充,适用于已切除子宫的女性。常用药物包括结合雌激素、戊酸雌二醇片、半水合雌二醇贴。

3. 雌、孕激素序贯治疗或连续联合治疗适用于有子宫的绝经后女性。有继续来月经意愿者可选择应用雌、孕激素序贯治疗,这种用药方式是模拟生理周期,在使用雌激素的基础上,每个月加用孕激素 10～14 天。无来月经意愿者可选择连续联合用药,该用药方式为每天联合应用雌、孕激素,一般为连续性使用(连续用药不停顿)。

4. 仅有泌尿生殖道症状的绝经后期女性可阴道局部使用雌激素。应尽量选择不经阴道黏膜吸收的雌激素,如普罗雌烯阴道胶丸和乳膏,理论上短期(3～6 个月)内无须加用孕激素。

5. 有血栓高危因素和胆囊疾病的患者可选择经皮制剂,局部用药时避免在乳房和会阴区域使用。有子宫的女性应结合使用孕激素,以避免子宫内膜过度增生而产生病变。

6. 情绪异常、睡眠障碍和性欲低下患者可使用替勃龙,口服后代谢成 3 种化合物而产生雌、孕激素活性和弱的雄激素活性。其对乳腺刺激较小,可能具有更高的乳腺安全性。

(四)不良反应和预防措施

激素治疗可能出现如阴道不规则出血、乳房胀痛、恶心呕吐、转氨酶升高等不良反应,这些症状常出现在治疗最初的 1～2 个月,经过一段时间后,症状会自行消失。症状严重时,可在医师指导下调整治疗方案。

1. **阴道不规则出血**　常由绝经后子宫内膜对外源补充的性激素发生反应导致,并非女性恶性肿瘤的信号,对身体也无害处,不必过分恐慌。

2. **乳房胀痛**　补充性激素后,乳房受到刺激可发生胀痛反应,并不代表乳腺发生严重病变。多见于治疗最初的 1～2 个月,若症状严重需评估治疗方案。

3. **恶心、呕吐、转氨酶升高**　少数女性在用药早期会出现恶心、呕吐等症状,可能由药物引起胃肠道反应导致。极少数患者会有转氨酶异常等情况,应及时观察处理,酌情调整用药。

用药过程中如出现下列情况应立即就诊:①突发严重或持续的头痛或呕吐;②视力模糊或失明;③语言、运动或感觉障碍;④胸、腹部或下肢疼痛;⑤阴道异常出血,出血量超过平时正常月经量,出血时间超过 1 周。

四、围绝经期其他替代治疗方法

尚不适合使用 HT(如月经尚规律但有症状者),或者不愿接受 HT 或存在 HT 禁忌证的绝经期女性,可选择其他非激素制剂来治疗围绝经期症状。

1. **植物类药物**　主要包括黑升麻异丙醇萃取物和升麻乙醇萃取物,此类药物对于绝经相关症状的缓解安全有效。

2. **植物雌激素**　目前研究显示,与绝经相关的植物雌激素主要为大豆异黄酮。

3. **中成药**　在围绝经期症状的治疗中应用已久。在中医理论指导下辨证论治,促进患者恢复阴阳相对平衡,取得满意临床疗效。2020 年,我国《中成药治疗优势病种临床应用指南》标准化项目组发布了《中成药治疗更年期综合征临床应用指南》,共有 6 个中成药最终形成推荐意见(表 26-1)。

表 26-1　《中成药治疗更年期综合征临床应用指南(2020 年)》中对于 6 个中成药的推荐意见

中成药	推荐意见	不良反应	用法用量	禁忌证
坤泰胶囊	经-中度患者,适用于潮热、烦躁易怒、失眠心悸、头晕耳鸣、阴道干涩、性交困难等,证属肾阴虚证者(1B)	阴道出血发生率、乳房胀痛发生率及胃肠反应发生率均低于激素组	口服,1 袋/次,2次/天,3 个月为1 个疗程	不适用于畏寒、四肢发凉、容易悲伤哭泣患者(专家共识)
灵莲花颗粒	经-中度患者,适用于以失眠为主,伴潮热、烦躁为主要症状,证属肾阴虚者(1B)	目前临床安全性证据未提示严重不良反应	口服,1 袋/次,2次/日,3 个月为1 个疗程	不适用于畏寒、四肢发凉、容易悲伤哭泣患者(专家共识)
坤宝丸	轻-中度患者,建议用于以失眠为主,伴有潮热等主要症状,证属肾阴虚证者(2C)	其患者乳房胀痛、胃肠反应发率与激素相当	口服,50 粒/次,2 次/天,3 个月为 1 个疗程	不适用于面部浮肿、畏寒、大便稀烂者,感冒期间停用(专家共识)
地贞颗粒	轻-中度患者,适用于潮热、手足心热,伴烦躁易怒等主要症状,证属肾阴虚证者(2D)	目前临床安全性证据未提示严重不良反应	温开水冲服,1袋/次,3 次/天,3～6 个月为 1个疗程	不适用于尿频、夜尿多、畏寒、大便稀烂患者(专家共识)
更年安胶囊	经-中度患者,而见潮热为主要症状,证属肾阴虚证者(2D)	未见明显不良反应	口服 3 粒/次,3次/日,疗程 3 月	不适用于四肢发凉、大便稀烂患者(专家共识)
佳蓉片	经-中度患者,适用于时而潮热、时而怕冷为主要症状,证属肾阴阳两虚者(2C)	尚无具体描述	口服,4～5 片/次,3 次/天,3 个月为 1 个疗程	不适用于大便干燥、口腔溃疡患者(专家共识)

第二节　绝经生殖泌尿综合征的诊断与治疗

绝经生殖泌尿综合征(genitourinary syndrome of menopause,GSM)是指绝经过渡期及绝经后期女性因雌激素和其他性激素水平降低引起的泌尿生殖系统萎缩,以及 FSD 等症状和体征的集合。随着人口老龄化的加速及人们对生活品质要求的提高,GSM 已成为社会关注的主要问题。GSM 的临床症状主要累及生殖系统和泌尿系统。生殖系统症状包括外阴阴道干涩、烧灼、刺激,以及阴道缺乏黏液导致的性生活障碍;泌尿系统症状包括漏尿、尿急、尿痛及反复下尿路感染等。

(一)诊断

患者有围绝经或绝经史,伴有 GSM 生殖泌尿系统的某些症状。妇科检查可见患者有生殖泌尿系统皮肤黏膜萎缩性改变及由此引发的相关体征。辅助检查可有阴道 pH 增高,性激素水平符合围绝经期或绝经后期改变。

(二)鉴别诊断

1.外阴阴道炎症(细菌性阴道病、滴虫阴道炎、外阴阴道假丝酵母菌病等)。

2.外阴硬化性苔藓、外阴单纯苔藓、外阴扁平苔藓等。

3. 内分泌失调导致的低雌激素疾病。

4. 子宫颈、阴道癌前病变。

5. 下生殖道赘生物。

6. 放射治疗后阴道炎。

7. 其他原因导致的泌尿系统症状。

（三）治疗

GSM 的治疗以缓解患者症状、改善患者生活质量为原则。《绝经生殖泌尿综合征临床诊疗专家共识（2020 年）》推荐方案如下。

1. **合并围绝经期全身症状的 GSM 患者**　如果无 HT 禁忌证，可根据患者意愿进行系统 HT；若生殖系统局部症状缓解不明显，可同时使用阴道雌激素制剂、阴道保湿剂或润滑剂治疗。

2. **仅有 GSM 生殖系统症状的患者**　首选非激素类阴道保湿剂或润滑剂治疗。如果患者无 HT 禁忌证，可根据患者意愿选择全身或局部 HT，阴道局部使用雌激素制剂联合阴道保湿剂或润滑剂能快速、有效地缓解症状。已有研究表明，阴道内中胚层治疗亦有良好效果。

（1）阴道雌激素制剂：通过促进阴道黏膜上皮增生、腺体分泌及间质细胞胶原蛋白合成，治疗 GSM 相关症状。天然雌激素与具有特殊分子结构的阴道雌激素制剂严格在局部发挥作用；其他阴道雌激素制剂通过生殖泌尿系统的雌激素受体发挥作用，对富含雌激素受体的器官如子宫内膜、乳腺等可能产生刺激作用，长期用药伴有潜在风险。临床常用的阴道雌激素制剂包括以下几种。

1）普罗雌烯阴道胶丸：每粒含普罗雌烯 10 mg，其活性成分为雌二醇二醚，具有特殊的分子结构等电位特点，极性低，严格在阴道局部发挥作用，不刺激子宫内膜，无全身雌激素效应。

2）雌三醇乳膏：每克含雌三醇 1 mg，仅选择性与阴道雌激素受体结合，代谢清除较快，不刺激子宫内膜，无全身雌激素效应。

3）结合雌激素软膏：主成分为雌酮硫酸钠及马烯雌酮硫酸钠，每克乳膏含结合雌激素 0.625 mg，局部小剂量用药不需要加用孕激素，但大剂量或长期用药可致血雌二醇水平轻度升高。

4）氯喹那多-普罗雌烯阴道片：每片含普罗雌烯 10 mg 和氯喹那多 200 mg，可在雌激素作用的同时发挥抗菌、消炎作用。

阴道雌激素制剂的使用方法：初始每天 1 次，连续使用 2 周症状缓解后改为每周 2 次；可长期应用，但目前尚缺乏使用超过 1 年的长期安全性数据，长期使用者应监测子宫内膜及乳腺。阴道雌激素制剂不增加乳腺癌患者的复发风险，但针对有 HT 禁忌证的 GSM 患者，仍需充分评估利弊，进行多学科会诊权衡患者的获益与风险。

（2）保湿剂和润滑剂：包括人源Ⅲ型胶原蛋白、透明质酸凝胶、Replens 阴道凝胶和甘油类制剂等，其中 Replens 阴道凝胶为美国 FDA 唯一批准使用的阴道保湿剂，但中国目前尚未获批使用。由于保湿剂和润滑剂是非处方药，用药时间和剂量无严格限制，推荐每周至少使用 2 次。当重度 GSM 患者使用后症状缓解不明显时，需要联合其他方法治疗。其不良反应主要为阴道灼烧感、感染及过敏。因此，阴道保湿剂或润滑剂过敏、阴道化脓性感染及阴道流血的患者禁忌使用。

3. 外阴阴道萎缩伴性欲低下、性交痛为主的 GSM 患者　可考虑选择雌激素受体调节剂奥培米芬或脱氢表雄酮等药物,性交痛伴盆底肌肉、筋膜张力较高的患者,可采用肌筋膜松解技术,同时配合射频等能量亦可取得更好的效果。如果性交痛是由黏膜萎缩导致,治疗方案同仅有 GSM 生殖系统症状的患者。

(1)奥培米芬:口服制剂,进入体循环后通过激活雌激素受体 α 发挥雌激素作用,对绝经后期女性的 FSD 有明显疗效,也可用于有 HT 禁忌证、无法阴道用药(如严重的髋关节疾病、肥胖、外阴痛等)的患者,是缓解 GSM 症状的非激素用药。由于其具有弱雌激素效应,长期用药可能造成血栓或子宫内膜增厚,但未发现恶性肿瘤的风险。

(2)脱氢表雄酮:为阴道栓剂,是雄激素和雌激素生物合成途径中的甾体激素中间体。该药可导致循环中脱氢表雄酮、睾酮和雌酮水平轻度升高,但不影响血清雌二醇水平。

脱氢表雄酮的主要作用:①缓解性交痛;②高剂量(6.5 mg)对于性功能的改善效果优于阴道润滑剂;③用于使用阴道保湿剂和润滑剂治疗无效的、有 HT 禁忌证或对雌激素治疗有顾虑的 GSM 患者,以及合并乳腺癌或其他雌激素依赖性恶性肿瘤 GSM 患者的治疗。

4. 合并压力性尿失禁(stress urinary incontinence,SUI)等 PFD 症状的 GSM 患者　此类患者不仅要针对 GSM 症状进行治疗,还应同时实施 PFD 的症状控制,具体包括减重、戒烟、治疗便秘等可能引起腹压慢性增加的疾病,避免或减少进行腹压增加的活动。轻至中度 SUI 可首选盆底肌训练、生物反馈、电刺激、磁刺激、射频、阴道激光等盆底康复治疗技术,重度患者则可采用子宫托或盆底手术进行治疗。

(1)盆底肌训练:盆底肌训练是通过患者有意识地对盆底肌肉进行自主性收缩锻炼的方法,可以增强盆底肌肉张力,提高尿道闭合压,提高神经兴奋性,从而改善 GSM 相关临床症状。

(2)盆底肌电刺激:通过电刺激方式改善盆底肌肉的节律及舒缩功能,增强盆底肌肉力量,增加盆腔血流进而改善 PFD 相关症状。与此同时,借助盆底肌肉力量的增强以改善患者的控尿能力。临床数据表明,盆底肌电刺激可有效缓解围绝经期患者以 SUI 为主的泌尿系统症状。治疗方案为每周 2～4 次,10～15 次为 1 个疗程。

(3)盆底肌磁刺激:可在不接触人体表皮的情况下产生体感,在人体组织中产生感生电流,使组织兴奋,通过调控神经肌肉等起到控尿作用。

(4)射频治疗:经阴道射频胶原变性治疗是使用低能量射频照射技术,通过热效应促使阴道深层及尿道周围组织的胶原蛋白变性、纤维再生、组织微循环改善。国外小样本量报道认为,射频治疗可改善尿失禁症状,但对于缓解外阴阴道萎缩及干涩等症状尚无研究数据。

(5)CO_2 点阵激光:可作为 SUI 治疗的选择之一,但尚无大样本量、长期疗效的数据。

(6)手术治疗:对于经上述治疗无效的重度 SUI 患者可考虑手术治疗。手术方式应由医师根据患者具体情况而进行个体化选择,并应充分评估手术利弊与可能出现的风险。

5. 以尿频、尿急、尿痛、排尿困难及膀胱过度活动症(overactive bladder,OAB)为主的泌尿系统症状 GSM 患者　此类患者若有尿路感染,首先应控制急性期尿路感染,一线治疗包括膀胱训练、生物反馈治疗、盆底肌训练(电刺激、磁刺激)、行为训练等。药物治疗 M 受体拮抗剂(代表药物为索利那新和托特罗定等,通过抑制膀胱憋尿肌不自主收缩,从而延迟排尿)和 β3 受体激动剂(代表药为米拉贝隆,可选择性激动膀胱的 β3 肾上腺能受体,舒张憋尿肌)。临床研究表明,阴道雌激素制剂均可有效改善因雌激素水平降低而导致的外阴阴道萎缩症状,增加黏膜厚度。对于 GSM 相关的尿频、泌尿系统感染和尿急等,配合抗胆碱类药物可改善合并 OAB 患者的泌尿系统症状。三线治疗包括神经调节、肉毒毒素膀胱憋尿肌多点注射、膀胱灌注及其他外科手术治疗。

6. GSM 的长期管理

（1）提倡健康的生活方式：有助于改善 GSM 患者的相关症状，提高患者的生命质量。

1）减轻压力的疗法和心理干预可能会使非自然原因导致阴道干燥的女性受益。

2）穿着宽松内衣可改善空气流通，预防生殖泌尿系统感染。

3）保持健康的饮食、起居习惯，规律健身，增加社交，均可缓解 GSM 症状，减少绝经后心理疾病。

4）保持适度的性生活有助于控制阴道干燥，增加阴道血供，保持阴道内环境健康。

5）戒烟、控酒有助于改善症状。研究证明，吸烟与外阴阴道萎缩相关。

（2）健康教育：帮助 GSM 患者增强自我保健意识，正确对待绝经后雌激素水平降低给身心带来的各种变化，并以乐观、积极的心态去面对，鼓励患者参加盆底肌训练、行为改变及强身健体相关的培训课程，养成坚持锻炼的良好习惯。

（3）定期治疗及评估：接受干预治疗的 GSM 患者应自觉配合临床医师的指导建议，定期接受治疗监测及评估。

（4）使用雌激素相关药物

1）长期使用雌激素治疗的 GSM 患者应定期到指定医疗机构进行受益与风险评估，制订个体化治疗方案。

2）鼓励适宜对象坚持治疗并定期随访。

3）随访时间为初次治疗后第 1、3、6、12 个月，酌情监测子宫内膜，评估用药利弊。

4）不含激素成分的阴道保湿剂和润滑剂可长期使用。

（5）物理治疗：接受物理治疗的患者，如果 GSM 病情进展或症状进一步加重，应及时到医院就诊，重新接受评估及治疗建议。

1）接受激光治疗的 GSM 患者术后 24 h 内禁盆浴；72 h 内禁性生活；通常在完成治疗后第 1、3、6 个月进行随访及疗效再评估，视评估情况及患者意愿调整治疗方案。

2）盆底肌电刺激治疗后无须特殊处理。目前尚无盆底肌电刺激的长期疗效数据，但在治疗前应酌情进行基于影像学的盆底肌形态及功能评估，在医师指导下选择个体化治疗方案。

3）接受手术治疗的患者，视术后症状改善情况酌情再次选择物理治疗以巩固疗效。

第 27 章

女性盆底功能动力学、私密肌筋膜手法、中医盆底调理干预治疗及骨盆矫正治疗

第一节　女性盆底功能动力学

一、盆底横纹肌的动力学

　　盆底肌肉主要为横纹肌,其主要作用是维持腹腔脏器的稳定和保持盆腔器官的形状、结构和闭合功能。根据肌纤维的特点可分为Ⅰ型肌纤维和Ⅱ型肌纤维。Ⅰ型肌纤维等长收缩,收缩时产生的张力小、速度慢,肌质含量丰富、肌红蛋白较多,收缩持续时间长,不易疲劳,又称慢缩型肌纤维;Ⅱ型肌纤维等张收缩,收缩时肌纤维爆发力强、速度快,但持续时间较短,易疲劳,又称快缩型肌纤维。

　　尿道下 2/3 与阴道前壁紧密粘连,阴道后壁末端部分与会阴体和直肠前壁紧密粘连。但尿道、阴道和直肠上端互不相连,这种自由活动使器官能够伸展,对于器官的开合功能至关重要。

　　如前所述,在膀胱关闭过程中共有 3 种肌力发挥作用:耻尾肌向前牵拉阴道末端,肛提肌板向后,而肛门纵肌向下牵拉阴道上端和膀胱底。在膀胱开放过程中共有 2 种肌力发挥作用:肛提肌板向后,而肛门纵肌向下,耻尾肌放松。也就是说,尿道的闭合与开放是由耻尾肌的收缩或松弛决定的。耻尾肌前部存在肌梭,提示有一个精细的反馈系统控制阴道的张力,足够的组织张力是维持静息状态尿自禁的前提。

　　尿道由耻骨尿道韧带和耻尾肌牢固锚定,使得向后的提肌板和向下的肛门纵肌伸展,关闭近侧尿道腔到"C"状态;排尿时耻尾肌松弛,牵拉感受器兴奋排尿反射,尿道在提肌板和肛门纵肌牵拉下开放尿道腔到"O"状态,流出道开放,逼尿肌收缩从而排出尿液。用力时,耻尾肌和提肌板收缩对抗耻骨尿道韧带,肛门纵肌收缩对抗子宫骶韧带。

　　膀胱和尿道共有的纵形平滑肌用黑色细线表示,这些平滑肌被盆底肌肉牵拉是尿道闭合和开放的先决条件。耻骨尿道韧带必须有足够的紧张度才能锚定 3 种肌力,而耻尾肌也需充分绷紧才能有效关闭尿道。如果韧带和结缔组织损伤使肌肉收缩力减弱,从而导致流出道闭合和开放功能障碍。

　　需要注意的是,"排尿"起源于神经反射,而"尿道开放"状态是机械因素作用的结果。

二、盆底动力学的机械因素

尿道有 3 种正常状态,即静息时关闭、用力时关闭和排尿时开放。每一种状态主要是由耻尾肌、提肌板和肛门纵肌 3 种肌力和耻骨尿道韧带及子宫骶韧带对应作用的结果。

(一)静息关闭

在静息关闭时,盆底Ⅰ型肌纤维仍维持收缩状态(阴道静息肌电值非零)。3 种定向肌力的Ⅰ型肌纤维与前面的耻骨尿道韧带及后面的子宫骶韧带相对应,牵拉阴道,使得膀胱和尿道紧贴阴道前壁(吊床)。阴道末端被耻尾肌拉紧,近中心部分被提肌板和肛门纵肌拉紧。阴道固有的弹性和Ⅰ型肌纤维的收缩维持着尿道闭合。

(二)用力关闭

用力关闭是指阴道传递肌力关闭尿道和膀胱颈。尿道和阴道末端被耻尾肌收缩向前牵拉,而在膀胱底、阴道上端和直肠被提肌板、肛门纵肌收缩向下、向后牵拉并在耻骨尿道韧带处向下成角。与静息关闭状态相比,用力关闭时 3 种定向肌力更加明显。

(三)排尿开放

排尿时,耻尾肌放松,向前的肌力放松使尿道在提肌板向后和肛门纵肌向下的肌力作用下开放(图 27-1)。

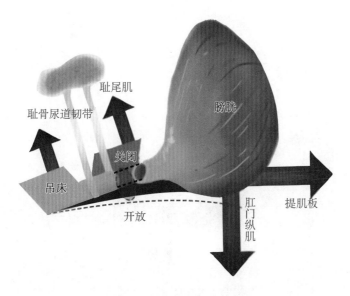

图 27-1　尿道闭合与开放

三、盆底动力学的神经学因素

正常排尿的定义是能自主控制排空膀胱,并能在排尿结束后迅速使膀胱恢复至闭合状态。从功能角度来看,中枢神经和周围神经 2 种神经学机制控制异常的排尿反射。中枢神经控制机制来自大脑皮质,其通过排尿抑制中枢发挥作用;周围神经控制机制是一个肌性-弹力复合体,需要有力的悬吊韧带正常发挥作用。

中枢神经系统协调和控制所有包括尿道、肛门在内的开合结构。韧带和筋膜中神经末梢的存在表明这两者也受神经调控。排尿反射由膀胱底的牵拉感受器和容量感受器共同激活,其敏感性因人而异。本质上,排尿反射是由神经反馈系统通过这些感受器控制的。

当膀胱充盈时,静水压激活牵拉感受器,后者发出冲动到大脑皮质,前部横纹肌松弛,后部横纹肌(Ⅱ型肌纤维成分)牵拉开放流出道,尿道阻力明显降低,逼尿肌收缩致平滑肌痉挛而排尿(图 27-2)。

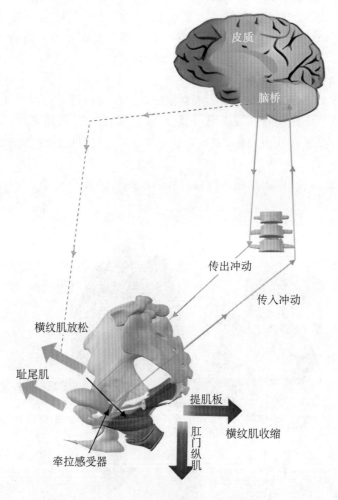

图 27-2 正常排尿反射(引自 3D body)

这些传入冲动反射性由抑制中枢的激活而被阻断。抑制中枢在大脑皮质指挥下,像"活塞"一样开放和闭合,从而接受或阻断来自膀胱底部牵拉感受器的传导冲动。当加速神经核停止时,后部横纹肌Ⅱ型肌纤维放松,前部肌肉收缩,被牵拉的组织"回弹",关闭尿道(图 27-3)。

抑制中枢阻断排尿反射的作用有限。若盆底肌肌力下降,韧带松弛,使肌肉不能拉紧阴道,阴道没有足够的组织张力便不能支持牵拉感受器。若不能维持尿液静水压,那么在膀胱容量较小时感受器也会被激活而引起排尿反射,表现为尿急、尿频或夜尿症状。在尿动力学上可表现为"逼尿肌"或"尿道"不稳定,或者"低膀胱容量"。

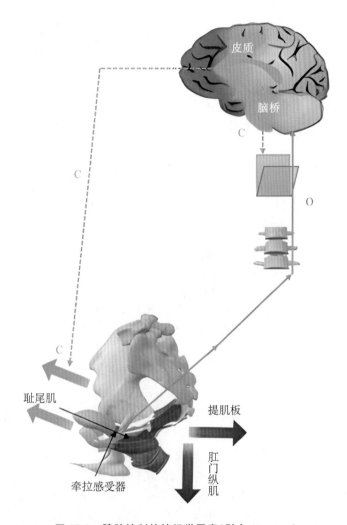

图 27-3　膀胱控制的神经学因素(引自 3D body)

四、结缔组织在盆底功能中的作用

结缔组织是一种复合结构,其基本成分是蛋白聚糖。弹性蛋白纤维储存能量,而胶原蛋白纤维使结构具有一定强度。组织伸展性由胶原纤维的结构所决定,静息时胶原纤维为 S 形,拉伸变直时像一根钢棒阻止了组织进一步伸展。腱是没有伸展性的,韧带的伸展性有限,但阴道的伸展性很好。

根据整体理论,形态影响功能,形态丧失则功能障碍出现。骨盆韧带将阴道及盆腔器官固定悬吊在骨盆上,维持盆腔器官形态和功能的动态平衡。阴道本质是一种弹性膜,本身没有内在强度,其强度来自筋膜层。阴道必须有足够的张力才能关闭尿道和支持牵拉感受器以阻止其过早被激活,这种张力由组织弹性及盆底 I 型肌纤维收缩维持。如"干船坞"理论,韧带与盆底肌相互影响,任何韧带的松弛都可导致盆底肌负荷增加,久而久之肌力减弱;盆底肌受损也使韧带负荷增加,功能弱化。韧带松弛、盆底肌肌力下降则引起器官开合功能障碍(图 27-4)。

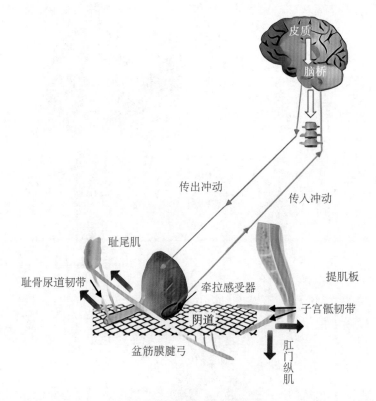

图 27-4 结缔组织张力的控制(引自 3D body)

对于妊娠期女性,胶原受胎盘激素影响而解聚,蛋白多糖比例发生变化,阴道变得更加膨胀使分娩时产道得以扩张,同时伴悬吊韧带结构强度损失。"吊床"的松弛使尿道弹性闭合力下降,导致用力时漏尿,称为压力性尿失禁(stress urinary incontinence,SUI)。同时,失去阴道支持,排尿反射被过早激活,表现出"膀胱不稳定"症状,孕妇会出现尿急、尿频和夜尿。松弛也导致后部韧带无髓神经纤维失去结构支持,重力作用于这些神经末梢而导致盆腔"牵拉"疼痛。

此外,年龄增长和先天胶原缺陷也是结缔组织损伤的重要原因。随着年龄增加,胶原分子间交叉连接增加,组织缩短,由于重力使胶原纤维重新调整,与年龄相关的弹性蛋白损失。弹性蛋白损失一方面会使组织"下垂";另一方面,使尿道闭合的低能量弹性成分变弱,尿道括约肌内在缺陷使患者发生缓慢的、不自觉的漏尿现象。在轻微用力时,患者必须依靠前部尿道闭合力的Ⅰ型肌纤维关闭尿道,单纯Ⅰ型肌纤维关闭肌疲劳就可导致漏尿。

值得注意的是,雌激素能防止胶原丢失,因此,应用雌激素被推荐为绝经后女性预防尿失禁的措施。但如果口服雌激素半年以上,尿失禁患者的症状在一度减轻后会复发并加重,局部外用雌激素软膏则可避免此种情况的发生。

盆底手术通常仅用于处理受损的结缔组织。如果韧带过分薄弱而无法修补,需要借助"吊带"进行加强。手术切除和牵拉阴道组织会使其进一步变弱,因此,手术时尽量避免切除阴道组织是明智的选择。进行阴道手术时也应尽量保留子宫,因为子宫在盆腔起中心结构的作用。子宫颈不能伸展,全部由胶原构成,直接或间接与所有骨盆韧带相连,作用于子宫颈的腹腔内压力同样分布在这些韧带上。如切除子宫则会潜在改变力的分布,造成力强加于薄弱的阴道,更容易出现控尿功能障碍。

第二节　私密肌筋膜手法

一、盆底肌手法检查

盆底肌的手法检查(简称"手检")包括手检盆底肌肌力评估、手检盆底肌疼痛评估及盆腔器官脱垂定量分期法(pelvic organ prolapse quantification examination,POP-Q)评分,以此了解盆底肌肌力、肌张力、盆底松弛/脱垂状态及程度。

(一)手检盆底肌肌力评估

目前,改良版牛津肌力分级法是国际通用的手检盆底肌肌力评估方法,由英国著名物理治疗师、国际尿控协会终身成就奖获得者 Laycock 于 1992 年首次发表于她的博士论文中,至今已应用 30 余年。

1. 检查步骤

(1)治疗床铺一次性隔离巾。

(2)患者脱一边裤腿以暴露外生殖器,取仰卧截石位,双足分开约 120°。

(3)检查者左手掌轻压患者腹部,监测患者尽量不要使用腹压。右手中指和示指缓慢进入患者阴道,开始进行检测。

2. 肌力分级　改良版牛津肌力分级法见表 27-1。

表 27-1　改良版牛津肌力分级

分级	描述
0 级	感觉不到盆底肌肌力收缩
1 级	检查者的手指感觉到颤动或波动(收缩非常弱)
2 级	弱收缩,肌张力增加但未感觉到抬举或挤压感
3 级	中等程度的收缩,以阴道后壁的抬高和检查者手指根部感觉到挤压感,并伴随会阴体向内收为特征
4 级	可以对抗阻力产生阴道后壁抬高,有会阴体内收,如果将 2 根手指(示指和中指)横向或垂直放入阴道并分开,4 级肌力收缩可以对抗阻力将它们挤压在一起
5 级	强有力的收缩,可以对抗强大的阻力而产生阴道后壁抬高,并使检查者的示指和中指挤压在一起

值得注意的是,如果检查者感觉不到盆底肌肌力收缩可有以下 2 种情况:①患者的盆底肌肌力非常弱,弱到几乎没有任何肌力;②患者盆底肌可能有一点肌力,但当收缩指令下达时因不会收缩而导致检查者感觉不到。此 2 种情况均判定为 0 级。

手检盆底肌肌力评估简单易行,但与医师主观性和临床经验有较大关系,故目前仅作为盆底功能测试的初级判断。

(二)手检盆底肌疼痛评估

盆底肌肉是引起大多数慢性泌尿生殖疼痛的主要原因,系统而科学的疼痛评估标准非常必要。一项最新的研究中,澳大利亚 Marek Jantos 教授提出的疼痛位点图谱——疼痛图谱(又称疼痛绘图法或影像法),是一种定位疼痛来源、确定疼痛程度和疼痛性质的方法,包括泌尿生殖疼痛图谱、盆底肌肉疼痛图谱和膀胱痛图谱。

1. **检查步骤**　对盆底深、浅层肌肉进行疼痛的指检排查。指检前,嘱患者排空尿液,取仰卧位,双腿微屈,尽量放松。

(1)泌尿生殖疼痛图谱的评估:触诊围绕在阴蒂、尿道、前庭和肛门周围,以会阴为中心进行顺时针移动,从 2 点钟方向,到 4、6、8 直至 10 点钟方向。外生殖器疼痛通过触诊前庭的 1、3、5、7、9、11 和 12 点钟位置进行评估。触诊不遵循顺时针顺序,以减少患者的预期反应。每一个点需要记录的信息包括疼痛评分、疼痛的性质及其他的疼痛部位。

(2)盆底肌肉疼痛图谱的评估:健康的盆底肌应该是肥厚的,且具有良好的弹性,做指检给予适当压力时,患者并不会感觉到疼痛。在进行该项评估时,检查者需要将手指插入患者阴道,为了让患者更好地放松,评估之前需要指导患者做腹式呼吸。

外生殖器高度敏感的患者可使用利多卡因凝胶(5%~10%)涂抹外生殖器。如配制利多卡因溶液则不能含乙醇。将手指轻柔地插入患者阴道。手指进入后,用改良版牛津肌力法(0~5 级)评估盆底肌肌力。手指插入后,手指下方是直肠,左右触及耻骨直肠肌;沿耻骨直肠肌向外、向上为耻尾肌,继续向上到达盆侧壁,可触及闭孔内肌;再向后移动,触及坐骨棘(触及坐骨棘时不要往边缘移动以免按压到阴部神经,盆底肌紧张患者的坐骨棘区域非常紧张)。从坐骨棘出发,沿着坐骨棘到与直肠连线中点处,触及髂尾肌(做缩紧肛门的动作,可感觉到肌肉上抬)。继续向上走行可触及梨状肌。髂尾肌向后、向上走行,可触及尾骨肌,尾骨肌触诊点位于坐骨棘与骶骨连线中点处。

(3)膀胱疼痛图谱的评估:有研究表明,疼痛和症状的触发点是尿道旁区,膀胱痛的触发点在尿道旁区。当经阴道触诊到尿道旁区域时,通常先轻轻接触,然后逐步增大压力,最大压力为 $0.4 \sim 0.5 \text{ kg/cm}^2$,如果患者反馈疼痛,应减小压力。采用仰卧位或俯卧位均可。

尿道解剖纵向按照百分数来划分,膀胱颈代表 0,外尿道口代表 100%。膀胱逼尿肌肌纤维延伸至 15% 部位和横纹肌括约肌从逼尿肌纤维末端开始延伸至 64% 部位。此项检查的目标触诊点在 20% 处开始分界,在外尿道口 100% 处开始上移至 80%、60%、40%、20% 和 0(膀胱颈处)。根据尿道长度进行等分,共 6 个点进行 5 等分,从最外面的点开始,将指腹从尿道外口逐渐向上移动,L5 位于膀胱基底部,即膀胱和尿道连接处;L6 触诊逼尿肌。

2. **疼痛评分**　临床常用的评分方法有以下 4 种。

(1)视觉模拟评分法(visual analogue scale,VAS):在 10 cm 的直线上,0 分表示无痛,10 分表示剧痛无法忍受,1~3 分为轻度疼痛,4~6 分为中度疼痛,7~10 分为重度疼痛。被测试者在这条直线上标记自己的疼痛程度(图 27-5)。

(2)语言分级评分法(verbal rating scale,VRS):口述疼痛的 4 个级别,分别是无痛、轻度疼痛、中度疼痛、重度疼痛。

(3)数字评分量表法(numeric rating scale,NRS):用 0~10 共计 11 个数字,0 分表示无痛,10 分表示剧痛无法忍受,患者根据自己的疼痛程度说出数字。

(4)面部情绪评分法:由一组表达不同疼痛程度的表情画面组成,每一个表情设定一个数值表示疼痛程度,主要用于儿童或无法用言语表达的患者(图 27-6)。

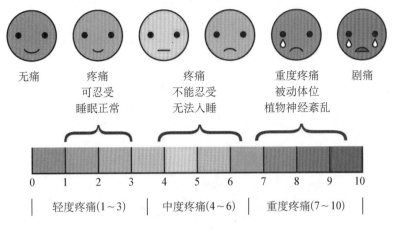

图 27-5　视觉模拟评分法

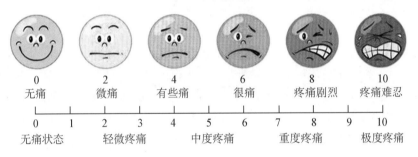

图 27-6　面部情绪评分法

（三）盆腔器官脱垂定量分期法

盆腔器官脱垂（pelvic organ pro-lapse，POP）的临床分度有多种方法，目前，国际上多采用国际节制学会于 1996 年公布的 POP-Q。采用阴道上 6 个指示点（Aa、Ba、Ap、Bp、C、D）及其他 3 个衡量指标［生殖道裂隙（gh）、会阴体长度（pb）及阴道总长度（TVL）］来描述 POP 的量化分度（图 27-7）。

处女膜缘标记为 0，指示点在阴道内为负值，在阴道外为正值。在平卧位安静状态下测量阴道总长度，其他评价指标均在患者平卧位最大用力向下屏气（Valsalva 动作）时测定。

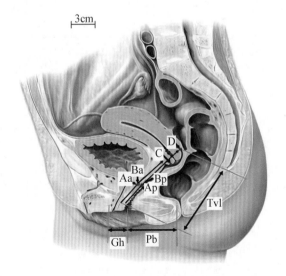

图 27-7　POP-Q 衡量指标位置模拟图（引自 3D body），指示点描述见表 27-2

表 27-2　盆腔器官脱垂评估衡量指标

衡量指示点及指标	解剖描述	限定范围
Aa	阴道前壁中线距处女膜缘 3 cm 处	−3～+3 cm
Ba	Aa 点后阴道前壁脱出部距处女膜缘的最远处	−3 cm～+TVL
C	子宫颈外口最远处(子宫切除者阴道残端最远处)距处女膜缘距离	±TVL
D	阴道后穹隆距处女膜缘距离(子宫切除术后无宫颈者无 D 点)	±TVL
Ap	阴道后壁中线距处女膜缘 3 cm 处	−3～+3 cm
Bp	Aa 点后阴道后壁脱出部距处女膜缘的最远处	−3 cm～+TVL
gh	尿道外口到阴唇后联合中点的距离	无限定范围
pb	阴唇后联合至肛门开口中点的距离	无限定范围
TVL	阴道顶端或后穹隆至处女膜缘总长度	8～12 cm

注:gh. 生殖道裂隙;pb. 会阴体长度;TVL. 阴道总长度。

POP-Q 常用九宫格记录(图 27-8)。每个衡量指标在九宫格中的位置固定,可直接用数字标记。POP-Q 的数字虽可精准到"毫米"(mm),但值得注意的是,由于患者的身体状态不能保证总是一致,做 Valsalva 动作时器官下移的位置不一定是最大程度的移位,导致实际值与理论值有一定误差。如出现不同时段的测试结果不一致,或手检 POP-Q 与盆底超声测试结果不一致,应以最大程度脱垂为准。

Aa	Ba	C
gh	pb	tvl
Ap	Bp	D

图 27-8　POP-Q 评分记录九宫格

POP-Q 能对 POP 进行客观的部位特异性描述,故目前 POP 的分级多采用 POP-Q 分度标准。但如果采用 POP-Q 来定义脱垂,超过 1/2 的经产妇会被确诊为 POP,而其中大多数人无临床表现。因此,POP-Q 分度的真正意义是作为治疗前后的评估手段(表 27-3)。

表 27-3　POP-Q 分度标准

POP-Q 分度	具体标准	
	解剖描述	定位描述
0 度	无脱垂	Aa、Ba、Ap、Bp 均在 −3 cm，C 点、D 点均在 −TVL～−(TVL−2)cm 处
Ⅰ度	范围大于 0 级，脱垂最远端在处女膜缘内侧，距处女膜缘＞1 cm	脱垂最远端定位＜−1 cm
Ⅱ度	脱垂最远端在处女膜缘内侧或外侧，距处女膜缘≤1 cm	脱垂最远端定位 −1～+1 cm
Ⅲ度	脱垂最远端在处女膜缘外侧，距处女膜缘＞1 cm，但＜(TVL−2)cm	脱垂最远端定位 +1～(TVL−2)cm
Ⅳ度	全部脱出，脱垂最远端超过处女膜缘＞(TVL−2)cm	脱垂最远端定位＞(TVL−2)cm

(四)检查步骤

1. 患者取仰卧位，膝关节弯曲，两腿分开。

2. 观察外生殖器是否正常，外生殖器发育情况(阴毛分布)、有无畸形、皮炎、溃疡、湿疣、外阴白色病变等，外阴口是否张开，有无分泌物流出，分泌物性状(无色透明、白色、豆渣样、脓性、血性分泌物)，有无异味等。

3. 双合诊，并手检盆底肌肌力评估。

4. 手检盆底疼痛评估

(1)检查耻骨下缘是否对称(耻骨左右、上下、前后面触诊)，逐次按压球海绵体肌、坐骨海绵体肌、会阴中心键、肛门外括约肌，再用棉签触诊尿道口处 4 个点，了解有无疼痛，如有疼痛，记录 VAS 评分。

(2)阴道内 6 点钟处按压，感受有无紧张、松弛、弹性减弱；感受后壁至提肌板处是否有凸起；左右侧会阴浅横肌按压有无疼痛或不适感，是否有条索状。记录患者疼痛主观评分。

(3)再检查 3 cm 处左侧 1～5 点钟方向，右侧 7～11 点钟方向肛提肌(耻骨阴道肌、耻骨直肠肌、耻尾肌，此肌群为 U 形肌)，感受肌肉紧实感、松弛感及有无疼痛。记录患者疼痛主观评分。

(4)按压左右侧 4～8 点钟方向肛提肌(髂尾肌，此肌群为扇形肌群)感受肌肉有无压痛、条索状或结节状。记录患者疼痛主观评分。

(5)进入约 5 cm 处为坐尾肌，进入 6～7 cm 处为梨状肌，按压检查有无疼痛，记录患者疼痛主观评分。

(6)双侧斜向上处是肛提肌腱弓，下缘为盆筋膜腱弓，揉擦这两处双侧，感受是否有条索状或硬结感。

(7)肛提肌腱弓上缘处 2～10 点钟方向为闭孔内肌(检查及治疗体位为外展外旋位)。按压检查有无疼痛，记录患者疼痛主观评分。

(8)阴道前壁双侧 1～11 点钟处指检尿道情况，检查阴道前壁是否有膨隆、脱垂倾向；如前壁两侧粗糙，尿道膀胱沟有向后隆起，记录患者疼痛处位置与疼痛主观评分。

5. 进行 POP-Q 测评。

二、私密肌筋膜手法的治疗原理

(一)盆底肌张力

盆底在肌肉、筋膜韧带和神经调控共同作用下维持正常张力,在各种致病因素(如妊娠、分娩、重体力劳动、雌激素水平低下、盆腔手术、慢性支气管炎/支气管哮喘等增加腹压的疾病、营养不良等)或先天因素下可发生盆底肌张力异常,分为高张性和低张性。

1. 低张性盆底肌异常

(1)临床表现:松弛、漏尿、POP、性生活不满意或无法达到性高潮等。

(2)盆底肌电评估表现:快速收缩、持续性收缩、耐力收缩肌电值降低,快肌募集时间、慢肌变异系数增高。

2. 高张性盆底肌异常

(1)临床表现:尿潴留、性交痛等。

(2)盆底肌电评估表现:快速收缩、持续性收缩及耐力收缩的肌电值正常或降低,前后静息肌电测试、快肌恢复时间、慢肌变异系数增高。

(二)肌筋膜手法的治疗原理

1. 手法分类

(1)擦类:推法、抹法、摩法、擦法、搓法。

(2)压类:按法、点法、拨法、捏法、拿法、捻法、踩跷法。

(3)摆动类:揉法、滚法、一指禅推法。

(4)振动类:抖法、振法。

(5)叩击类:拍法、叩法、击法、啄法。

(6)运动关节类:屈伸法、拔伸法、摇法。

肌筋膜手法要求持久、有力、均匀、柔和、渗透。

2. 治疗原理 西医的肌筋膜手法实则为中医的推拿。

(1)中医原理:从中医角度讲,推拿的治疗原则主要有7个,即强则松之、寒则温之、瘀则祛之、肿则消之、失则调之、凝则动之、塞则通之。

1)强则松之:"强"是指筋强,"松"是指放松。损伤导致的肌肉痉挛,采用放松类手法,可以缓解肌肉痉挛。

2)寒则温之:"寒"是指受寒或虚证表现为寒者,"温"是指温通、温热。多种伤科疾病与受寒受凉或阳气不足有关,同时寒邪可加重损伤,治疗时应采用温通类手法,以帮助温散寒邪、补虚助阳。

3)瘀则祛之:"瘀"是指瘀血,"祛"是指祛瘀。瘀血是损伤的常见症状,治疗时应采用活血祛瘀的手法。

4)肿则消之:"肿"是指肿胀,"消"指消肿。肿胀是损伤的常见症状,治疗时应采用消肿的手法。

5)失则调之:"失"是指脏腑功能失调,"调"是指调节。脏腑功能失调,治疗时应选用调节脏腑、经络、气血的手法。

6)凝则动之:"凝"是指筋凝、筋结,"动"指帮助肢体恢复关节的运动功能。如果筋凝、筋结功能受限,治疗时可采用助动类手法,以帮助恢复关节功能。

7)塞则通之:"塞"指经络闭塞,"通"是指疏通。如果经络闭塞,气血运行受阻,不通则痛,治疗时应采用疏通经络的手法镇痛。

（2）西医原理:从西医角度讲,松弛的肌肉和筋膜进行力量训练,可恢复其肌力和肌张力;紧张的肌肉、筋膜进行松解处理,可改善局部微循环,解痉镇痛。

1）盆底张力低张性异常:肌筋膜手法主要为阻抗训练（力量训练）。通过在阴道内向阴道壁施加不同的力量,指导患者阴道收缩,抵抗治疗者手指的力量,达到恢复本体感觉、逐渐增强盆底肌肌力的治疗效果。

2）盆底张力高张性异常:肌筋膜手法主要为通过推、按、拨、揉、振等方法松解肌肉和筋膜,改善局部微循环,改善组织代谢,从而缓解痉挛,解除疼痛。

三、私密肌筋膜手法的临床适应证、禁忌证及注意事项

(一)适应证

私密肌筋膜手法的临床适应证包括:①阴道松弛综合征;②SUI;③急迫性尿失禁（urge urinary incontinence,UUI）;④POP;⑤便秘;⑥性交痛;⑦阴吹;⑧肌筋膜疼痛综合征;⑨慢性盆腔痛（含痛经）;⑩子宫复旧不全;⑪盆腔手术后辅助治疗;⑫卵巢功能早衰辅助治疗;⑬围绝经期综合征的辅助治疗。

(二)禁忌证

私密肌筋膜手法的禁忌证包括:①局部有烧伤、烫伤、裂伤、疔疮、脓肿等皮肤炎症;②局部皮肤破损;③丹毒、疥疮、猩红热、肺结核、梅毒等感染性疾病;④局部恶性肿瘤;⑤生殖泌尿系统感染急性期;⑥经期、阴道异常出血者忌阴道内手法。

(三)注意事项

私密肌筋膜手法的注意事项包括:①推拿前避免进食过饱,建议患者在进食 1 h 后再进行手法治疗;②推拿前避免过饥,避免推拿过程中出现头晕和低血糖状态。

四、私密肌筋膜手法的操作方法

(一)盆底肌筋膜放松手法

进行治疗之前,应向患者解释治疗的过程及目的,缓解患者紧张情绪,教会患者正确进行腹式呼吸,配合手法,以达到最佳效果。

1. 方法

（1）患者取仰卧截石位。

（2）阴道前庭窝点按压 1～2 min,延展至提肌板处。

（3）左右侧会阴浅-深横肌牵拉或按压,每组 1～2 min。

（4）耻尾肌牵拉或按揉约 2 min（图 27-9）。

（5）松解髂尾肌,按揉双侧约 2 min。

（6）松解坐尾肌,约 2 min。

（7）擦、按揉肛提肌腱弓/盆筋膜腱弓处,双侧约 2 min。

（8）转向 2～10 点钟方向闭孔内肌,按揉约 2 min;中指深入 6～7 cm 处梨状肌,按揉双侧约 2 min（图 27-10）。

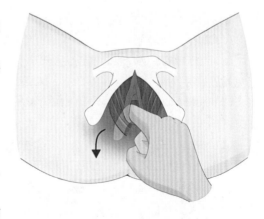

图 27-9　牵拉法放松耻尾肌

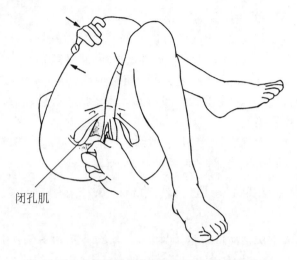

闭孔肌

图 27-10 外部辅助拉伸协助闭孔肌的牵拉、按压

(9)轻柔阴道前壁旁边 1、11 点钟方向尿道,按揉双侧 2~3 min。

2. 注意事项

(1)按压可配合腹式呼吸进行,吸气时手放松,呼气时按压。

(2)做手法时开始力度以患者可承受为宜,可逐渐增加力度。

(3)做手法时,如果患者痛点疼痛明显无法忍受按摩,可旁开 1 cm 按摩,待周围肌筋膜放松后,痛点紧张度会下降,再进行最痛点的按摩。

(4)一侧完全放松后,再做另外一侧。

(5)手检没有紧张、疼痛的区域可不做手法。

(6)治疗总时长以 15~20 min 为宜。

(7)治疗频次为每天或隔天 1 次,5 次为 1 个疗程,一般治疗 1~2 疗程。

(8)部分间质性膀胱炎患者尿道旁区筋膜压痛,物理疗法(包括手法)治疗效果欠佳,需提前与患者沟通。

(9)盆底肌筋膜手法治疗并非一劳永逸,疼痛缓解后有复发可能。

(二)盆底肌阻抗训练

1. 方法

(1)患者取仰卧截石位。

(2)治疗师右手示指和中指伸入患者阴道内按压阴道侧壁,左手轻放于患者腹部,尽量避免其腹部用力。

(3)嘱患者收缩阴道去夹治疗师的手指。治疗师的按压力度以患者能感知为宜,逐渐增加力度。

(4)每次按压 3~5 s,放松 3~5 s,按压和放松时间等长。待患者肌力提升或能够持续收缩达 10 s,也可延长收缩、放松时间至 10 s。

(5)可做完一侧阴道壁后再做另一侧,或示指、中指分开直接压迫双侧阴道壁,时间共计 10~15 min。

2. 注意事项

(1)盆底肌肌力主要为深层肛提肌肌力。肛提肌从耻骨、髂骨、坐骨到尾骨从两侧包绕阴道,肌腹基本位于阴道两侧。肌肉收缩时,肌电值最大者在肌腹处,故盆底评估时,阴道电极募集肌电值的电极片应贴近阴道两侧而不是后壁。盆底肌作为一个肌群共同参与收缩,训练时做阴道侧壁训练就已足够。

(2)如患者肌力极差或为 0,可先行电、磁刺激激活本体感觉,恢复部分肌力。

(3)治疗频次为每周 2～3 次,15 次为 1 个疗程,通常 1～2 疗程。

(4)嘱患者进行家庭训练(凯格尔运动),每天 3 次,每次 10～15 min。

第三节　中医、针灸穴位盆底综合调理干预治疗

盆底功能障碍性疾病(pelvic floor dysfunction,PFD)是女性的常见疾病,一旦盆底肌功能受损,就会引起一系列疾病,包括 POP、大便失禁、尿失禁、FSD 等,这些疾病统称为 PFD。该病不仅会影响女性的身体健康,还会严重降低生活质量。

一、压力性尿失禁

SUI 是女性最常见的排尿功能障碍,是指当个体处于大笑、咳嗽、打喷嚏或剧烈运动等情况时,腹部压力迅速增加而逼尿肌尚未收缩,尿液无意识地由尿道口漏出,且腹压下降时漏尿自动停止。SUI 多见于年老体弱、妊娠分娩损伤、绝经后、体型肥胖等女性患者。

中医将 SUI 归属于中医学中"遗尿""遗溺"的范畴。"遗溺"最早在《素问·宣明五气篇》中记载:"膀胱不利为癃,不约为遗溺",并指出其病因为先天禀赋欠缺,肺脾亏虚,元气素虚加之产后大伤气血、年老体衰肾亏等。其病位在膀胱,涉及肺、脾、肾及肝等多个脏腑。治疗原则是温补肾阳、纳气固摄。

中医疗法结合盆底康复合并治疗在临床上有明确的疗效。中医疗法主要包括针刺、电针、灸法、穴位埋线等,一般采用针药联合治疗效果更佳。盆底康复训练主要包括盆底肌训练、盆底肌电刺激和生物反馈等方法。凯格尔运动是最常用的训练方法,该方法是通过有意识地收缩阴道以增加盆底肌肉的血供,增强肌力,从而达到增大尿道阻力、增强控尿能力的目的。

(一)中药疗法

1. 固本益气

(1)加味补中益气汤:黄芪、菟丝子、白术、桑螵蛸、益智仁、炙甘草、柴胡、党参、当归。

(2)补脾固活汤:川芎、煅牡蛎、当归、党参、茯苓、煅龙骨、芡实、柴胡、丹参、升麻、桑螵蛸、炙甘草、炙黄芪、炒白术。

(3)固本止溺方:黄芪、党参、当归、川续断、山萸肉、山药、升麻、诃子、白僵蚕。

(4)益气补肾汤:党参、覆盆子、炙黄芪、白术、菟丝子、五味子、桑螵蛸、柴胡、升麻、当归、炙甘草。

2. 温肾纳气

(1)温肾固摄汤:党参、炒白术、益智仁、白果、葛根、煅龙骨、煅牡蛎、淫羊藿、桂枝、白芍、骨脂、桑螵蛸、炮姜、陈皮、炙甘草。

(2)温肾提气方:吴茱萸、陈皮、肉苁蓉、补骨脂、金樱子、黄芪、麸枳壳、升麻、柴胡。

3. 疏肝补肾　补肾疏肝汤:柴胡、川楝子、白芍、熟地黄、泽泻、牛膝、杜仲、桑螵蛸、益智仁、桔梗、乌药、升麻、黄芪、炙甘草。

（二）针刺疗法

1. **毫针针刺** 中极、子宫、气海、关元、足三里、三阴交、尺泽、太渊、太溪、百会穴或秩边透水道。

2. **电针疗法** 背俞穴（脾俞、胃俞、肾俞、三焦俞），体穴（百会、中极、关元、气海、阴陵泉、足三里、三阴交），于足三里和三阴交穴上连接电针仪。

3. **火针疗法** 火针点刺次髎、中髎和会阳，联合毫针针刺中极、气海、肾俞、膀胱俞、三阴交、足运感区。

（三）灸法

艾条灸：选气海、关元、中极或取足三里、三阴交、关元、中极、气海予以艾灸。

二、子宫脱垂

子宫脱垂即子宫下垂低于正常位置，甚至部分或全部脱出于阴道口外的病变。临床根据其脱垂程度的不同，分为Ⅰ度、Ⅱ度和Ⅲ度。中医学称为"阴挺""产后阴脱""产肠不收"等。本病多见于多产、难产及正虚体弱的已婚产后女性。其病机根本总不离"气血虚弱，升举无力"，虽以正虚为本，但临床上因虚致实、虚实夹杂者并不少见，故治疗时绝不可脱离"补虚泻实"的基本治则。

（一）正虚者治其本，健脾补肾以举其陷

治疗应以健脾益气、升阳举陷为主。

1. **中药疗法** 方用加味补中益气汤（生黄芪、升麻、柴胡、潞党参、土炒白术、茯苓、青皮、陈皮、全当归、桔梗、芡实、炙甘草）。肾虚者重用芡实，并选加炒杜仲、金樱子、菟丝子、补骨脂、鹿角胶、桑寄生、巴戟天等补肾固胞之品二三味。

2. **针灸疗法** 针灸以百会、气海、关元、三阴交（双侧）、足三里（双侧）为主穴。肾虚者可加肾俞、太溪。以上俞穴均先施以常规针刺补法，即嘱患者排完尿后，先予气海、关元直刺1.5寸，得气后行提插补法使针感放射至前阴部，三阴交、足三里均直刺1.5寸，百会平刺1寸，肾俞、太溪均直刺1寸，各穴得气后亦施提插补法，留针20 min，每10 min行针1次。起针后用艾条重灸（悬灸）百会穴20 min。脾肾阳虚者，可同时灸双侧足三里、肾俞各10 min。

（二）邪实者治其标，清热祛湿兼化其瘀

治疗应以清利湿热为主。

1. **中药疗法** 方用四妙散加味（炒苍术、黄柏、薏苡仁、川牛膝、黄芩、枳壳、全当归、益母草、生甘草）。若久病瘀血内阻，伴痛经、月经量少、色暗红、有血块者，可酌加赤芍、川芎、桃仁、红花等。

2. **针灸疗法** 针灸以百会、气海、关元、三阴交（双侧）、阴陵泉（双侧）为主穴，伴痛经者可配次髎。其中三阴交、次髎均直刺1.5寸，其余诸穴刺法同前。各穴均采用中、重度刺激量，且只针不灸。

三、直肠脱垂

直肠脱垂是直肠黏膜、肛管、直肠全层和部分乙状结肠向下移位而脱出肛门的一种疾病。直肠脱垂是由多种疾病引起，又称肛门脱垂。中医学属"脱肛"范畴。中医学认为，本病的发生病位在大肠。肺、脾、肾功能失调及各种原因导致的肺、脾、肾虚损均可引发本病。本病总的病因病机为脾虚气陷、湿热下注。其治则为补气升提，收敛固涩；清热利湿，升阳举陷。

（一）中药疗法

病机为脾虚气陷，局部病机为气滞血瘀、瘀久湿热蕴结。故治疗原则应为健脾益气、升阳举陷，同时兼顾清热祛湿、活血化瘀。以补中益气汤为治疗气陷各症之主方，运用大剂量黄芪（至少 30 g）可增强升阳举陷之功，达到升提下垂之症的目的。

（二）中医药外治法

直接作用于直肠黏膜或皮肤，包括熏洗法、灌肠法、外敷法、熨敷法、针灸及穴位注射等。

1. **熏洗法**　将药物（苦参 30 g、黄柏 30 g、十大功劳 30 g、两面针 30 g、五倍子 20 g、明矾 15 g、冰片 10 g）煎水后，先熏洗，待水温降至 40℃左右再坐浴。

2. **灌肠法**　将具有清热解毒、杀虫抗炎等作用的药物通过灌肠直接作用于病变部位，以最直接的给药方式治疗疾病，增强机体的药物局部吸收力度，从而达到消除局部炎症水肿、减轻局部症状、促进脱垂黏膜回纳的效果。本法适用于病情程度较轻的Ⅰ度、Ⅱ度直肠脱垂及重度脱垂术后或术后辅助治疗。

3. **外敷法**　将药物打粉混合成散剂后，与水、醋等调和成糊状，贴于脱垂黏膜上以治疗直肠脱垂，外敷药物如五倍子散、马勃散等。与前 2 种方式相比，外敷法更为方便，且药物也更易于保存。

4. **熨敷法**　将加热过的砭石用布包裹后，再进行熨烫。外敷法及熨敷法这 2 种方式均应掌握好适宜的温度，以免烫伤。

5. **针灸疗法**　通过刺激相应穴位的经脉，改善针刺部位的血液循环。常用穴位为长强、百会、足三里、八髎、提肛穴等；也可在肛周外括约肌部位行梅花针点刺。艾灸是通过艾绒燃烧产生的热量熏烤穴位，达到防病保健的疗法，艾灸可每天 1 次，每次 15～20 min，以皮肤红晕为度，刺激腧穴（百会、长强、气海、关元、足三里等）。

6. **穴位注射法**　常用黄芪注射液以双侧足三里为注射点进行注射。

四、盆底松弛型便秘

盆底松弛型便秘是一种功能性疾病，其症状表现为出口梗阻、排便不畅等，给患者的日常生活造成了困扰。中医学属"便秘"范畴。其病灶位于肛门处，是由五脏六腑不平衡导致，因此，患者多存在气虚、血瘀等情况。本病的治则以健脾化湿、活血化瘀和益气为主，实现补益脾气、调畅气血和润肠通便等功效。

（一）中药疗法

方用健固怡情汤：党参、黄芪、川芎、柴胡、当归、枳实、厚朴、炒白术、杏仁、升麻、炙甘草。

（二）针刺疗法

针具选择 3.0 寸、1.5 寸云龙牌针灸针，针刺支沟穴（双）、天枢穴（双）、大肠俞（双）、肾俞（双）、长强穴、八髎穴。

1. 嘱患者取俯卧位，予以局部常规无菌操作。

2. 大肠俞（双）采用直刺法，八髎穴进针，将针与皮肤约成 75°角刺入，患者有针感后停止进针，留针 20 min，每天 1 次。

3. 长强穴采用直刺进针，深度约为 3 cm，应至肛管直肠环肌群，同时予以小幅度捻转行针，至患者出现针感（酸、麻、胀、痛等）为止。

4. 嘱患者仰卧位，充分暴露取穴处，予常规无菌操作，取双侧支沟穴、双侧天枢穴、气海穴、关元穴进行针刺，留针 15 min。

综上所述,采用中药疗法和针刺灸疗法联合盆底康复训练来干预盆底综合问题,可提高患者盆底功能,恢复患者盆底肌肌力,缓解患者焦虑及临床症状,提高临床疗效,值得推广。

第四节　常见骨盆错位畸形及美式脊椎矫正手法

一、美式脊椎矫正学

脊骨神经医学是一门关于神经-肌肉-骨骼系统疾病的诊断、治疗、预防,以及这些病症对整体健康状况的影响的医疗卫生行业。脊骨神经医学强调徒手操作技巧,包括关节矫正和/或手法治疗,尤其侧重对关节错位的矫正。美式脊椎矫正学经过 100 多年的发展,目前已成为在美国广泛流行的一种自然疗法。美国各地均有专科学院,每年为美国培养数以千计的矫正医师。矫正医师的大学教育一般为 7.5 年,毕业时授予博士学位,为美国教育部正式认可的脊椎矫正专科医师。

二、骨盆的功能

骨盆处于身体的中间,承上启下,在脊柱和下肢间传递力量,由第 5 腰椎支撑的重力,均匀地沿骶骨翼,通过坐骨传向骶髂关节。骨盆的重要功能是承载骨盆肌肉收缩产生的力量和巨大的身体重量,可完成前倾、后倾和旋转等动作;同时,对应重力的地面反作用力,由股骨颈和股骨头传递至髋臼上缘。部分反作用力被传递至耻骨的水平分支,在耻骨联合处与对侧相反的力量相对抗来改变力的方向以维持相互平衡。

从力学角度来说(图 27-11),骨盆下面连接下肢,上面连接脊柱,下面连接下肢,上半身的重力通过脊柱向下传导到最末端的骶骨开始变成横向的力,而重力的反作用力由下肢传导到髂骨与这个力相接,骶髂关节是上下重力的交汇点。

由于骶椎上宽下部窄,呈楔状插入两侧髂骨之间。因此,负重越大则骶髂关节接触越紧密,类似于拱门或石桥的结构(图 27-12),这就是骶髂关节的"自锁现象"。这座拱桥是就像建筑的地基,很多偏歪都是从地基开始的。

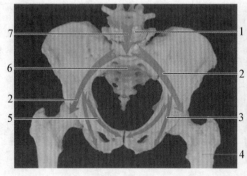
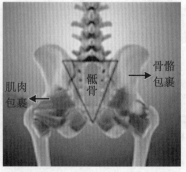

图 27-11　力在骨盆的传导

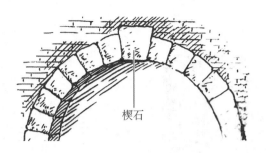

图 27-12　骶髂关节如"楔石"，能承受很大压力

三、常见骨盆错位及 X 线表现

(一)X 线片常用的字母及缩写

A 代表向前，In 代表向内，P 代表向后，Ex 代表向外，R 代表右，Sp 代表棘突，L 代表左，La 代表椎弓板，S 代表向上，T 代表横突，I 代表向下，M 代表乳状突。

(二)正常解剖位骨盆 X 线片

骶二中点棘突点为中心，向下画直线，骶骨、尾骨均在中心线，线中间穿过耻骨联合。两侧髂骨最上缘髂嵴最高点连线直线，两侧股骨头顶端连线直线，两侧坐骨最下缘连线直线。小骨盆似椭圆形或圆形，两侧髂骨大小、高低对等(像"耳朵")，两侧闭孔大小相等，似"杏核样(眼睛)"(图 27-13)。

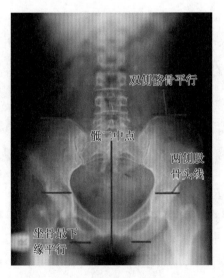

图 27-13　正常解剖位骨盆 X 线片

(三)骨盆后倾:髂骨向后向下(PI)X 线表现

现代社会，由于很多人久坐时间过长，外加地心引力，关节会向后、向下移位。此错位十分常见。当髂骨相对于骶骨向后偏移，同时也会向下移动。

单侧 PI 如右侧，在右侧髂骨嵴最高点画一条直线，与左侧髂骨嵴最高点的直线相比:(图 27-14)①会低;②右侧闭孔会变大(变成圆形或椭圆形);③右侧股骨头会升高，导致短腿;④引起右侧骶髂关节后上缘分离，引起突出、水肿(图 27-15)。

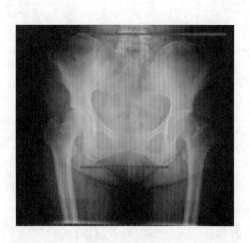

图 27-14 骨盆后倾:髂骨向后向下(PI)X 线片表现

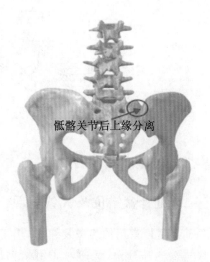

图 27-15 髂后上棘分离,引起水肿引发疼痛

D·PI 是指双侧髂后上棘同时向后、向下而耻骨向上。髌骨上移,略向外,股直肌发生改变。骨盆后倾时,腹直肌被拉长。骨盆后倾会引起腰曲度变直或反弓,然后引起腰椎间盘突出。从 X 线片分析小骨盆变窄,坐骨闭孔变高(图 27-16)。

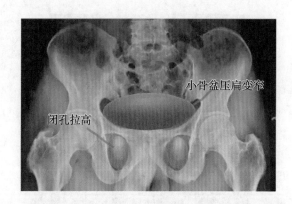

图 27-16 骨盆后倾,小骨盆压扁变窄,闭孔拉高

D·PI 腰椎力学与曲度改变:①腰椎曲度变直,骨关节不在正常的位置上,腰椎受力结构不合理;②腰椎反弓,骶髂关节骨质增生,不合理的力学会慢慢形成腰椎间盘突出。

男性骨盆后倾耻骨上翘,阴茎位置改变。L_1、L_2 椎间盘突出,L_5 向前滑脱,性功能下降;女性骨盆后倾、骶骨上翘引起子宫后位,进而导致不孕。

(四)骨盆前倾:髂骨向前向上(AS)X 线表现

当髂骨相对于骶骨偏移向前,同时也会向上移动。单侧 AS 如左侧,在左侧髂嵴最高点画一条直线,相比右侧髂嵴最高点的直线:①会高;②左侧闭孔会变小(变扁变窄);③左侧股骨头会下降,导致长腿;④引起左侧骶髂关节后下缘打开,引起纤维软骨的椎间盘突出和水肿(图 27-17)。

D. AS 是指双侧髂后上棘同时向前、向上,髋臼向后、向下,腿变长,耻骨向下,体态会引起第三腰椎横突综合征,L_5～S_1 容易引起滑脱。双侧 AS 容易导致骶骨上翘,腰曲变大,下背部肌肉长期紧张导致腰肌劳损;同时,腰曲变大也会引起腰椎滑脱的风险(图 27-18)。

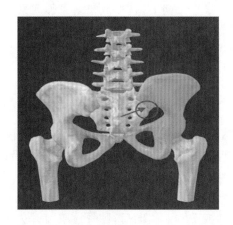

图 27-17　髂后下棘打开,引起水肿引发疼痛

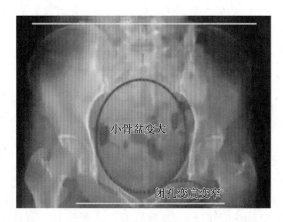

图 27-18　双侧骨盆前倾,小骨盆变大变高、闭孔变扁、变窄

(五)髂骨向外偏位(Ex)X 线表现

髂骨偏离骶骨中心线称为髂骨 Ex。髂骨平面向外侧旋转,在 X 线片上有不同投影,髂骨宽度会变窄,但髂骨 Ex 闭孔底部髋部变大。当髂骨相对于骶骨偏移向时,骶髂关节间隙后部会分离,引起腰椎间盘突出和水肿地带,可被触及。髂骨 Ex 患者仰卧时两足从中央线分叉的角度,Ex 趋向造成足向中央线("内八字")靠拢。患者站立或走路时也可观察到。

(六)髂骨向内偏位(In)X 线表现

髂骨向中心线(第二骶骨棘突)偏位向内偏位。髂骨向内旋转,在 X 线片投影显示髂骨变宽,而髂骨闭孔底部变窄。髂骨更近于骶骨,无法触及,但常可因引发患者疼痛而提供髂骨 In 的证据。髂骨 In 患者仰卧时两足从中央线分叉的角度,In 趋向造成足远离中央线("外八字")。患者站立或走路时也可观察到骨盆旋转。

四、骨盆错位的体态评估法

(一)评估前准备

1. 体态评估开始前,先排除患者外伤、手术等各种影响评估的因素。

2. 简单的准备,包括温暖而私密的房间、立位全身镜等。

(二)简单标准体态

中垂线即重力线是一条穿过人体重心且与地面方向垂直的线。人的重心在第二节骶椎前。背面观:中垂线穿过颅骨正中线,穿过颈椎、胸椎、腰椎中线,穿过骨盆中线,穿过双膝之间,在内踝之间。侧面观:穿过耳垂,穿过肩峰,穿过股骨大转子,穿过膝关节中央偏前方,穿过外侧稍前方。简单标准体态的评估要点如下。

1. 判断骨盆是否等高。医师坐或蹲在患者身后,将手轻轻放到患者腰间。从腰部触到髂嵴,判断骨盆左、右侧是否等高。

2. 找到髂后上棘,位于腰窝下。用大拇指感受髂后上棘是否等高(判断骨盆是否倾斜)。

3. 臀横纹并不能总能被观察到,但其正常是重要的判断依据。

4. 站立侧位,观察髂前上棘与耻骨联合是否在同一水平面。骨盆前倾是髂前上棘位于耻骨联合之前,骨盆后倾是髂前上棘位于耻骨联合后方。

5. 患者从整脊床后段慢慢爬向整脊床前段,趴好,双手心朝上,自然放松。医师观察并触诊骨盆位置、长短腿、骨盆疼痛位置等。

注意:评估一般都是在证明医师自己的判断,美式整脊则需要了解患者的主诉症状,并进行体态评估、X线片分析和体位症状检查。

五、骨盆手法矫正

在骨盆矫正床上进行骨盆矫正最佳。患者取侧卧位。面对第一次矫正的患者,应先陈述这样的话:"请左侧卧位(或右侧卧位),靠近床沿,把头放置于枕头上。"患者先坐在床沿;之后用手和手肘支撑,带动肩膀侧卧和双腿抬起(放置在床上);接着两腿先伸直,手臂合拢;然后患者屈曲上方腿膝关节,使足放置于下方腿膝关节的后方。这是骨盆矫正的最佳姿态。头和后背成一条直线,脊柱肌肉才能放松。如果头向前或下方而腿向后,则脊柱肌肉无法放松。若姿势不正确则矫正效果会大打折扣。

(一)向后向下偏位(PI)矫正

PI 患者取侧卧位,患侧在上(图 27-19)。以右侧卧位为例,即患者采用右侧卧位,则左侧在上。医师跨于患者膝部以稳定骨盆,辅助手轻轻提拉患者右手,稳定手放在患者左侧肩膀。注意辅助手在矫正时无须发力,只做辅助以稳定患者姿态。通过医师接触手(矫正发力手)豌豆骨接触执行;接触手在患者骶髂关节髂后上棘下方拉一个肉垫(2 cm 的距离,轻拉一个软组织);让患者放松,吸气、呼气;医师发力,用胸大肌快速收缩的爆发力来矫正,发力方向为向前(即患者头部方向)。

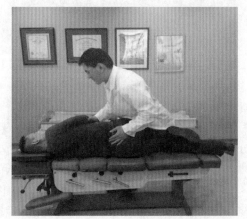

图 27-19　向后向下偏位(PI)矫正

(二)向前向上偏位(AS)矫正

AS 患者患侧在上,取侧卧位。以右侧卧位为例,即患者右侧卧位,左侧在上。医师跨于患者膝部以稳定骨盆,辅助手轻轻提拉患者右手,稳定手放在患者左侧肩膀(辅助手在矫正时无须发力,只做辅助以稳定患者姿态)。通过医师接触手(矫正发力手)豌豆骨接触执行;接触手在患者骶髂关节髂后下棘上方拉一个肉垫(约 2 cm 的距离,轻拉一个软组织);让患者放松,吸气、呼气;医师发力,用胸大肌快速收缩的爆发力来矫正,发力方向为向下、向内(As 患者临床尽量少做直接推髂后下棘手法,可用矫正骶骨上翘来代替)。

(三)向内偏位(In)矫正

In 患者患侧在上,取侧卧位。以右侧卧位为例,即患者右侧卧位,左侧在上。医师跨于患者膝部以稳定骨盆,辅助手轻轻提拉患者右手,稳定手放在患者左侧肩膀(辅助手在矫正时无须发力,只做辅助以稳定患者姿态)。医师以髋部轻靠患者髋部顶端来稳定骨盆,而非用腿靠近患者腿,这一点与 PI 矫正不同。医师的动作是为了保持自己的平衡、放松,且方便发力。豌豆骨接触点在髂后上棘缘的内缘。拉一个肉垫(约 2 cm 的距离,轻拉一个软组织);让患者放松,吸气、呼气;医师发力,用胸大肌快速收缩的爆发力来矫正,发力方向为直接向外。

(四)向外偏位(Ex)矫正

Ex 患者的最佳矫正方法是患侧在下,取侧卧位。以右侧卧位为例,即患者右侧卧位,则左侧在上。医师跨于患者膝部以稳定骨盆,医师身体和双脚转动斜对向患者头部 45°,辅助手轻轻提拉患者右手,稳定手放在患者左侧肩膀(辅助手在矫正时无须发力,只做辅助以稳定患者姿态)。通过医师接触手(矫正发力手)豌豆骨接触执行,豌豆骨接触点在髂后上棘正侧方。拉一个肉垫(约 2 cm 的距离,轻拉一个软组织);让患者放松,吸气、呼气;医师发力,用胸大肌快速收缩的爆发力来矫正,肘尖朝下,发力方向为直接向内(也可采用拉移法,动作一致)。

第 28 章

女性性感知训练

女性性感知集中训练是指女性通过身体感知力测评和触摸训练获得对自我身体感知能力的认知和判断,再通过骨盆稳定性治疗、肌肉控制力训练、筋膜感知度提升、血供能力增强、脏器稳定性调整及良好的心理建设等六大维度来提升性感受力;同时配合呼吸训练、悬吊训练和性技巧训练,从而达到健康、美丽、自信、愉悦、可控的性感知能力。

性感知集中训练是私密学科教育体系中的一项综合训练系统,包含从性心理、性生理及性感受 3 个方向完善女性的感知能力。感知力绝大部分是与生俱来的,感知力弱的人可通过后天训练提高。

性感知集中训练也是关于触摸的建议,其作为一种有效的治疗方法,用于帮助有性问题的就医者。虽然医师会将重点放在解决女性性功能障碍(female sexual dysfunction,FSD)的性感集中上,但也会在一定程度上描述性感集中对改善性亲密和整体关系满意度的极大影响。医师将用于解决 FSD 的概念和技巧称为性感知集中训练。

一、性感知集中训练的目的

性感集中的目的包括:①确定导致性困难的心理关系、生活方式和社会文化问题;②教授新的治疗性问题的技巧,并最终促进更令人满意和有意义的性亲密。

二、性感知集中训练基于触摸

"如果说语言是诗歌的货币,色彩是艺术的货币,那么触摸就是性的货币""触摸的感觉是性交流中最常用的一种特殊感觉"。Vriginia Johnson 对其童年时母亲安慰性的"面部痕迹"的回忆,促使她认识到触摸对身体和大脑的生物反馈有重要意义。是迄今最古老的精神文献之一《奥义书》(*Upanishads*)告诉人们"支持万物的能量会表现为我们被触摸时产生的温暖"。几个世纪以来,文学大师们也在思考触摸的力量。哲学家们认为肌肤接触是通向"打开身体,到我们与肉体世界最深的联系"的途径。

科学研究表明,触摸是人们在出生前后拥有的第一种感觉,且是贯穿人们生命的最具情感意义的感觉,它改变着人们的生物化学和神经学感受。思想和行为改变着人们的社交和亲密关系能力,改变着人们心理健康和生存的能力。事实上,触摸可以决定婴儿的生死。神经生物学家和精神病学家已经发现感官完好无损、有食物和住所,但不接受和给予触摸的孩子在生理和心理上都很痛苦。研究人员已证明,对于其他感觉已经失灵的老年人,如果他们能够给予并接受触摸,他们的生理和心理功能都能比较良好地运转;如果不能,他们的功能就会差很多。海伦·凯勒就是一个杰出的例子,她失去了视觉和听觉,但她能够过上健康而有意义的生活,这在很大程度上是由于触摸的力量,这种力量正是 Masters 和 Jonhnson 在形成性感知集中训练时最初所利用的。

利用感官体验的共同特性来逆转出现的性痛苦,其意义在于给予安慰、传达信心、表明忠诚。描述爱意或身体需求的沟通都是先通过触摸表达,嗅觉、视觉或听觉的沟通通常作为体验的补充,触摸成为交流的主要媒介。

性感知集中训练的目的是通过对性痛苦的个体进行当下的触摸感觉基本训练,从而帮助他们解决问题。触摸的力量非常强大,专注于触摸感觉能帮助性痛苦的人解决问题,其原因如下。

(一)可靠性和切实性

如果医师建议就医者不要关注他们对性反应的有意识焦虑(例如,"我能勃起吗?我能高潮吗?"),那么必须给予他们其他的东西去关注,将注意力转移到感觉上是一个可靠的、中立的和切实的选择,而不是放在令人不安的想法和感受上,这些想法和感受通常是引起性问题的重大因素,因为感觉是一直存在的。对于过去已经发生的、未来可能发生的,或者现在正在发生的或没有发生的事情,人们无法摆脱关于这些事情的想法和感受,却可以将注意力集中在温度、压力和质感的切实感觉上。

(二)唤起的途径

将注意力转移到触摸感觉上通常是进入性反应的最有力途径。专注于触觉,不要让意识思想成为阻碍,身体知道该做什么。这样做有很多好处,包括可使血压降低、释放催产素释,以及促进作为性兴趣和性唤起基础的骨盆供血。之后,人们的意识注意力就超越了对感觉的感知,其会被性体验所吸引,这就是性感知集中训练的终极目标。

(三)性链接的途径

专注于触摸感觉不仅会引起自己的性唤起,也会引起伴侣的性唤起。William Masters 提到性刺激的主要来源有 3 方面:①你的触摸;②你的被触摸;③伴侣的唤起。每个人的性唤起成为一个持续、积极的反馈循环的一部分,作为让另一个人唤起的途径。这一循环将伴侣们从单纯专注自我的接触,发展到性链接的接近和加强性唤起。

(四)性感知集中训练背后的主要观念

对正面触摸的可靠性和力量的理解引出对性感集中背后重要思想的理解,即"性是一种自然功能"。这是理解性感知集中训练如何运作及为何有效的关键。

1. **自然功能** 人们生来就具有自然功能,所有的自然功能均有以下 3 个共同特征。

(1)排除主要的器质性病埋,所有自然功能在人们从出生之前就已绑定:包括植物性功能,如呼吸或消化食物和情感反应,以及快感、放松和享受。性反应也是如此。人们生来就有性反应的能力,男婴在母亲的子宫里就会勃起,而新生女婴也会出现阴道润滑,这些反应都是对性的反应吗?显然不是,但它们确实预示着自然的生理准备已对以后的性行为做出反应。

(2)人不需要被教导,也无法被教会这些自然反应:虽然人们可以被教会做一些事情来增加这些自然反应发生的概率(这就是医师一直在做的事情),但医师无法直接教会他们自然反应本身。就像指导一个人睡觉或感到快乐的想法似乎是荒谬的,同样地,人们可以被教会感到性欲望、勃起、润滑或高潮的想法也是荒谬的。然而,人们可以被鼓励去做一些事情来增加性反应的自然功能,以及发生的可能性,这就是性感知集中训练的本质。然而,如果一个人一开始就没这一自然功能,或者因为医学或心理问题或其他因素而受损,即使是经验丰富的医师也无法将性反应的能力灌输给就医者。

(3)人们对自然功能没有直接控制力:虽然人们确实有一些能力来控制自己的自然功

能,但没有能力故意让这些功能发生或阻止他们发生。例如,你只能屏住呼吸一小段时间,但不能让自己余下存活的时间不再呼吸。

2.性反应的悖论　性欲望、性唤起和性高潮的悖论在于,你越有意识地尝试让它们发生,其发生的可能性就越小;而越想阻止它们发生,其发生的可能性就越大。有意识的意图会带来巨大的焦虑,因为你根本无法直接自主地控制自己或他人的性。唤起试图激发自己或性伴侣的性欲而带来的焦虑是很多非医学原因造成性功能障碍的关键因素。人们通常相信通过自身努力付出就能得到回报,但性反应的悖论与人们完成任务的通常方式非常不同。

三、使用基于研究的技巧实施性感集中的方案

应理解并利用"性是一种自然功能"的观念和悖论。Masters 和 Johnson 在帮助有性问题的就医者时发现,直接在就医者自身和其伴侣身上创造性反应的浪漫理想,以及在性接触中受到的"不要自我关注"的警告都是错误的。他们通过观察和访谈研究发现,性功能良好的人会实践3种技巧,而这些技巧均认同"性是一种自相矛盾的自然功能"的观点:①在触摸伴侣时,他们是为自己触摸,而不是为伴侣触摸;②在触摸伴侣或被伴侣触摸时,他们专注于"触摸是为了自己的利益、好奇心或探索",而不是为了唤起快感、放松、享受或其他的情绪;③当他们分心时,他们会将注意力重新集中到感觉上。

(一)"为自己触摸"对比"为伴侣触摸"

性是一种自然功能,使用性感集中的第一个关键就是"为自己触摸"的态度,Masters 和 Johnson 这一观点的提出在当时是一个全新的、激进的观念,即性反应本质上是自我关注,这意味着"要有性反应,你必须主要关注自己的体验,而不是伴侣的体验",但这与只关注自己的自私心理是不同的。在性感知集中训练过程中,伴侣的体验并不会被忽视。但问题在于,在我们的文化中,我们经常被教导"自我关注等同于自私"。然而,为了让自然功能自己表现出来,个人就必须专注于自己的感官体验,让性反应自然地发生,每个人都必须懂得如何协调自己的感官体验。

在性感知集中训练的初始阶段,"关注伴侣"这件事就成了一个问题。如果你不能为自己直接控制自然功能,那么你如何为他人控制让他们发生或阻止他们发生呢?例如,你想过你可以为别人消化食物吗?性反应也是如此,它需要一种自我关注的态度,而不是为伴侣触摸,因为那会导致你脱离自己的体验。不仅如此,如果你的伴侣感觉到你触摸他们是为了激发他们的性欲,那么他们对做出性反应的压力也会导致其产生焦虑。这对参与性的双方都是一个消极的反馈循环。

相反地,Masters 和 Johnson 认为"在良好的性爱中,每个人都应该为了自己的利益而去触摸对方"。在双方都同意的平等协议下,利用伴侣的身体作为专注和刺激的一种来源,如此便形成一个积极的反馈循环,才更有可能最终引起双方的性唤起。

(二)通过专注感觉来"为利益而触摸"对比"为快感或唤起而触摸"

"不带有对性唤起和性快感的评判、期望和评估而为自己触摸",这说起来容易,做起来却很难。这取决于性感集中的第二个关键态度,即"为利益而不是为性唤起或性快感而触摸"。鼓励就医者不要有对性唤起和性快感的批判、期望和评估,因为这么做容易引起需求性的、以性表现为导向的思维模式,如"我做得好吗""我做得成功吗""我触摸的方式对吗"等。

如果没有其他事物可作为替代来关注,人们确实无法做到不去关注这些批判期望和评估。性感集中就提供了这样的事物——此时此地的具体切实的触摸感觉,这些触摸感觉被就医者识别为温度、压力和质感,也可以具体表达为冷或暖、硬或软、光滑或粗糙。

(三)识别和处理干扰物

实施性感集中的第 3 个关键是识别和处理干扰物,特别是与性唤起、性快感、放松和享受的自然反应有关的事物。应鼓励就医者将除温度、质感和压力外的一切事物识别为干扰物。除对性表现的焦虑外,干扰物可能还包括家里或工作中未完成的事情,以及担心有人敲门、对自己或伴侣有负面感受等。

在治疗初期,医师所给的建议是比较极端的,即使是像"我度过了一段美好的时光"这样积极的想法也会被视为干扰物,其目的是让人彻底理解"专注于触摸感觉以外的任何事物都是一种干扰,最好的处理办法是重新关注触摸的感觉"。这也利用了系统脱敏和放松训练行为治疗技术的主要原理,也就是说当你无法将注意力集中在让你分心和让你焦虑上的想法和体验上,而又同时关注其他事情时,这里所谓的"其他事情"就是触摸。

性感知集中训练的目的是"为自身利益而专注触摸",简单来说就是为自己而触摸,专注于自己的感官体验,而不考虑伴侣或自己的快感,这与所谓"正念实践"相同。正念实践是东方哲学中的一项古老传统,是冥想的基础,而且正越来越多地进入西方医疗保健领域。正念是一种"此时此地"自我关注意识的态。在这个过程中,每一种吸引你注意力的情绪、直觉、想法和感受都不带批判或评估,而是以其原本的样子被认可和接受。

笔者认为,性感知集中训练就是正念实践。如同冥想、瑜伽、催眠引导、想象和深呼吸训练,通过重新引导注意力并专注于某种感官信息,帮助就医者处理压力和低落的情绪一样,性感知集中训练帮助就医者将他们的注意力从令人不安的体验转向中立的、可靠的触觉感觉。在冥想时,这种感官信息是听觉性的,以咒语形式出现;在瑜伽中,它是动觉性的,以不同姿势的身体感觉形式出现;在催眠中,它可能是你眼中关注的视觉刺激;眼前的事物或头脑中的事物,在引导想象的情况下,也可能是视觉表象;而在深呼吸训练中,它是身体呼气和吸气的听觉声音和动态感觉;在性感知集中训练过程中,它就是触摸的感觉。

性感知集中训练涉及:让有性问题的就医者掌握性技巧;为没有性问题或已经解决问题,并且想提高性满意度的就医者提供性感知集中训练。如就医者存在性功能障碍,则需要在性感集中训练的第一步解决,之后才能进入真正性治疗的过程,即培养更好的性连接和更优质的性体验。这些链接和体验更浪漫、快乐、激情、放松,甚至超然,这就是性感。

(四)学会呼吸

呼吸就像性反应一样,在人们的身体里自然而然地发生着。人们几乎对呼吸频率和节奏没有认知,但认识自己的呼吸对于性功能十分重要。

以下练习可帮助身体进化、放松和协调。应在一个为自己安排的安静且私密的小空间内进行练习,这个空间内要有一张高度合适的凳子,方便舒服地坐直。整个空间必须让练习者在心理和生理上都感到舒适。

1. **腹部呼吸**　此练习的目的在于让舒服而放松的呼吸到达骨盆部分,即所谓"腹部或隔膜呼吸法"。具体方法如下。

(1)平躺在地板或床上,双手放在两侧,双足分开,在头部或颈部垫一个小枕头让自己更舒服一些。

(2)闭上双眼,缓慢呼吸,鼻子吸入,嘴巴呼出。

（3）把一只手轻轻放在腹部。呼吸时,将注意力集中在腹部运动上。吸气时,腹部鼓起;呼气时,腹部随之凹陷。

（4）缓慢呼吸,呼气时,用手将气推出体外,要比平时推得更远。想象一下,伴随着呼吸声,气流填满你的腹腔,然后又排空,保持吸气与呼气的频率相同。

注意,呼气要做得比平时更彻底,每次呼气之后暂停一会儿再做。重复 10 次。

2. 同步呼吸　此练习的目的是协调呼吸与心跳的频率。这 2 个频率协调了,自身感觉就会很好。具体方法如下。

（1）吸气时,数脉搏,记下呼吸数字。也许这个数字会改变,但当次临时练习时就以这个数字来代表时间。

（2）吸气并屏住呼吸,默数到这个呼吸数字,或至少这个数字的一半,呼气时同样原理。

只要能掌握同步呼吸的技巧,你的身体感觉和呼吸频率就能与脉搏协调。继续这种呼吸方式,每次 3 min,直到能感到你的心率与呼吸稳定而同步。刚开始时练习时间不要超过 10 min。

3. 协调呼吸　此练习的目的在于通过放松呼吸来练习达到身体意识的效果。在做完特定的身体协调深呼吸运动后,在进行性活动时深入呼吸。继续做腹腔深呼吸,吸气时右足转向外;呼气时右足转回,足趾指向天花板,如此重复 6 次。换左脚,重复 6 次。再次重复以上练习,并在吸气时轻轻举起手,呼气时放下手,重复 6 次。

4. 关注生殖器呼吸　闭上眼睛,用鼻子吸气,然后想象一下气流通过自己生殖器约 10 cm 的口径管道排出,如此重复 6 次。

5. 完成呼吸

（1）双臂垂于身体两侧站直,通过鼻子呼气,完全排空肺内空气。

（2）缓慢用鼻子吸气,同时数到 9。吸气时首先填满腹腔,然后是整个胸腔。

（3）吸气时,双手慢慢举过头顶,同时双足踮起数到 9,双手在头顶交叉停顿一会儿。动作 2,3 在数到 9 后完成。

（4）缓慢呼气,同时数到 9,呼气时缓慢放下双臂,双足平放。

（5）以上练习连续做 4～10 次。

6. 交替鼻孔呼吸

（1）双足分开站直,或舒服地坐直。

（2）左手大拇指和示指分别放在鼻子两侧,呼气。

（3）大拇指按住左鼻孔,右鼻孔吸气,同时数到 9,填满腹腔,然后是整个胸腔。

（4）示指按住右鼻孔,左鼻孔呼气,同时数到 9,如此重复 3～10 次。

（5）换左鼻孔呼气,右鼻孔吸气,重复以上方式。

（6）左右重复多次,经常练习。

7. 胸部扩张

（1）双臂伸直与肩同高,站直,肘部弯曲至胸前,交叉掌心向外。

（2）双手快速伸展至身后,但注意不要拉伤手臂。两手紧握,伸直手臂,每次动作数 5 下。

（3）轻轻地尽量向后弯腰,并坚持一会儿。

（4）向前弯腰,双手在身后紧握、伸直,放松颈部,并坚持一会儿。

（5）缓慢直起身,松开双手,放松。

8. **骨盆呼吸**　此练习的目的是协调骨盆运动和呼吸。具体方法如下。

(1)平躺在地板或床上,双手放在两侧,双足分开。

(2)缓慢用胸腔呼吸几分钟,调整节奏。

(3)闭上双眼吸气,臀部贴着地面,让空气填满腹腔;呼气时,想象你的耻骨被吸向天花板方向,而这个磁力来自阴蒂。你的骨盆就会随着呼气慢慢往上抬,重复 10 次。

(4)骨盆随着呼吸上下起伏非常重要,同样如此练习:双膝、双手撑地,吸气,臀部翘起,肚子下垂,手臂不动;呼气,骨盆向下,背部拱起,重复 6 次。

9. **勺子呼吸**　不同关系的人活动频率和节奏都不一样,与你的伴侣一起做呼吸练习可以让彼此的身体节奏更协调。具体方法如下。

(1)向同一方向侧躺靠拢,双方的身体姿势应像抽屉里侧放的勺子。

(2)先按自己的节奏呼吸,缓慢放松。

(3)放松后,躺在后方的人跟随前方的人的呼吸节奏,两人按同一节奏呼吸,做 10 min。

(4)调换前后位置或同时转到另一方向,同上,做 10 min。

注意,在练习过程中不要说话,并且尽量不在快睡觉时做此练习。在做完上述练习后彼此交流一下感受,如"你是否觉得彼此之间的距离更近了""跟我同节奏呼吸是否感到舒服""有没有其他方法能做到这种同节奏呼吸"等。

(五)感觉意识训练

感觉意识训练有助于放松,增强身体意识。这个练习很简单,做练习时主要集中在身体位置的变化,不要让杂念影响你的练习。

1. **第一步**　站直,双腿分开与肩同宽,弯腰前倾,手臂、颈部和头向下垂,不要勉强手指接触地板,让上身放松变柔软,如此重复 3~5 次。

2. **第二步:骨盆曲张**

(1)站直,双手撑腰,双脚分开,与肩同宽,足趾向内。

(2)缓慢向后弯腰,头和颈部同时向后仰,双手尽可能挤压骨盆。

(3)足跟与足趾前后来回摆动,同时尽力挤压骨盆。

(4)回到足掌平贴地板的姿势,坚持数到 5。

(5)缓慢站直,放松,如此重复 3~5 次。

3. **第三步:向后弯曲**

(1)双腿跪地,身体坐在双足上,双手轻轻放在双足两侧,触摸地板。

(2)双手缓慢向后移动至合适的距离。

(3)缓缓直起身体呈拱形,头向后仰,保持这个姿势。

(4)放松身体至动作 2。所有动作坚持 5 s,重复做 3 次。

4. **第四步:侧弯**

(1)站直,双足分开,双手举至肩高,平展,掌心向下。

(2)缓慢向左侧弯腰,膝关节保持伸直,右手臂举过头,左手下至大腿合适位置,颈部侧倾。

(3)缓慢直起身体。

(4)换另一边,重复以上动作。所有动作坚持 5 s,每侧重复 3~5 次。

5. **第五步:凯格尔运动**　此练习目的在于锻炼增强耻-尾骨肌肉,以达到升级生殖器收缩、紧张功能的目的。此练习的效果:①增强生殖器区域感觉;②增强生殖器区域血液循环;

③增加性反应;④对产后阴道肌肉恢复有帮助;⑤性高潮控制强化。

在排尿时,双腿分开,看是否能自如控制尿液的排放(通过收缩耻尾肌,能控制排尿)。如果第一次找不到耻尾肌,别放弃,可以在下一次排尿时寻找。

(1)凯格尔运动——慢:收紧耻尾肌,停止排尿,坚持 3 s,然后放松。

(2)凯格尔运动——快:尽可能快地收紧、放松耻尾肌,开始感觉就像故意为之;慢慢地,你就能收放自如了。

(3)吸进/放出:整个骨盆抬高,做试图用生殖器来"吸水状",然后放下骨盆做"放水状"。此动作可锻炼胃或腹腔,以及耻尾肌。

(4)反复

1)加强一套动作 10 次,每天 3 次,即 3 套动作×10 次×每天 3 次=90 次动作。

2)每个动作每周再加 5 次,例如,每周 2~3 套动作×15 次,每天 3 次;第 3 周 3 套动作×20 次×每天 3 次;第 4 周 3 套动作×25 次×每天 3 次,坚持每天做 3 套动作。

(5)注意事项

1)可以将这些练习与日常生活结合起来,方便练习。例如,打电话、看电视、排队或躺在床上,都可以做。

2)这些运动的幅度不大,第一次做练习时肌肉可能会感到疲劳,这是正常反应。中间休息数秒再继续,记住呼吸要自然。

3)女性可以将 1 个或 2 个手指伸入阴道内,男性则可将手放在阴茎两侧,这样可以感受到肌肉的运动和力量;女性也可一手拿镜子观察阴道运动。

第七部分

男性外生殖器整形手术

第 29 章

阴茎的正常解剖

第一节　阴茎的构成与长度

阴茎由 3 个海绵体组成,根部由 2 个阴茎海绵体脚将其固定在耻骨弓和两侧耻骨坐骨支上,尿道海绵体位于 2 个阴茎海绵体腹侧。尿道海绵体分为球部、体部及阴茎头部;前端膨大呈蘑菇状为阴茎头,后端膨大为尿道球。

有研究显示,西方国家正常成年男性阴茎常态下长度为 8.16～9.30 cm,牵拉长度为 12.45～13.50 cm;勃起时长度为 14.00～16.00 cm。常态下周径为 9.00～10.00 cm,勃起时周径为 12.00～15.00 cm。中国正常汉族成年男性阴茎长度(活动部分)于常态下为 4.50～11.00 cm,平均为 7.10 cm±1.50 cm;周径为 5.50 cm～11.00 cm,平均为 7.80 cm±0.70 cm。勃起时长度为 10.70～16.50 cm,平均为 13.00 cm±1.30 cm;周径为 8.50～13.50 cm,平均为 12.20 cm±1.20 cm。费尔德曼(Feldman)发现,身高低于 160 cm 者,阴茎长度平均为 8.03 cm±1.06 cm,直径平均为 3.12 cm±0.96 cm;身高 160～170 cm 者,阴茎长度平均为 8.11 cm±0.98 cm,直径平均为 3.18 cm±0.72 cm;身高 170～180 cm 者,阴茎长度平均为 7.92 cm±0.44 cm,直径平均为 3.02 cm±0.71 cm;身高 180 cm 以上者,阴茎长度平均为 7.84 cm±0.86 cm,直径平均为 2.98 cm±0.80 cm。提示阴茎长短与身高不成比例,若身高相同,则有体重越轻阴茎越长的倾向。

临床上将阴茎全长(含悬垂部与固定部)分为阴茎体(含阴茎头)、阴茎根和海绵体脚。将阴茎体作为一个整体观测,其平均长度为 8.13 cm±1.62 cm。排除标本固定因素之外,此数值大于韩国男性(6.90 cm±0.80 cm)和美洲男性(8.80 cm)的调查结果,但小于欧洲国家男性的调查结果。Ponchietti 对 3300 例 17～19 岁意大利男性常态下阴茎长度的测值为 9.00 cm;Spyropoulos 应用超声对 52 例 19～38 岁希腊男性常态下阴茎长度的测值为 12.18 cm±1.70 cm。中国男性阴茎长度标准的例数不多,但对阴茎延长术适应证的选择和阴茎再造的术后长度效果判断仍有一定参考意义。

总之,阴茎长短与遗传因素、不同民族及不同地区密切相关。

第二节　阴茎白膜和海绵体

阴茎 3 个海绵体外周分别被一层致密纤维结缔组织(即白膜)所包绕。阴茎海绵体白膜较厚,为 0.5～2.0 mm。白膜分为 2 层,表层为纵形胶原纤维,内层为环形弹力纤维,纤维向海绵体内伸入形成间隔。尿道海绵体白膜较薄且富有弹性。阴茎海绵体内由平滑肌纤维、弹力纤维和自主神经纤维组成许多小梁,围绕成不规则间隙,即窦状隙。阴茎海绵体由小梁和窦状隙组成,外面为致密而坚实的白膜包裹,每侧海绵体脚附着于耻骨弓的同侧耻骨坐骨支,被坐骨海绵体肌覆盖。尿道海绵体从尿生殖膈下面前行,在腹侧面有球海绵体肌覆盖形成尿道球部。

<h1 style="text-align:center">第三节　阴茎筋膜和悬韧带</h1>

一、阴茎筋膜

阴茎的皮下组织为一薄层疏松结缔组织,不含脂肪,只含少量平滑肌纤维。紧贴皮肤的称为阴茎浅筋膜,该筋膜是腹壁浅筋膜深层的延续。在阴茎浅筋膜与白膜之间有阴茎深筋膜,深筋膜紧贴白膜,并伸入尿道海绵体与阴茎海绵体之间,在前端止于冠状沟,在后部至3个海绵体聚合处逐渐消失,不与其他深筋膜接续。阴茎背浅静脉在浅深筋膜间走行,阴茎背动脉、阴茎背神经和阴茎背深静脉位于阴茎深筋膜和白膜之间的阴茎背侧沟内。阴茎背侧沟是2个阴茎海绵体背侧接合区的凹陷处。阴茎浅、深2层筋膜均包绕3个海绵体。阴茎皮下组织疏松、无脂肪,皮肤有很大的伸展性和滑动性(图29-1)。

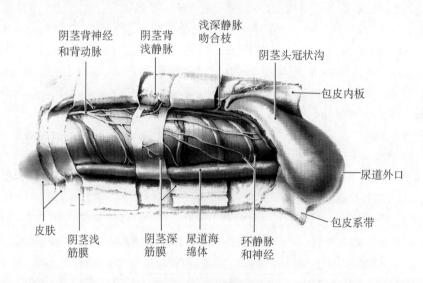

图 29-1　阴茎筋膜系统

二、阴茎悬韧带

阴茎除阴茎脚固定于耻骨弓及同侧耻骨坐骨支、球部附着于尿生殖膈下面外,还借助阴茎悬韧带固定于耻骨联合及腹白线下部。阴茎浅悬韧带实际上是阴茎筋膜在耻骨联合处增厚的结果。龙道畴等通过阴茎尸解和40例手术时阴茎悬韧带活体组织测量发现,阴茎浅悬韧带(包括系韧带)宽1.2～2.0 cm、厚1.0～1.8 cm;距阴茎浅悬韧带深面1.4～1.8 cm有阴茎深悬韧带,呈底朝下的三角形,起自耻骨联合前面下半部,移行于阴茎深筋膜和海绵体白膜,该韧带强韧而短,与阴茎体之间的距离为0.8～1.3 cm,且越向深处间距越窄。切断阴茎悬韧带后,可使埋藏于耻骨联合前方的海绵体延伸3.0～5.0 cm(图29-2)。

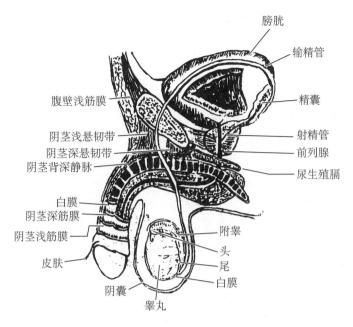

膀胱
输精管
腹壁浅筋膜
精囊
射精管
阴茎浅悬韧带
前列腺
阴茎深悬韧带
阴茎背深静脉
尿生殖膈
白膜
阴茎深筋膜
附睾
头
阴茎浅筋膜
尾
白膜
皮肤
阴囊
睾丸

图 29-2　阴茎矢状面结构及阴茎悬韧带系统

第四节　阴茎动脉系统

供应阴茎的动脉包括阴茎背浅动脉和阴茎动脉。

一、阴茎背浅动脉

为阴部外浅动脉升支的终末支,左右各一,位于阴茎背面的皮下组织中。其主要给阴茎皮肤供血,与阴茎背动脉及对侧背浅动脉之间有吻合支。

二、阴茎动脉

髂内动脉的分支——阴部内动脉从阴部管穿出,经尿生殖膈分出会阴浅动脉和会阴横动脉。会阴浅动脉分出阴囊后动脉,供应阴囊血供;会阴横动脉向内横至会阴体与对侧横动脉吻合,给会阴部附近的组织供血。阴部内动脉的延续支为阴茎动脉,阴茎动脉发出 4 条终末支,即球动脉、尿道动脉、阴茎海绵体动脉(阴茎深动脉)和阴茎背动脉。

(一)球动脉和尿道动脉

球动脉是一支短而较粗的动脉,供应球部尿道及球海绵体。尿道动脉进入球海绵体后,走行于尿道腹侧,终于阴茎头,给尿道、球海绵体及阴茎头供血。

(二)阴茎背动脉

阴茎动脉在接近耻骨弓处分为阴茎海绵体动脉和阴茎背动脉。阴茎背动脉在阴茎海绵体脚与耻骨联合之间,绕到阴茎背部,在阴茎深静脉的两侧前行至阴茎头,沿途发出小支分布于阴茎皮肤和筋膜,同时发出分支与阴茎海绵体动脉及尿道动脉吻合。

(三)阴茎海绵体动脉

阴茎海绵体动脉从阴茎脚内侧进入海绵体内,经海绵体中央前行到达前端,与对侧海绵体动脉、尿道动脉和阴茎背动脉吻合。阴茎海绵体动脉在海绵体内分出微小分支沿小梁走行,其间有吻合支。分支血管为许多迂曲的微动脉,在血管内膜下由结缔组织和平滑肌构成纵行嵴突入管腔,使其呈螺旋状,称为螺旋动脉。

螺旋动脉开口于海绵体内的窦状隙,而窦状隙中的血流经导静脉,由多支导静脉出白膜后组成环静脉,两侧环静脉中的血回流至阴茎背深静脉,汇入前列腺静脉丛。另外,在螺旋动脉与导静脉之间尚有许多直接的交通支——动静脉短路。

静息状态时,螺旋动脉管腔内平滑肌的纵行嵴突较厚实,阻塞管腔,使流入窦状隙的血量较少。当有性冲动时,副交感神经兴奋,平滑肌松弛,螺旋动脉管腔开放,大量血液由其直接注入窦状隙,同时螺旋动脉与导静脉之间的动静脉短路闭合,窦状隙内血量增加,海绵体因充血而膨胀。由于海绵体外包裹着致密坚韧的白膜,从而使阴茎勃起。当性兴奋消退时,交感神经兴奋性增加,螺旋动脉管腔又因纵行隆突闭塞而与导静脉之间的动静脉短路开放,海绵体窦状隙流出的血量增多而流入血量减少,阴茎变软,恢复正常。

总之,在阴茎勃起的血流动力学改变中,动脉血流的增加起主导作用,而静脉回流道的闭合和动静脉内平滑肌皱襞的功能仅在勃起的维持中发挥作用。

第五节　阴茎静脉系统

阴茎静脉系统起源于由窦状隙形成的微静脉,这些微静脉走行于窦状隙的小梁,在形成导静脉前先形成白膜下静脉丛。导静脉是引流阴茎海绵体的最小静脉,无数导静脉垂直或斜行穿过白膜,数支导静脉汇合成一支环静脉,在阴茎远段 2/3 处出现的环静脉有 3～10条,其在白膜表面走行,汇入背深静脉。

阴茎静脉系统可分为表层静脉回流、中层静脉回流和深层静脉回流。

一、表层静脉回流

表层静脉回流是由数条位于阴茎背侧浅筋膜和深筋膜之间的浅静脉组成。其在阴茎根部汇成 1～2 支主干,流入一侧或分别流入两侧阴部外浅静脉,汇入大隐静脉;也可通过阴茎根部以 2～3 支流入腹壁浅静脉。

二、中层静脉回流

阴茎头的多支小静脉在冠状沟后方形成冠后静脉丛,静脉丛再汇集成 1～2 支形成阴茎背深静脉的起始部,收集阴茎海绵体血液,至阴茎根部行经阴茎深悬带,通过耻骨弓状韧带进入前列腺静脉丛,最终流入髂内静脉。中层静脉包括阴茎背深静脉和环静脉,收集阴茎头和阴茎海绵体的血液。

三、深层静脉回流

由阴茎近端 1/3 的导静脉汇合形成阴茎海绵体静脉(深静脉),在阴茎脚内侧离开阴茎海绵体形成阴部内静脉的起始部,沿途收集阴茎海绵体脚静脉、环静脉、阴囊静脉及直肠静脉,进入盆腔后汇入髂内静脉。

以上 3 层静脉回流以阴茎背深静脉为轴心,相互间有很多吻合支使血液回流彼此沟通;加之静脉内瓣膜、海绵体内的动静脉短路和窦状隙内的部分特殊装置,在体神经和自主神经的调节下,动、静脉间的循环非常完善(图 29-3)。

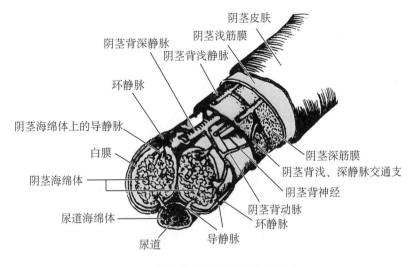

图 29-3　阴茎横断面结构及动、静脉分布

（图中标注：阴茎皮肤、阴茎浅筋膜、阴茎背浅静脉、阴茎背深静脉、环静脉、阴茎海绵体上的导静脉、白膜、阴茎海绵体、尿道海绵体、尿道、导静脉、环静脉、阴茎背动脉、阴茎背神经、阴茎背浅、深静脉交通支、阴茎深筋膜）

第六节　阴茎神经支配

阴茎根部背外侧皮肤有髂腹股沟神经分布。阴部神经穿出尿生殖膈后缘分为会阴神经和阴茎背神经。阴茎背神经在尿道海绵体与坐骨海绵体肌之间，上行穿过阴茎深筋膜及深悬韧带到达阴茎背面，在阴茎深筋膜与白膜之间前行，位于阴茎背动脉的外侧，走向阴茎头；在行程中分支走向腹侧及阴茎皮肤，支配阴茎皮肤觉。尿道神经来自会阴神经的深支，由环部进入，部分神经纤维直接到达阴茎头。在阴茎头皮肤及包皮的真皮乳头层内有触觉小体，其深层及尿道黏膜内有生殖小体，在阴茎头深层和海绵体白膜下有环层小体。以上小体均受机体神经和自主神经支配。阴茎勃起时受来自盆腔丛的副交感神经纤维（S2～S4）支配。此神经丛穿过尿生殖膈至阴茎背侧与阴茎背神经相吻合，发出小支进入尿道海绵体，大的分支进入阴茎海绵体。当副交感神经受刺激兴奋时，引起螺旋动脉伸展扩张而充血，白膜紧张而使静脉回流淤滞，阴茎便会勃起；当交感神经兴奋时，引起血管收缩而勃起终止。球海绵体肌和坐骨海绵体肌受会阴神经支配，当性兴奋时，肌肉收缩压迫阴茎静脉回流，对勃起发挥辅助作用。

第七节　阴茎淋巴回流

阴茎皮下淋巴管起自包皮内的淋巴毛细管网，分浅、深 2 组。浅组淋巴管收集包皮、阴茎皮肤、皮下组织及筋膜的淋巴液，淋巴管伴随阴茎背浅静脉注入腹股沟下浅淋巴结。阴茎头的淋巴管向冠状沟腹侧集合，在包皮系带两侧构成系带外侧淋巴管丛，收集阴茎头和阴茎海绵体的淋巴液，与阴茎背深静脉伴行，至阴茎根部由 3 个途径分别注入腹股沟下深淋巴结，再经股管至髂外淋巴结和髂总淋巴结。

阴茎背浅静脉主要引流包皮、阴茎皮肤的血液。若将阴茎浅层静脉及两侧淋巴管均切断、破坏，必然会引起阴茎包皮下及皮下水肿，故阴茎延长术后引起包皮下水肿与阴茎背浅静脉、背侧及双侧淋巴管切断损伤有关。为了减轻术后包皮水肿,术前切口设计应尽可能不超过阴茎两侧范围,且保留两侧淋巴管勿受破坏;术后平卧便于淋巴液回流,若出现包皮水肿,早期用弹性绷带轻压包扎,便于水肿消退;术后禁性生活 1 个月。

第 30 章

阴囊的解剖和生理功能

第一节　阴囊的形态和解剖

阴囊位于会阴间的皮肤囊袋,内含睾丸、附睾和精索下段,由阴囊缝相连的阴囊中隔将其分为两半,由精索各系一睾丸和附睾。阴囊壁分为 7 层,由外向内依次为皮肤、肉膜、Colles 筋膜、精索外筋膜、提睾肌、精索内筋膜和睾丸固有鞘膜(腹膜)。

阴囊皮肤呈暗褐色,无皮下脂肪,薄而柔软,内含大量弹力纤维和汗腺皮脂腺,其分泌物具有特殊气味。皮肤多皱襞,随温度而变化,热松冷缩,调节阴囊温度,以利于精子存活。

肉膜与皮肤紧密结合,厚 1～2 mm,内含平滑肌纤维、弹力纤维和致密结缔组织皮肤,伸缩性大。肉膜面借助疏松结缔组织及微血管与深层组织相连,上延至阴茎浅筋膜和腹壁浅筋膜,向后与会阴浅筋膜相连,附着于耻骨弓上,并参与阴囊中隔的形成。

Colles 筋膜与肉膜结合,向上与 Scarpa 筋膜及会阴浅筋膜相连续,两侧附着于耻骨弓。

精索外筋膜又称提睾肌筋膜,是腹外斜肌腱膜和腹前壁深筋膜的直接延续,内含丰富胶原纤维和血管网与肉膜相连。

提睾肌来自腹内斜肌和腹横肌,随精索通过皮下环包绕精索。当刺激下腹壁皮肤时,提睾肌收缩、上提睾丸。

精索内筋膜又称睾丸精索总鞘膜,为腹横筋膜的延续。含有少量的平滑肌纤维,此膜借疏松结缔组织与睾丸固有鞘膜相连。

睾丸固有鞘膜来源于腹膜,分为脏层和壁层。脏层紧贴睾丸和附睾表面,壁层贴附于阴囊内面。脏、壁层之间的腔隙称为鞘膜腔。

第二节　阴囊的血供

腹壁下动脉的分支:精索外动脉分布于提睾筋膜、睾丸鞘膜和提睾肌。

髂内动脉的分支:阴部内动脉分出阴囊后动脉外侧支和内侧支(阴囊中隔动脉)。

股动脉的分支:阴部外浅动脉分出阴囊前动脉分布于阴囊前部和部分阴茎皮肤。

闭孔动脉前皮支的阴囊外侧动脉供血给阴囊外侧中 1/3 皮肤。

各动脉间的吻合支:阴部外深动脉与阴囊后动脉分支的吻合,两侧阴囊中隔动脉分支间的吻合,阴部外深动脉与阴囊前动脉、阴囊中隔动脉的吻合,精索外动脉和闭孔动脉、中隔动脉的吻合。上述 4 组动脉间的分支相互吻合组成多源性血供系统。当血管主干切断后,通过筋膜网的供血仍可使皮瓣成活。

第三节　阴囊的生理功能

阴囊对其内容物——睾丸、附睾和精索下部起支撑和保护作用,使它们不易受外伤损害。阴囊皮肤薄且无皮下脂肪组织,对机械性刺激及温度变化可立即产生反应。温度高时,阴囊皮肤松弛散热,一般较腹部温度低3℃;寒冷时,阴囊局部反射性地引起肉膜肌的收缩,减少散热。因此,阴囊对睾丸中精子的产生和存活起调节作用,其重要功能是保持睾丸温度的恒定。阴囊皮肤内有许多调节冷热的神经末梢,特别是调节热的神经末梢数目更多,故对热反应更敏感。有学者认为,阴囊精索内动脉和蔓状静脉丛相互盘绕,它们之间存在反方向的热量交换,这种血液循环机制可使睾丸冷却3℃。

第四节　阴囊皮瓣的应用解剖及临床应用

一、阴囊前动脉和阴囊后动脉的解剖

阴囊前动脉来源于阴部外动脉,而阴部外动脉起始于股动脉内侧距腹股沟韧带下约5.00 cm(4.81 cm±0.46 cm)处。阴部外动脉分为阴部外浅动脉和阴部外深动脉。阴部外浅动脉分上、下两大主支和一个长皮支(分布于大腿内上端),阴部外浅动脉升支向内上方走行,向耻骨结节外侧缘跨越腹股沟韧带达耻骨上区成为阴囊前动脉;而在皮下环附近进入阴囊上端分为两大支,内侧支向前下方分布于阴囊隔及中缝区1/5～2/5皮肤,外侧支分布于阴囊前外侧2/3的皮肤,两侧内侧支穿过阴囊隔互相吻合。阴部内动脉发出会阴动脉,途中分出会阴横动脉和阴囊(唇)后动脉两终末分支。阴囊后动脉在尿道球两侧进入阴囊,支配阴囊隔和阴囊中缝区后的2/5～4/5皮肤。阴囊隔的血管与睾丸鞘膜内侧面的血管也有吻合支彼此吻合,与精索外动脉也有吻合。

二、阴囊前动脉皮瓣在阴茎皮肤坏死修复中的应用

临床上,常采用脱细胞真皮基质(acellular dermal matrix,ADM)补片冠状沟近端包皮环形切口植入加粗,同期行耻骨上切口阴茎延长术,但该方法有导致阴茎皮肤血运受损而发生坏死的风险。目前,国内外阴茎部分缺损修补的主要方法包括腹股沟皮瓣、下腹壁岛状皮瓣及游离皮片移植等。其中,下腹壁岛状皮瓣含腹壁浅血管,血供丰富;其手术操作简单,但修复的阴茎较臃肿,供瓣区不够隐蔽。腹股沟皮瓣覆盖阴茎创面虽然具有部位隐蔽、皮下脂肪少、与受区皮肤相接近等优点,但患者在阴茎勃起时皮瓣张力增大会影响皮瓣血供,而且手术操作较复杂。游离皮片移植在修复缺损手术中虽然容易成功,但其在血供不好的创面植皮不宜存活。最近有报道提示,如同期行阴茎延长增粗术,ADM补片植入后早期尚未完成血管化,一旦因被覆的阴茎皮肤坏死而外露,在其上方植皮通常无法存活,常需取出补片后植皮,或采用局部皮瓣转移方能修复创面。

阴囊前动脉皮瓣修复阴茎皮肤缺损有以下优点。

1. 阴囊皮肤的血供丰富。第一组来自双侧阴部外浅动脉,供血给阴囊前上部的阴囊前动脉;第二组来自闭孔动脉前皮支,供血给阴囊外侧中1/3的阴囊外侧动脉;第三组来自阴部内动脉,分外侧支和内侧支(阴囊中隔动脉)的阴囊后动脉。三组动脉的分支相互吻合,组

成多源性血供系统,阴囊深层组织筋膜内有丰富的胶原纤维和血管网并与肉膜面相连,当血管主干切断后,通过筋膜血管网的供血仍能使皮瓣存活。

2. 阴囊前动脉皮瓣质地、色泽、厚度与包皮组织匹配较好。

3. 阴囊前动脉皮瓣取材方便,容易旋转覆盖缺损,操作简单。

4. 供区瘢痕小且隐蔽,修复区瘢痕也十分隐蔽,特别在阴茎勃起时具有很好的伸缩性。

5. 由于阴囊前动脉皮瓣血运好,在数天内就与外露 ADM 补片发生血管化,提高了抗感染的能力。另一方面,ADM 补片来自人体皮肤组织,去除细胞、去除蛋白化,保留了真皮细胞外基质成分。它具有很好的抗感染、组织相容性、抗张力、快速血管化及防粘连功能。此外,ADM 可在污染和感染创面上存活,并不会损失强度,可用于复杂及伴污染创面的一期修补重建。故在修复过程中,无须将 ADM 补片取出,直接将一侧阴囊前动脉皮瓣转移覆盖在上面,可得到满意的修复效果。

临床应用表明,所有采用此方法修复的患者均表示勃起及射精功能正常,皮瓣颜色、质地、厚度与包皮组织相匹配,瘢痕不明显隐蔽,ADM 补片也未发生萎缩、移位,效果满意。

第 31 章

阴茎延长术

第一节　阴茎延长术的性生理基础

一、女性性兴奋敏感区

女性外生殖器受躯体神经和自主神经丛的支配,分布于阴蒂的神经包括阴蒂背神经和阴蒂海绵体丛神经。阴唇腹侧部为髂腹股沟神经分布,背侧为阴部神经分支及股后皮神经分支支配。自主神经纤维来自膀胱丛及阴道神经丛,阴道内子宫阴道神经丛以副交感神经纤维较多,也有交感神经纤维。阴道丛分出的纤维分布于阴道中部及上部的阴道壁内,形成神经丛和网状结构,其中有许多小的神经节。阴蒂和小阴唇内含有许多生殖感受器,这种感受器经阴部神经传入脊髓。阴蒂及阴唇的无髓神经纤维分布于阴蒂及阴唇的血管壁和腺体上。

阴蒂、阴唇及阴道口由躯体神经与自主神经支配,为性刺激的高敏感区。自主神经虽无定位感觉,但当子宫颈和穹隆受刺激时,通过 $S_2 \sim S_4$ 神经丛反射也能产生性快感。如果在性交活动中能反复从子宫颈滑动到达穹隆,无疑对男女双方都是一种强烈的性快感刺激。想要达到这种刺激,除有正常的性功能外,还需要阴茎长度在勃起时不短于 13.0 cm,否则将无法达到这种效果。

二、女性分娩前后阴道的变化

成年女性的阴道长度因种族不同而略有差异。阴道前壁长 7～9 cm,后壁长 9～12 cm。都培玲分别统计了 280 例中国新疆维吾尔族成年女性和汉族女性阴道的长度,结果显示,前者阴道前壁平均长 10.2 cm,后壁平均长 12.2 cm;后者阴道前壁平均长 8.0 cm,后壁长 9.5 cm。随着生育次数的增多及年龄的增长,阴道也随之延伸。每分娩一次,阴道前壁延伸0.5～1.2 cm,后壁增长 1.0～2.0 cm。在分娩时常发生阴道损伤及会阴撕裂,累及会阴体及附着于此处的组织(如尿生殖膈、球海绵体肌、肛提肌等)。有时阴道黏膜及皮肤皆无明显撕裂伤,但深部的肌肉、筋膜及神经纤维断裂,阴道及阴道外口的支持组织减弱而松弛,有的女性甚至需要做阴道前后壁修补。因此,已育女性在性交活动中仅刺激阴蒂、阴唇及阴道口难以达到性满足,而常要求同时配合刺激子宫颈和穹隆,才能促进性高潮的到来。在已做阴茎延长术男性中,已育者占 92%,年龄为 30～50 岁。多数术后男性认为生育前夫妻性生活尚和谐,但生育后难以使配偶达到性满足。亦有对阴茎延长术持不同观点者认为,女性的性敏感区是阴蒂、阴唇和阴道口,只要上述性器官能受到性刺激就会得到性满足,而与阴茎的粗细、长短无关。但事实并非如此,现实生活中,由于阴茎短小而出现夫妻性生活不和谐,最终导致家庭破裂的现象时有发生。当然阴茎也非越长、越粗越好,超过一定的标准也可能对女性性器官造成损伤。

三、阴茎发育障碍的常见因素

(一)小阴茎

妊娠第 6 周开始,胎儿出现原始性腺;第 8 周原始性腺分化成功能性睾丸,具备分泌睾酮的功能。性器官进一步分化的方向取决于胎儿在发育过程中有无一定水平的睾酮,即使是男性胎儿,也必须有适量的睾酮,才能保证胎儿性器官朝着男性分化、发育。如果在胎儿发育过程中(妊娠第 1～2 周前),由于母体服用某些药物或罹患慢性疾病,可使胎儿性器官发育受到抑制,如先天性精曲小管发育不全综合征(又称 Klinefelter 综合征)的小阴茎,但其也可能受某种遗传基因的影响,常有一条额外的 X 染色体(47,XXY),其发生率约占男性婴儿的 1/500。这种阴茎在解剖上是正常的,只是阴茎、睾丸都特别小,并伴有不育和性欲低下。睾酮缺乏患者在长期应用睾酮治疗后,可使其性欲增强,性交能力改善且自信心增强。但如儿童期过多地使用雄激素治疗,可引起骨骺线过早闭合,甚至影响之后的长骨生长。此类患者成年后可行阴茎再造或阴茎延长和增粗手术,以进一步改善性功能。在儿童期可试用人绒毛膜促性腺激素(human chorionic gonadotrophin,hCG)肌内注射,每周 2 次,每次 1000 U,连续治疗 2～3 个月。

(二)后天发育迟缓

婴儿出生后,在性器官发育期间,由于罹患慢性疾病导致全身性营养不良,造成发育迟缓,其性器官的发育也受到抑制,成年后阴茎发育稍差,但功能正常。此外,肥胖儿童由于血睾酮含量稍低,阴茎发育迟缓,也与同龄儿童有明显差异。对于此类儿童,可从 13 岁起适当给予小剂量睾酮,提高血睾酮浓度,有利于性器官的发育;与此同时还需配合节食,并加强身体锻炼以利于减重。成年后若阴茎发育稍差,影响夫妻性生活,可做阴茎延长术。

(三)包茎或包皮过长

学龄前期男童仍有包茎或包皮过长可能将妨碍阴茎的正常发育。据统计,在 647 例青壮年阴茎发育不良男性例患者中,曾患包茎或包皮过长者 462 例。阴茎的发育分 3 个阶段:①胎儿分化发育;②出生后至 6 岁为幼儿期发育,6 岁至 12 岁阴茎发育基本停滞;③13 岁进入青春期发育阶段,20 岁阴茎发育成熟。家长应密切观察孩子阴茎的发育情况,并定期测量以作为观察阴茎发育数据的比较。若 12～18 岁男童的阴茎仍未见正常发育,应适当给予小剂量丙酸睾酮 25～50 mg,每周 2 次,每年治疗 2～4 个疗程(2 个月为一个疗程),以促进阴茎发育。若注射 2 个疗程仍无效,应检查性染色体,以及血睾酮、卵泡刺激素、黄体生成素、24 h 尿 17-酮类固醇和孕三酮的含量,以排除 Klinefelter 综合征或性别畸形。患者成年后,如阴茎勃起仍短于 10 cm,宜行阴茎延长术。

第二节　阴茎延长术的原理及技术

一、阴茎延长术的原理

(一)阴茎悬吊韧带系统

Farabeuf 最早描述悬韧带系统为阴茎根连于白线的纤维束。Surraco 将韧带分为不同的纤维束,强调其对阴茎的悬吊作用,以及漏斗韧带与浅层纤维组织在耻骨前区、股三角和会阴的联系。Steiner 等观察到悬韧带、耻骨弓状韧带与耻骨前列腺筋膜关系密切,共同参与后尿道悬吊结构。Hoznek 等采用解剖和磁共振成像对悬韧带系统进行研究,认为漏斗韧带和悬韧带是外生殖器官的结缔组织,与其他筋膜和韧带一样,参与保护、支持和悬吊作用,以及维持阴茎正常生理功能活动。有研究显示,2 条韧带的来源、附着和延伸有差异。漏斗韧带来源于腹部浅筋膜,韧带附着于阴茎浅筋膜,参与阴囊纵隔,延伸为阴囊肉膜和会阴浅筋膜,维系阴茎和阴囊于腹前下壁。阴茎悬韧带属于深筋膜演化的结构,联系于阴茎深筋膜和耻骨联合的纤维结缔组织;其后部增厚与耻骨弓状韧带密切结合,保护阴茎深静脉进入盆腔,并移行为耻骨前列腺筋膜和耻骨尿道前筋膜。漏斗韧带与浅筋膜有关,参与阴茎体、前尿道和阴囊的悬吊结构;悬韧带与深筋膜有关,参与阴茎根和中尿道的悬吊结构,并移行为盆内脏筋膜;耻骨前列腺筋膜参与后尿道的悬吊结构。综上所述,漏斗韧带和悬韧带对阴茎有保护、支持和悬吊功能,对维持阴茎的自然弯曲、立位排尿和勃起有重要意义。1974 年,Johnston 首先在修复尿道下裂时切断漏斗韧带以延长阴茎。1984 年,Subrini 在手术治疗阴茎海绵体硬结症时也联合应用了切断漏斗韧带和阴茎假体置入术。

(二)手术原理

阴茎延长有 3 个需要解决的问题:①浅悬韧带和部分深悬韧带的离断将包埋的海绵体释放;②释放海绵体后的创面如何覆盖;③如何防止释放出的海绵体回缩或回缩很少。

阴茎根由漏斗韧带附着部、悬韧带附着部及韧带间部构成,全长为 7.67 cm,此长度即为阴茎延长手术时离断韧带后可能释放的最大长度。阴茎的固定装置主要包括阴茎浅悬韧带和阴茎深悬韧带。前者位置较浅,为腹壁浅筋膜深层在中线部增厚形成的致密结缔弹性纤维束,起始于耻骨联合上方 5.0～6.0 cm 处的腹白线,纤维束向下附着于阴茎深筋膜,在阴茎根部宽约 3.1 cm,厚约 0.4 cm,切断后可使阴茎向外延长 3.2～5.0 cm;深悬韧带位于浅悬韧带深部,两韧带间约有 1.0 cm 的疏松结缔组织,呈底朝下的三角形致密结缔组织纤维束,附着于耻骨联合前下半部与阴茎筋膜之间,两侧为疏松结缔组织间隙,该韧带强韧而短,宽约 0.5 cm,厚约 2.5 cm,切断 1/3～1/2 可使阴茎再延长约 1.0 cm。通常情况下,切断阴茎浅、深悬韧带后,可使阴茎延伸 3.0～5.0 cm。如将阴茎海绵体脚自耻骨支剥离其全长的 1/2,可使其多延长约 2.0 cm(图 31-1)。

在阴茎延长和阴茎大部分缺损修复等阴茎整形手术中,切断漏斗韧带和悬韧带,并从耻骨下支剥离阴茎脚前 1/3,可以释放更多的阴茎长度,而不致影响阴茎血液循环与勃起功能,对站立排尿及阴茎稳定性亦无明显影响。以往认为,由于保留了阴茎海绵体脚的完整性,且有阴茎海绵体肌及腱膜覆盖固定,当阴茎体和海绵体脚勃起时,仍能保持阴茎强度和稳定性。目前发现,术中对阴茎深悬韧带的松解只要切断其 1/3～1/2 就足矣,不必将其完全切断;适当剥离部分阴茎海绵体脚,以达到最大限度的延长效果,否则,虽在外观上看似较长,但易致阴茎外观下移、勃起角度降低(甚至可低于 90°)、阴茎勃起稳定性降低等,反而会影响性生活的正常进行,无法达到预期的手术目的。切断浅深悬韧带后,阴茎勃起时没有韧带牵拉,阴茎稳定性会受到一定影响。

在切断阴茎深悬韧带时可显露阴茎背深静脉,应小心分离,避免损伤。若切断背深静脉,并不会引起阴茎静脉回流障碍,临床常将结扎背深静脉作为治疗静脉性勃起功能障碍的有效方法之一,只要术后处理得当,不致引起阴茎持续性水肿。

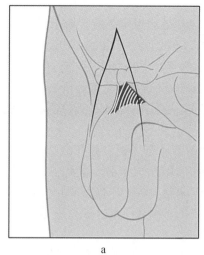
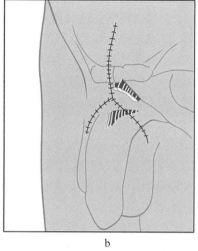

图 31-1　阴茎延长术示意图

注:a:术前;b:术后。

二、阴茎延长术的手术技术

(一)手术适应证

1. **阴茎发育不良,无法满足女方性需求者**　阴茎延长术的性生理基础是女性外生殖器的性兴奋敏感区受躯体神经和自主神经丛支配,分布于阴蒂、阴唇、阴道等部位,为性刺激的高敏感区。其受刺激时通过神经反射出现性快感,如果在性交活动中,阴茎能反复从子宫颈滑动到达穹隆,这是一种强烈的性快感刺激。成年女性阴道前壁长为 7.0～9.0 cm,后壁长 9.0～12.0 cm,要想达到上述刺激,除有正常的性功能外,阴茎长度在勃起时不能短于 13.0 cm。中国成年男子阴茎正常长度测量,常态下为 7.1 cm±1.5 cm,勃起时为 13.0 cm±1.3 cm。若阴茎发育不良,中国成年男子勃起时阴茎长度不足 10.0 cm,西方国家成年男子不足 12.0 cm 且不能满足女方性要求者,可做阴茎延长术。

2. **阴茎大部分缺损患者**　其勃起时的阴茎长度一般仅为 1.0～5.0 cm,既往常规做阴茎再造术,但再造的阴茎目前尚无正常勃起和感觉功能。采用阴茎海绵体延伸术,切断阴茎浅、深悬韧带至耻骨弓处,使埋藏于耻骨联合前方的海绵体成为游离部分,从而增加阴茎的有效长度,再用腹股沟岛状皮瓣或阴囊前壁皮瓣修复海绵体被延长后的皮肤缺损创面,这种术式不仅可使阴茎延伸至接近正常的长度,而且具有正常的勃起和接近正常的感觉功能。

3. **小阴茎患者**　其勃起时的阴茎长度和周径为 4.0～6.0 cm;睾丸体积＞8 ml 时,在行阴茎增粗术的同时联合阴茎延长术,有利于阴茎形态接近正常。

4. **先天性阴茎异位畸形患者**　可根据其病情采用阴茎延长术,使阴茎延长并复位。

5. **阴茎静脉瘘性勃起功能障碍患者**　在做阴茎背深静脉、浅静脉结扎的同时联合阴茎延长术,常能取得更好的疗效。

6. **尿道上裂患者**　其阴茎上弯且短,在修复尿道的同时做阴茎延长术,可使阴茎增长 2.0～3.0 cm。

(二)阴茎长度的测量

阴茎延长术前后的阴茎长度变化是衡量手术疗效的重要参数。由于常态下阴茎长度受患者精神、体位、室温及外界环境的影响,存在 1.1 cm±0.5 cm 的差异。因此,准确测量阴茎长度应是以勃起时的长度为准。为减少误差,测量时应注意以下几点。

1. 反复测量,让患者熟悉环境并适应测量操作,取测量平均值为所测长度。

2. 测量时,患者取站立位,室温在 25℃ 左右。室内不超过 2 人,应特别注意避免异性刺激。

3. 测量时,以从阴茎背根部腹壁反折处至阴茎头尿道外口的长度(过长的包皮不计入数据)为阴茎长度。阴茎与腹壁或为垂直位或为下垂位,但术前、术后应一致。

4. 固定专人测量,一般应测定术前后常态下和勃起时 2 种状态下的长度和周径,以便进行术前后疗效的对比。

(三)保持阴茎延长效果的关键技术

既往于耻骨联合处做十字形或 H 字形切口,切断阴茎浅悬韧带,在其断端间填塞一块脂肪组织后,原位缝合切口。浅悬韧带切断后,由于该处皮肤未延长,韧带断端间距较窄,日后脂肪机化、纤维组织增生、断端重新粘连,阴茎会恢复至术前长度。阴茎延长术后如何保持已延长的长度而不使韧带切断后的创面再粘连,这是阴茎延长术成功的关键。目前,阴茎延长术已经在国内外逐步开展,但其疗效不一,有的手术仅能将阴茎延长 1~2 cm。阴茎延长术的效果如何主要取决于对延长手术机制的理解和采取相应的缝合技巧。浅、深悬韧带切断后,将耻骨弓两侧的结缔组织和带血运的脂肪组织瓣拉拢缝合衬垫于耻骨弓最低处,然后将阴茎根部两侧的阴囊皮肤缝合固定于耻骨弓处的脂肪垫上,以防止韧带切断后的创面再度粘连。术后 5 天开始将阴茎头向前下方牵拉,开始时应轻拉,7 天后逐渐加重。由于皮肤向深处缝合,术后可见皮肤下凹,3 个月后则凹陷消失,变得平整自然,毛发生长后难以看出切口线。

(四)手术方法

1. **阴茎残端延伸法** 阴茎大部分损伤后造成阴茎残端瘢痕畸形,为使阴茎残端皮肤延伸、瘢痕松解,可采用阴茎根部皮瓣转位,使阴茎残端延伸。阴茎残端根部做环形切口,基部两侧各设计一方向相反的三角形皮瓣,2 个三角皮瓣的面积等于延长阴茎皮肤缺损的范围。阴茎根部做环形切开并松解瘢痕,将阴茎海绵体牵引出。切开并分离两侧三角形皮瓣。将 2 个三角皮瓣分别包绕阴茎海绵体创面,使残端稍有延伸。

2. **切断阴茎浅悬韧带脂肪块填塞法** 于阴茎根部做"十"或"＋＋"形皮肤切口。分离筋膜,切断阴茎浅悬韧带,取耻骨联合处脂肪瓣填塞浅悬韧带断端间隙,防止切断的韧带再度粘连。脂肪块血运差常因脂肪坏死、液化而粘连。原位缝合皮肤切口。

3. **耻骨弓前阴茎海绵体延长法**

(1)切口设计:采用舌形瓣切口。

(2)按切口线切开皮肤、悬韧带和筋膜结缔组织。切断悬韧带至耻骨弓,若显露背深静脉,可缝扎切断。手术切断悬韧带后部时,应避免伤及阴茎背动脉、阴茎背神经和阴茎背深静脉,并尽可能避免破坏后尿道悬吊系统。阴茎深动脉进入阴茎海绵体脚的位置通常在骨性附着部中段,术中若需从耻骨下支剥离阴茎海绵体脚,应限制在海绵体脚前,以避免伤及阴茎深动脉。

(3)切断韧带时,必须贴近耻骨联合进行,以免损伤阴茎背动脉和阴茎背神经;完全离断悬韧带后部时,必然牵涉耻骨弓状韧带及其下方的阴茎背深静脉,此处须小心缝扎、止血。

(4)皮肤切开后,因深悬韧带被切断,耻骨弓下留下间隙。将耻骨弓两侧带血供的结缔组织和脂肪组织瓣向中央拉拢缝合,衬垫于耻骨弓的最低处,并将阴茎根部两侧的阴囊皮肤缝合固定于耻骨弓处的脂肪垫上,这样不仅可防止韧带切断后的再度粘连,也是延长阴茎的最佳缝合之处。倒 Y 形缝合,由于切口在阴茎根部,毛发生长后难以看出术后切口线(图 31-2)。

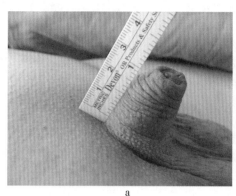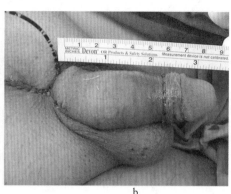

a　　　　　　　　　　　b

图 31-2　阴茎延长术

注:a. 术前;b. 术后即刻。

(五)并发症的防治

1. **倒 V 形切口三角瓣尖端缺血性坏死**　由于 V 三角瓣为逆行三角瓣,如三角瓣设计过长,长宽比例超过 1.5:1.0 时,偶尔会发生三角瓣尖端缺血性坏死。若坏死面积未超过 1.0 cm,可通过换药使其愈合;否则宜做清创缝合或用阴囊上部带蒂皮瓣转位,修复坏死组织缺损创面。为防止三角瓣坏死,可改为舌形瓣切口,且两边不宜太宽,最好不超过阴茎外侧 1.0 cm,并尽可能避免误伤阴部外浅动脉至阴茎皮肤的分支。如三角瓣的脂肪太厚,可修剪部分脂肪,但不宜超过浅筋膜。另外,在三角瓣尖端缝合置入一小橡皮片,以引流韧带切断分离之间的组织渗液,可避免产生分离腔隙积液而增加三角瓣张力,影响其血供。三角瓣的毛发可采用激光脱毛的方式去除。

2. **蹼状阴茎**　阴茎延长术后发生蹼状阴茎者,应在延长后 3 个月矫正。

3. **切口瘢痕增生严重**　切口瘢痕增生严重者,应在切除瘢痕后结合放疗,预防瘢痕再次增生。

第 32 章

阴茎增粗术

第一节　概　述

阴茎延长术以悬韧带离断为核心发展成设计不同的术式,阴茎增粗术则根据部位分为阴茎头增粗和阴茎体增粗。阴茎头增粗多采用透明质酸注射。目前,阴茎体增粗的方法主要包括阴茎海绵体白膜扩大增粗术和阴茎海绵体周植入材料增粗术,2 种术式各有其优缺点及适应证。

一、阴茎海绵体白膜扩大增粗术

采用将自体大隐静脉或膨体聚四氟乙烯(expamded polytetrafluoroethylene,ePTFE)人工血管补片移植于阴茎海绵体两侧白膜的纵向切口,通过增大阴茎海绵体容积以增加阴茎周径。此方法在阴茎完全勃起状态下能有效增粗阴茎,但在疲软状态时对阴茎周径改变不大。因此,不一定适合因美容目的而就诊或对阴茎疲软状态下大小不满意的"更衣室综合征"患者。手术多采用冠状沟切口,并附加阴茎阴囊交界处中线切口,将阴茎海绵体完全脱套,如同期再经阴茎背根部切口行阴茎延长术,有增加阴茎皮肤坏死风险,故通常需要二期行阴茎延长手术。至今,此方法仅有少量文献报道,且仍缺乏远期不良反应的相关资料。

二、阴茎海绵体周植入材料增粗术

该手术的术式很多,包括自体脂肪注射、游离真皮脂肪移植、带蒂阴股沟真皮脂肪瓣转移、睾丸鞘膜移植、ePTFE 植入等。此方法具有手术创伤小、静态效果明显的优点,尤其适用于阴茎大小、功能均属正常,但因美容目的而要求增粗阴茎、改善外观,以提高自信心或改善性生活的患者。但目前上述材料应用后也暴露出如自体组织吸收或坏死、供区瘢痕,以及人工材料移位影响外观、发生感染或外露等不足之处。2005 年,Save 等将成纤维细胞体外培养扩增,种植于可降解材料包绕阴茎 Bucks 筋膜浅层行阴茎增粗。吴意光等运用组织工程技术进行阴茎增粗也显示了较为满意的结果,但目前,细胞培养耗时较长、技术不易掌握,且缺乏远期资料支持。

第二节　脱细胞真皮基质阴茎增粗术

ADM 补片是采用组织工程技术将取自同种异体的皮肤经脱细胞处理后,仅保留细胞外基质和相对完整的基底膜的新一代组织修复材料。由于完全脱除了各种可被宿主识别为外来成分的细胞,而完整地保留了细胞外基质成分和三维空间框架结构,ADM 补片移植到宿主体内后,既避免了临床免疫排斥的问题,又可引导宿主细胞进入三维框架结构并生长、增殖,同时产生新的细胞外基质成分,形成宿主自身组织,完成组织缺损的修复和重建。由于 ADM 补片具有种属差异小、抗原性弱、有良好的生物相容性、不易引发宿主产生免疫排斥反应等优点,其作为充填材料已被应用于鼻、乳房等美容整形手术中。

近来有报道,将 ADM 补片应用于单纯阴茎增粗手术取得了较好疗效。由于 ADM 补片增加阴茎海绵体表面被覆组织的厚度,进而增加了阴茎周径,在疲软状态下增粗阴茎的效果得到肯定。同时,ADM 补片吸收率低,并可诱导自体组织长入,在勃起状态下也具有良好的增粗效果。

作为阴茎海绵体周植入材料增粗术的一种,ADM 补片阴茎增粗术与其他方法相比,具有以下优点:①手术简单,创伤小;②补片柔软,易于术中塑形及固定;③术后阴茎外观好,美学效果理想;④移植后吸收率低,为 15%～20%,增粗效果持久;⑤无供区继发畸形或瘢痕等。在临床上,很多患者要求同时行阴茎延长、增粗手术,而目前 ADM 补片多采用冠状沟近端包皮环形切口植入,如同期行阴茎延长术,有可能导致阴茎皮肤血供受损而发生坏死。由于 ADM 补片植入后早期尚未完成血管化,一旦因被覆的阴茎皮肤坏死而外露,在其上方植皮通常无法成活,常需取出补片后植皮,或采用局部皮瓣转移方能修复创面。如何妥善保护阴茎皮肤血供、降低补片外露风险是阴茎延长同期行 ADM 补片增粗手术成功的关键。

阴茎解剖从浅至深依次为皮肤、阴茎浅筋膜(Dartos 筋膜)、Buck 筋膜和白膜。其中,阴茎浅筋膜结构疏松,阴茎背浅血管走行于阴茎浅筋膜与 Buck 筋膜之间。Buck 筋膜较致密,紧贴白膜,阴茎背深静脉、阴茎背动脉、阴茎背神经、环静脉、阴茎背动脉与阴茎深动脉的环形交通支、阴茎背神经发向阴茎头及阴茎腹侧的分支等走行其间。ADM 阴茎增粗术有 2 种切口式,分别是冠状沟切口和阴茎根部切口;以及 2 种植入层次,分别是 Buck 筋膜浅层和 Buck 筋膜深层。因此,其效果和并发症也略有不同。阴茎是一个没有侧支循环的器官,采用上述双切口同时进行阴茎延长、增粗手术,故其近端循环受阻时,远端便容易出现血供问题,发生阴茎皮肤坏死。

2010 年吴小蔚等报道,对 35 例患者同时实行离断悬韧带阴茎延长 ADM 补片双平面植入法阴茎增粗术,其近、远期效果良好,未见切口皮肤坏死。本术式应用 ADM 补片通过阴茎根部切口一次性完成阴茎延长和加粗,并发症发生率低,手术效果满意,且明显减轻患者的经济负担,是目前安全有效的阴茎延长、加粗方法。

一、阴茎延长脱细胞真皮基质补片双平面植入法阴茎增粗术的手术步骤

1. 在连续硬膜外麻醉下,于阴茎根部、耻骨联合前方做一小的倒 V 形切口,切开皮肤、皮下脂肪,离断阴茎浅悬韧带,延长阴茎海绵体。

2. 于浅悬韧带断端前部,沿阴茎纵轴切开阴茎浅筋膜 3.0～3.5 cm,在其与 Buck 筋膜间向阴茎背侧远端分离腔隙,将阴茎海绵体向后自阴茎浅筋膜切口处行部分脱套,阴茎腹侧皮肤与海绵体间不做分离。

3. 在距冠状沟 1.5～2.0 cm 处环形切开阴茎背侧 Buck 筋膜并于其下向远端分离 1.0～1.5 cm,注意保护白膜表面的阴茎背神经分支及阴茎背血管以防损伤。

4. 增粗材料选用 ADM 补片,长 6.0 cm,宽 4.0 cm,厚度 0.4 cm。首先,将 1～2 片 ADM 补片远端用 6-0 可吸收缝线固定至 Buck 筋膜前缘深面,用掀起的 Buck's 筋膜呈叠瓦状覆盖补片前部后再次间断缝合固定,补片后部则植于阴茎浅筋膜与 Buck's 筋膜间。在阴茎半勃起状态下,用 6-0 可吸收缝线与 Buck 筋膜行两侧及后缘多点间断缝合固定。

5. 缝合阴茎浅筋膜切口后,将耻骨弓两侧的结缔组织和脂肪组织拉拢缝合衬垫于耻骨弓最低处,然后,将阴茎根部皮瓣以 V-Y 推进方式缝合固定于耻骨弓处的脂肪垫上,以防止韧带切断后的创面再度粘连,皮下留置负压引流,阴茎适度加压包扎。

6. 术后平卧位 3～5 天,留置导尿管 3 天,3 个月内避免性生活。

二、技术改进

(一)植入切口改进

阴茎被覆组织包括皮肤、阴茎浅筋膜、Buck 筋膜及白膜。阴茎浅筋膜与 Buck 筋膜间较为疏松,内有阴茎浅动、静脉走行。Buck 筋膜紧贴白膜,前端止于冠状沟,阴茎背深静脉、阴茎背动脉及阴茎背神经走行其间。以往 ADM 补片多通过冠状沟切口,阴茎皮肤向根部脱套后植入,直接离断了冠状沟阴茎浅筋膜中的阴茎浅动脉,破坏其在此处与阴茎背动脉分支的血管吻合支。如同期行阴茎延长术,尤其是在阴茎根部做大的 V-Y 皮瓣时,极有可能损伤两侧的阴茎浅动脉,而明显损害阴茎皮肤血供。阴茎浅悬韧带实际上是阴茎筋膜向腹壁浅筋膜深层的延续,是阴茎筋膜在耻骨联合处增厚的部分。浅悬韧带前部与阴茎浅筋膜相延续,与 Buck 筋膜间存在一疏松组织间隙,三者在后部则愈着较为紧密。当离断浅悬韧带后,沿阴茎纵轴切开其前部即可进入阴茎浅筋膜与 Buck 筋膜间的组织间隙,向前稍做钝性分离即可到达阴茎前端。通过阴茎根部小的倒 V 形切口,注意分离并保护阴茎背浅动静脉,并由此入路行 ADM 补片植入,则无须再做冠状沟切口,最大限度地保留了阴茎远端皮肤的血供。术中,为保证 ADM 补片平整植入及固定,需要将海绵体向后经阴茎浅筋膜切口脱套。采用"半脱套"方法,即将海绵体背侧脱套而对其腹侧皮肤不做分离,以保护阴茎浅动脉的腹外侧支,进一步保护阴茎皮肤血供。经上述处理,术后无 1 例发生阴茎皮肤坏死。

(二)植入层次改进

以往 ADM 补片植入层次主要位于 Buck 筋膜与白膜间或阴茎浅筋膜与 Buck 筋膜间。前一平面虽然增加了 ADM 补片的覆盖组织,降低了补片外露的风险,但在 Buck 筋膜下做广泛分离有导致阴茎背神经损伤而引起阴茎头麻木的风险;且由于 Buck 筋膜较为致密,其与白膜间的间隙较为狭小,对于需植入多张 ADM 补片者较为困难。后一平面较为疏松,可植入多张补片,但由于此平面血供欠佳,补片植入后诱导自体组织长入及血管化进程较慢,加之背覆组织少,外露风险较高,尤其是在阴茎远端,一旦外露,通常需要去除补片。另外,两层筋膜组织间滑动度大,补片不易固定,容易发生移位和折叠。综合考虑补片位置及软组织覆盖的相对关系,结合上述 2 种方法的优点,有学者首次采用一种新的补片植入方法,使补片同时位于 2 个平面,即前部位于 Buck 筋膜-白膜间,后部则位于阴茎浅筋膜-Buck 筋膜间。术后无 1 例发生补片外露及阴茎头麻木。阴茎外观及表面触摸也无明显不平整,形态满意(图 32-1)。

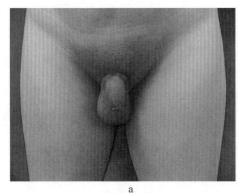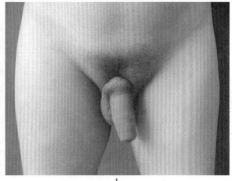

a　　　　　　　　　　　　　b

图 32-1　阴茎延长及 ADM 补片双平面植入

注:a. 术前;b. 术后 1 个月。

三、优点

1. 将补片前部植于 Buck 筋膜深面、白膜浅面,用远端掀起的 Buck 筋膜覆盖补片前部并加强固定,有效防止阴茎浅筋膜下植入法常见的补片前端固定不牢,在阴茎反复勃起和疲软过程,以及性交过程中出现补片皱缩、向后移位、卷曲,同时弥补影响阴茎外观的缺点。由于冠状沟近端阴茎皮肤较薄,易因摩擦而破损,补片植入较深层次可有效降低补片外露的风险。

2. 补片后部植于阴茎浅筋膜深面,由于此层较为疏松,分离后能形成充分大的腔隙,能保证补片平整植入,防止皱褶形成,尤其是使用 2 层或以上补片时。

3. Buck 筋膜下植入法则需要广泛分离阴茎背侧近远端,有导致阴茎背深神经多个分支受损而引起阴茎头感觉障碍的可能。有研究表明,在距离冠状沟 1.0 cm 处,阴茎背神经数目在 2.0～7.0 支(3.6 支±1.2 支),且部分存在分支间相互连接,即使损伤 1 支并不会导致阴茎头麻木。在距冠状沟 1.5～2.0 cm 处向远端做 Buck 筋膜下小范围分离,常规显露并保护阴茎背神经分支,术后未发生 1 例因神经损伤导致的阴茎头感觉障碍。

4. 由于采用连续硬膜外麻醉,术中阴茎多处于半勃起状态,在此情况下固定补片能有效避免疲软状态下固定后阴茎勃起时受到牵拉,或者在完全勃起时固定而出现阴茎疲软后补片皱褶明显的情况发生。而且,本方法固定补片的着重点在于补片前端,两侧及后缘仅取数点采用 6-0 可吸收缝线与 Buck 筋膜固定,该缝线 3 周后抗张强度仅存留 30%～40%,即使术后早期因固定问题导致阴茎勃起时受牵拉,后期也会因缝线吸收而自行缓解。

四、注意事项

1. 补片植入后必须妥善关闭阴茎浅筋膜切口,使补片植入腔隙与阴茎根部的延长切口分隔,以防止切口感染时炎症扩散至补片植入腔隙内。

2. 术后阴茎适当加压包扎可促进补片与周边组织的贴合,防止补片周边积液;但压力不宜过大,避免补片上方皮肤血供受影响。

五、并发症及处理

(一)并发症的机制

随着 ADM 补片在阴茎延长增粗术中的应用,术后出现包皮软组织坏死及 ADM 补片外露情况者并不少见。原因包括:①在阴茎延长时,因手术切口和解剖切断了阴茎背浅静脉,甚至阴茎背深静脉及其属支;而包皮及系带的淋巴液、静脉血经由阴茎体两侧引流入阴茎背深静脉、阴茎背浅静脉及伴行淋巴管,导致阴茎包皮及系带静脉和淋巴回流受阻。因此,会出现较长时间水肿和阴茎勃起问题。②在阴茎增粗时,因手术剥离过程中隧道较长而窄,很容易损伤肉膜下血管网和阴茎背浅动脉及分支。目前认为,阴茎浅筋膜阴茎皮肤和包皮的血供主要来源于阴茎背浅动脉,同时有少部分阴茎背动脉的穿支也参与供应包皮。尤其是当 ADM 补片通过冠状沟切口,需要将阴茎皮肤向根部脱套后植入时,可直接离断冠状沟部位筋膜中的阴茎浅动脉血管网,且破坏其在此处与阴茎背动脉分支的血管吻合支。如同期行阴茎延长术,尤其是在阴茎根部做大的 V-Y 皮瓣时,极有可能损伤两侧的阴茎浅动脉,而明显损害阴茎皮肤血供。③在植入 ADM 补片后,局部水肿和阴茎勃起促使 ADM 补片局部压力增加,促使血管张力增加,供血及回流受阻。有报道显示,当海绵体在勃起时,内压超过血管收缩($>140\ mmHg$)。由此可见,阴茎勃起时,ADM 补片局部皮肤压力较高。最近有报道提示,如同期行阴茎延长增粗术,ADM 补片植入后早期尚未完成血管化,一旦因被覆的阴茎皮肤坏死而外露,在其上方植皮通常无法存活,常需取出补片后植皮,或采用局部皮瓣转移方能修复创面。

发生阴茎皮肤血运受损而发生坏死的患者多因 ADM 补片采用冠状沟近端包皮环形切口植入,同期行阴茎延长术。

(二)阴茎皮肤坏死分度

根据创面大小将阴茎皮肤坏死分为 4 度:①Ⅰ度为阴茎背侧皮肤裂开纵向宽度<0.5 cm;②Ⅱ度为阴茎背侧皮肤裂开纵向宽度 $0.5\sim2.0$ cm;③Ⅲ度为缺损小于阴茎 1/2 周径,纵向宽度 $2.0\sim4.0$ cm;④Ⅳ度为缺损范围大于阴茎 1/2 周径,纵向宽度 $2.0\sim4.0$ cm,接近于整周皮肤坏死。

(三)手术原则

Ⅰ度皮肤坏死采用清创及换药处理,待肉芽组织新鲜后直接缝合;Ⅱ度修剪坏死组织后换药,待肉芽组织新鲜后减张缝合;Ⅲ度修剪坏死组织后换药,待肉芽组织新鲜后采用阴囊前动脉皮瓣修复;Ⅳ度修剪坏死组织后换药,待肉芽组织新鲜后一期包埋于阴囊内,二期翻转阴囊皮肤缝合修复创面。

(四)阴囊前动脉皮瓣修复 ADM 阴茎增粗后的皮肤坏死

1. 阴囊前动脉皮瓣的优点

(1)阴囊皮肤的血供丰富:第一组来自双侧阴部外浅动脉,供血给阴囊前上部的阴囊前动脉;第二组来自闭动脉前皮支,供血给阴囊外侧中 1/3 的阴囊外侧动脉;第三组来自阴部内动脉,分外侧支和内侧支(阴囊中隔动脉)的阴囊后动脉。三组动脉的分支相互吻合,组成多源性血供系统,阴囊深层组织筋膜内有丰富的胶原纤维和血管网并与肉膜面相连,当血管主干切断后,通过筋膜血管网的供血仍能使皮瓣存活。

(2)阴囊前动脉皮瓣质地、色泽、厚度与阴茎皮肤组织较为匹配。

(3)阴囊前动脉皮瓣切取方便,容易旋转覆盖缺失面,操作简单。

（4）供区瘢痕小较隐蔽，且修复区瘢痕也十分隐蔽，特别是在阴茎勃起时具有很好的抗张力作用。

（5）由于阴囊前动脉皮瓣血供好，在数天内即可与外露 ADM 补片发生血管化，提高感染的能力。ADM 补片是来自人体皮肤组织，去除细胞和蛋白化后保留的真皮细胞外基质成分，其具有很好的抗感染、组织相容性、抗张力、快速血管化、防粘连功能；其次，ADM 可在污染和感染创面上完成血管化，并不会损失强度，可用于复杂及伴污染创面的一期修补重建。因此，在修复过程中无须将 ADM 补片取出，直接将一侧阴囊前动脉皮瓣转移覆盖在上面即可得到满意的修复效果。随访发现，所有患者表示勃起功能正常，皮瓣颜色、质地、厚度与阴茎皮肤组织较为匹配，瘢痕不明显，且 ADM 补片远期未发生收缩或移位。

2. 阴囊前动脉皮瓣的手术方法

（1）术前根据包皮坏死缺损大小设计皮瓣面积，一般超过坏死缺损面积的 10%。

（2）牵拉展平一侧阴囊皮肤，在强光下观察，可见由外侧进入阴囊的阴囊前动脉，其内侧支较为粗大，向内下方走行至中隔侧缘，用亚甲蓝标记设计皮瓣。

（3）按设计线切开皮肤、肉膜层，在肉膜的深面及精索外筋膜浅面用电刀分离，避免损伤阴囊前动脉及其分支血管，

（4）将阴囊肉膜下层掀起，移转至阴茎缺损处，修复阴茎缺损面及 ADM 补片外露面，供瓣区拉拢缝合，肌皮瓣与缺损周围皮肤间断缝合，其下放置胶片引流。

（5）术后注意观察肌皮瓣血运，不予加压包扎。常规给予扩管、抗凝及抗感染治疗。勃起较频繁者给予己烯雌酚肌内注射。术后 10 天间断拆线（图 32-2）。

3. 注意事项　临床观察表明，阴茎血管张力增加和损伤是阴茎皮肤坏死的关键；阴囊血供系统好，阴囊前动脉皮瓣与阴茎皮肤质地、色泽及伸缩性接近、取材容易、旋转方便、抗张力好、修复后瘢痕不明显，可作为治疗此类并发症的首选手段。此外，ADM 补片具有很好的抗感染、抗张力和血管化特点，有利于一期手术修复成功。

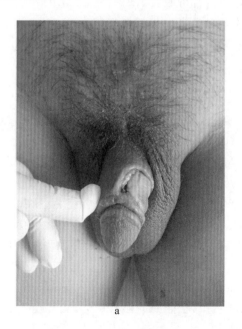

a

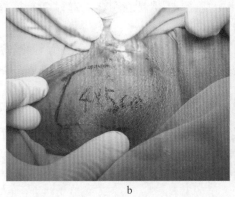 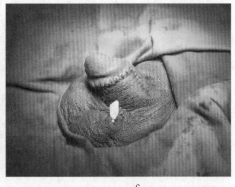

图 32-2　阴囊前动脉皮瓣修复 ADM 补片外露

注：a. 术前阴茎左侧包皮缺失及 ADM 补片外露；b. 左侧阴囊前动脉皮瓣 4 cm×5 cm；
c. 左侧阴囊前动脉皮瓣一期修复术后。

ADM 材料的应用使阴茎延长术和增粗术得以同时进行，既解决了阴茎长度问题，也同时解决了阴茎周径问题。然而，就整形手术而言，该术式仍有很多值得改进的地方，如阴茎背侧 V 形切口留下的瘢痕、增粗材料的稳定性、阴茎回缩等问题。相信随着材料科学与术式方法的改进，以上问题会得到更好的解决。

第三节　游离自体脂肪移植阴茎增粗术

目前，自体脂肪移植阴茎增粗术是国际文献报道较多的阴茎增粗方法，可获得较为均匀一致的增粗效果，且手术安全、操作简单、并发症少。但其也存在一些缺点，如性生活时阴茎皮肤滑动不适、早期移位集聚或部分吸收出现不对称、结节或钙化及脂肪栓塞等。

目前，该方法常用的术式包括富血小板血浆（platelet rich plasma，PRP）-小颗粒脂肪游离移植阴茎增粗术和单纯小颗粒脂肪游离移植阴茎增粗术。

一、富血小板血浆-小颗粒脂肪游离移植阴茎增粗术

目前，阴茎增粗术可分为阴茎头增粗术及阴茎体增粗术 2 种。阴茎体增粗术又分为阴茎海绵体扩大增粗术和阴茎海绵体周植入材料增粗术 2 种。阴茎增粗方法主要有自体真皮脂肪瓣填充法、游离人工 ADM 补片、海绵体增粗法、自体脂肪填充、胶原混悬液注射等。与其他阴茎增粗术相比，自体脂肪颗粒增粗阴茎具有手术创伤小、术后恢复较快、塑形效果较好等优点，而其唯一不足是吸收问题。如何改善移植脂肪吸收已成为目前的研究热点。

PRP 是自体新鲜全血经离心后分离的富含血小板的血浆，一般而言，PRP 中血小板浓度为全血的 3～6 倍。Freymiller 认为，血小板 $1 \times 10^6/\mu l$ 是有效生长因子释放的阈浓度。PRP 取自自体全血，无免疫排斥性且含有多种生长因子，如血小板衍生生长因子（platele de-rived growth factor，PDGF）、转化生长因子-β（transforming growth factor-β，TGF-β）、表皮生长因子（epidermal growth factor，EGF）等。Nakamura 和 Pires 等分别用小鼠和兔子进行动物实验，结果表明，PRP 促进移植脂肪的血管重建，从而改善了移植脂肪的成活率。PRP 促进移植脂肪的成活可能与以下几方面有关：①提供适宜的微环境及营养支持，有利于脂肪细胞生长、分布；②在多种促血管生成细胞因子的作用下，促进移植物的血管新生、血供重

建;③促进移植物内脂肪来源干细胞和前脂肪细胞的增殖和分化;④PRP 结合自体脂肪移植后发生一定程度的纤维化,有助于维持移植脂肪组织的体积。

体外及动物实验研究表明,PRP 能提高脂肪细胞存活率,促进移植脂肪成活;面部重建及美容临床研究发现,混合 PRP 移植后脂肪成活率得到显著提高。阴茎脂肪移植领域尚未见报道。

吴小蔚等于 2020 年首次报道 18 例患者行 1 次 PRP 结合自体小颗粒脂肪游离移植阴茎增粗术,术后随访 6~12 个月,患者阴茎体周径平均增加 2.80 cm,效果满意。

(一)手术步骤

1. **术前设计**　根据患者阴茎大小和增粗意愿预测脂肪移植量,选择 1~2 处供区。脂肪抽吸部位选择大腿根部内侧或臀部,标记吸脂区。在阴茎悬垂部画线设计,将悬垂部画为多个 1 cm² 方格,便于均匀注射。

2. **PRP 制备**　采集肘静脉血 30~50 ml,放入 1:10 枸橼酸葡萄糖溶液抗凝剂真空采血管中,以 3500 r/min 离心 10 min;吸取全部上清液至交界面下 3 mm,将其移至另一离心管中,以 3500 r/min 离心 10 min;吸取约 3/4 上清液弃掉,余为 PRP,备用。

3. **脂肪制备**　2% 利多卡因 25 ml＋生理盐水 500 ml＋肾上腺素 0.5 mg 配成肿胀麻醉液,注入术前标记的吸脂区皮下 200~300 ml;采取手动吸脂法,用 10 ml 注射器抽拉针芯形成负压,以直径 1~2 mm 脂肪抽吸管在皮下呈扇形反复抽吸出 130~150 ml 脂肪混合液体。将抽吸的脂肪混合液用生理盐水反复静置、漂洗,排除下方液体,清除其中混合的胶原及血液等杂质,得到 40~50 ml 纯净脂肪,整个过程中尽量避免移植脂肪暴露在空气中并严格遵循无菌操作原则。

4. **PRP-脂肪颗粒注射**　按 1:3 比例混合 PRP 与纯化后的脂肪颗粒,再用转换接头将获得的 PRP-脂肪颗粒转移至 1 ml 注射器内备用。在连续硬膜外麻醉下,于阴茎冠状沟处选择 3 个注射点(4、8、12 点位置),用 1 ml PRP-脂肪颗粒连接钝针头将 PRP-脂肪颗粒均匀注射于阴茎浅筋膜与深筋膜之间。注意边退针边注射,并呈扇形注射,注射要均匀、缓慢,以免 PRP-脂肪颗粒聚集成团块。在每个 1 cm² 方格内注射 1.0~1.2 ml,注射总量 20.0~30.0 ml。

5. **术后处理**　自体脂肪供区和移植区加压包扎 3 天,阴茎移植区的包扎松紧适宜。术后第 1 天去掉敷料,检查阴茎,出现任何不对称或脂肪聚集突出可用手轻轻矫正,然后重新包扎。术后使用抗生素 1 周以预防感染,2 个月内避免性生活(图 32-3)。

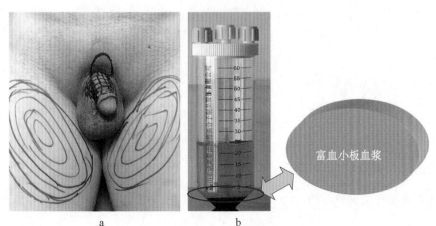

a　　　　b

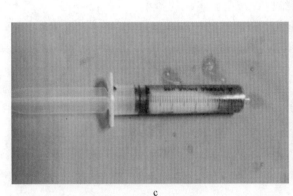
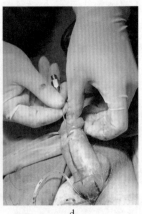

c   d

图 32-3 混合富血小板血浆小颗粒脂肪游离移植阴茎增粗术

注:a. 术前标记,阴茎脂肪移植区与大腿内侧脂肪供区;b. 富血小板血浆的分

离;c. 富血小板血浆与自体脂肪以 1:2 的比例混合;d. 1 ml 注射器接 18 G 脂肪注射

针在阴茎浅深筋膜间以低压、后退方式进行交叉网状注射。

(二)PRP 结合自体脂肪注射作为阴茎增粗填充材料的优点

1. 自体 PRP 结合脂肪颗粒填充均为自体组织,不会发生排斥反应。

2. 创伤较小,PRP 结合自体脂肪填充于阴茎浅筋膜与深筋膜之间不会造成重要血管神经损伤;阴茎浅深筋膜之间血供不丰富是此层次的缺点,其会影响移植脂肪的成活,PRP 的应用则能促进移植脂肪的成活,弥补此项不足之处。

3. 注射方式采取多点扇形注射,最大程度地减少损伤并达到均匀注射的目的,且术中不用行阴茎海绵体脱套,保证了阴茎的血液供应。

4. PRP 结合自体脂肪填充后阴茎体质地柔软、手感好,与其他自体或异体材料比,能够减少不适感。

5. PRP 结合自体脂肪移植提高自体脂肪的成活率,有助于改善远期疗效,降低了二次手术的概率。

6. PRP 中含有大量单核细胞和白细胞,增强了局部抗感染能力,降低术后并发症风险。

然而,此术式也存在一定的局限,如移植脂肪后期可能形成硬结钙化、远期吸收程度不确定,以及可能因重力原因而发生下移等。由于病例数有限及随访时间限制,这些问题需进一步研究。

二、单纯小颗粒脂肪游离移植阴茎增粗术

单纯小颗粒脂肪游离移植阴茎增粗术的手术步骤与 PRP-小颗粒脂肪游离移植阴茎增粗术相同。

三、阴茎脂肪移植的关键点

1. 严格遵循无菌操作原则,即手术及脂肪抽取部位靠近会阴区,要尽可能降低感染风险。

2. 预防栓塞,采用正确的注射层次及低压注射方法。

3. 注射量适中。应根据注射后阴茎皮肤张力及毛细血管充盈时间确定注射量,宁少勿多,避免阴茎血供障碍,导致皮肤坏死。

总之,脂肪移植是一种有效的阴茎增粗手段,具有有效增加阴茎周径、效果持久、可多次注射、创伤小、恢复快及并发症少等优点。

第33章

男性外生殖器的功能性治疗

阴茎的最主要作用在于能够勃起并完成性交,阴茎功能性障碍主要表现为勃起功能障碍(erectile dysfunction,ED)。

ED 是指男性的阴茎不能持续获得和/或保持足够的勃起而获得满意的性生活。ED 是成年男性的常见病和多发病。40 岁以上男性患有不同程度 ED 的比例超过 50%,且完全不能勃起者约占 10%。ED 是最常见的男性性功能障碍之一,人们通过对 ED 的不断深入研究认识到,其是非常典型的共患共治疾病,从而认识到男性性功能障碍属于男女共患共治疾病范畴。

一、危险因素

ED 的患病率随年龄增加而升高。相关文献表明,与 ED 相关的危险因素有教育水平(如低教育程度),社会经济状况,性功能状况(如过去 6 个月曾有勃起困难、性唤醒较青春期减少、性幻想或性梦减少),健康状况(如年龄、体重指数、使用药物数量、心脏疾病、糖尿病、健康程度)及精神心理障碍。

ED 和心血管疾病有相同的危险因素,如肥胖、糖尿病、血脂异常、代谢综合征、缺乏锻炼及吸烟,血管内皮功能障碍是两者的共同发病机制。轻度 ED 是发现潜在心血管疾病的重要指标之一。与心血管疾病一样,糖尿病也是 ED 的危险因素。对 2 型糖尿病和已被确诊的心血管疾病患者而言,单纯的生活方式改变不大可能改善 ED。

二、病因、分类和病理生理

ED 的病因可大致分成 3 类,即心理性 ED、器质性 ED 和混合性 ED。过去认为 ED 以心理性因素为主,但现在认为有器质性因素的患者约占 80% 以上。

(一)心理性因素

导致心理性 ED 的易患因素有不良性经历、缺乏性知识、生活压力、人格缺陷等。配偶关系不协调、性刺激不充分、压抑、焦虑等是心理性 ED 的促成因素。由此可见,性伴侣在其发病中有很重要的作用。

(二)器质性因素

从功能解剖角度来看,与勃起有关的神经、血管的损害可导致 ED;从病理生理角度来看,凡可损害阴茎海绵体平滑肌舒张、动脉血流入及静脉关闭机制的因素都可能成为 ED 的病因。

1. **动脉性 ED** 最常见的病因是动脉粥样硬化,与动脉粥样硬化相关的高血压、心脏病及其危险因素(包括糖尿病、高脂血症、吸烟等)同时也是 ED 的危险因素。

2. **静脉性(海绵体)ED** 即静脉闭合机制障碍。其病因为先天性异常静脉通道,如阴茎海绵体-尿道海绵体瘘,还有继发于外伤或手术的静脉漏、白膜功能受损等。

3. **神经性 ED**　中枢神经系统疾病如脑血管意外、帕金森病、早老性痴呆等都会引起 ED。脊髓疾病如外伤发生 ED 的可能性取决于损伤的位置。大多数胸以上脊髓完全损伤的患者有勃起能力;而胸以下脊髓完全损伤患者,仅有少数可以勃起。周围神经如阴部神经及其末梢的病变均可引起 ED,如外伤、手术、糖尿病等。

4. **内分泌性 ED**　原发性或继发性性腺功能减退症、甲状腺功能亢进症、甲状腺功能减退症、皮质醇增多症等患者均可出现 ED。雄激素对勃起功能的作用至今仍未阐明,但性腺功能低下者性欲减退、性兴奋感下降、夜间勃起减少且勃起时间缩短和硬度下降。

5. **外伤性和医源性 ED**　手术、放射治疗,以及某些抗精神病药、抗抑郁药、降压药、激素和酒精、毒品等的应用也可能导致 ED。

6. **其他**　年龄与 ED 的发病密切相关。随着年龄的增长,ED 的患病率明显增加。吸烟可增加糖尿病、高血压和心血管疾病等危险因素的作用。50% 以上糖尿病患者会发生 ED,其中完全不能勃起者近 30%。除周围神经病变外,糖尿病还引起动脉硬化、血管内皮功能损伤和平滑肌功能障碍。此外,肝功能不全、肾功能不全等躯体疾病均与 ED 有关。

三、诊断

(一)病史采集

详细而准确的病史采集在 ED 的诊断和评估中具有重要意义。不仅要详细询问患者的阴茎勃起功能情况,还应尽可能询问患者是否存在导致 ED 的可能病因和相关危险因素,为后续 ED 慢病管理奠定基础。

询问病史时要特别注意有无前述慢性疾病,是否服用特殊药物,有无外伤或手术史,有无吸烟、酗酒等不良生活习惯,性经验及性知识的程度、婚姻状况、与配偶的感情、配偶对其 ED 的态度,以及家庭居住条件、工作紧张程度、人际关系等。其中,性伴侣关系、性生活中伴侣的态度及配合问题尤为重要。

ED 程度的判定:为了客观地量化 ED 的程度,可使用国际勃起功能指数问卷表(international index of erectile function,IIEF),其包括 15 个问题,对勃起功能、性欲、高潮、射精等性功能的各个方面进行评分。简化的国际勃起功能指数问卷表-5(IIEF-5)可方便地用于对 ED 的筛查,其敏感度和特异度均较好。

患者可根据自身近 6 个月来的情况填写 IIEF-5,各项得分相加 >21 分为勃起功能正常,1～7 分为重度 ED,8～11 分为中度 ED,12～21 分为轻度 ED。

(二)体格检查

除一般体格检查外,常规进行血压、心率及体重检测。体格检查的重点为第二性征、生殖系统及局部神经系统检查。50 岁以上男性建议行直肠指检。

1. **第二性征检查**　注意患者皮肤、体形、脂肪分布、骨骼及肌肉发育情况,有无喉结,胡须和体毛分布与疏密程度,有无男性乳腺发育等。

2. **生殖系统检查**　注意阴茎发育情况,有无畸形和硬结,睾丸的数量、大小、位置,以及睾丸质地等是否正常。

3. **局部神经系统检查**　注意患者下腹部、会阴、阴茎及下肢的痛觉、触觉、温度觉、球海绵体反射、提睾肌反射等。

(三)实验室检查

对于初诊患者,尤其是中老年患者,应行血常规、尿常规、肝肾功能、血糖及血脂检查。进一步可选择睾酮、黄体生成素(luteinizing hormone,LH)、卵泡刺激素(follicle stimulating hormone,FSH)、催乳素(prolactin,PRL)等激素检查。

(四)特殊检查与评估

对于 ED 初诊患者,通过详细的病史询问、体格检查和实验室检查大多可明确诊断从而实施治疗选择。在下述情况下,可根据具体病情选择特殊检查。

1. **夜间阴茎勃起检测**(nocturnal penile tumescence and rigidity,NPTR) NPTR 是鉴别心理性 ED 和器质性 ED 的方法之一。其参考标准为:在 2 个晚上的检测中,单次阴茎头部勃起硬度超过 60% 的时间 ≥10 min,即认为是正常勃起[2017 版欧洲泌尿外科学会指南(EAU 2017)]。

2. **视听性刺激**(audiovisual sexual stimulation,AVSS) AVSS 是一种在清醒状态下、结合视听刺激进行的无创性功能检查方式,其判定可参考 NPTR 的标准。AVSS 仅适合初步筛查,如出现不正常结果,应进一步行 NPTR。

3. **阴茎海绵体内注射**(intracavernosal injection,ICI)**血管活性药物试验** ICI 血管活性药物试验用于评估阴茎血管功能,一般为注射前列腺素 E_1 10～20 μg,或罂粟碱 15～60 mg(或加酚妥拉明 1～2 mg),阳性反应判定为注射药物后 10 min 内出现坚硬的勃起反应(不能弯曲阴茎)且持续时间超过 30 min。反应阳性提示动脉充血和静脉闭塞功能正常。ICI 血管活性药物试验评估血管状态的作用有限,作为诊断也并非结论性,如反应异常则提示需要进一步行阴茎彩色多普勒超声检查(color Doppler duplex ultrasound,CDDU)。

4. **CDDU** CDDU 用于诊断血管性 ED。

5. **阴茎海绵体造影**(cavernosography) 主要用于静脉性 ED 的鉴别诊断。其适应证为:①患者病史长,久治不愈,NPTR 检查勃起不佳或不能勃起;②ICI 血管活性药物多次勃起角度不满意,提示有阴茎静脉回流异常者;③CDDU 探查阴茎动脉血流正常、疑存在静脉瘘者;④其他临床非创伤性检查未能发现原因者。

6. **选择性阴部内动脉造影**(internal pudendal arteriography) 主要适用于考虑行血管重建手术的动脉性 ED 患者。

四、治疗

ED 的治疗应本着有效、安全、方便、经济、个体化的原则。首先选用无创、方便的治疗方法,使性生活在自然状态下进行而不受干扰。在治疗前,应与患者及其伴侣进行充分沟通,传授性知识,对各种治疗方法进行简要介绍,使其更容易配合治疗。从伴侣共患共治的角度,更加强调伴侣的重要作用,直接参与治疗的各个环节及治疗效果的评估。如果没有伴侣的良好参与则不可能取得良好的效果,反而会严重影响伴侣间的和谐,还可直接导致女性性功能障碍的发生。

(一)非手术治疗

1. **基础治疗**

(1)调整生活方式:是 ED 治疗过程中最重要的事项。戒烟限酒、适量增加体育运动、控制体重、合理膳食、适量补充抗氧化物和钙等均可改善血管内皮功能并改善勃起功能。单纯依靠调整生活方式来改善阴茎勃起功能通常需要较长的时间(2 年以上);而在改善生活方式的同时联合口服 5 型磷酸二酯酶抑制剂（phosphodie-sterase type 5 inhibitor，PDE5i）治疗，阴茎勃起功能在治疗 3 个月后便可得到明显的改善。

（2）治疗基础疾病：如果患者有明确的基础疾病，如心血管疾病、糖尿病、内分泌异常、抑郁症等，应治疗病因，并应与 ED 同时治疗或先于 ED 治疗。糖尿病是 ED 的重要危险因素，糖尿病的控制可延缓 ED 的发生和发展。性腺功能减退患者可通过睾酮补充或替代治疗使血清睾酮达到正常水平，从而改善勃起功能。部分患者需要辅助使用其他药物（如 PDE5i）以获得更佳疗效。

（3）心理疏导：与正常人相比，ED 患者更容易出现幸福感降低、自信心和自尊心下降等心理问题。心理疏导包括以下 6 个方面：①帮助患者正确认识 ED 及其发生的原因；②寻找 ED 的诱因及危险因素，进行自我调控管理；③避免焦虑、抑郁等不良情绪，注意自我调节；④加强与伴侣的有效沟通；⑤避免过度关注疾病，转移注意力；⑥树立自信心，多尝试，多学习。

2. **口服药物治疗**　口服药物是 ED 治疗中最简单、最容易接受的一线治疗方法，是大部分患者的首选治疗方法。

西地那非、伐地那非和他达拉非是首选的一线治疗药物。

雄激素替代治疗对确因性腺功能低下导致的 ED 有效，给药途径除口服外，还有肌内注射和贴皮制剂。对于血清睾酮水平正常者，雄激素替代治疗并无改善勃起的作用。需要注意的是，中老年人使用雄激素替代治疗有促进前列腺增生、发生前列腺癌的风险。

部分中医、中药对提高性功能，改善勃起有作用，中药单体成分如淫羊藿苷对 PDE5 的作用研究已有报道。

3. **物理治疗**

（1）真空勃起装置（vacuum erectile device，VED）治疗　VED 治疗是利用负压吸引血流进入阴茎海绵体，从而促使阴茎勃起的一种物理治疗方法。其原理为通过负压吸引提高阴茎海绵体血流诱发勃起，阴茎根部通过弹力缩窄环阻断海绵体静脉的回流来维持勃起状态以满足性交需求。诱发勃起所需的平均时间为 2.5 min，留置弹力缩窄环的时间不宜超过 30.0 min；如果性交时间超过 30.0 min 则必须解除缩窄环，使勃起减退后再重新开始。间歇性地增加负压将诱发更满意的阴茎勃起，可增加负压 1.0～2.0 min，放松后，再逐渐增加负压 3.0～4.0 min 可获得较好的效果。应注意，负压不宜过高。

VED 治疗的不良反应包括疼痛、射精困难、瘀斑、青紫及麻木等。为避免严重并发症如皮肤坏死等的发生，要注意弹力缩窄环的使用时间在 30.0 min 以内。此疗法不适用于凝血机制障碍及正在进行抗凝治疗的患者，阴部皮肤有溃烂者亦不适用。

（2）低能量体外冲击波治疗　近年来，体外低能量冲击波治疗已正成为治疗 ED 的新方法之一。但鉴于目前的研究数据有限，尚无法给出该治疗的明确治疗方案。

4. **ICI 血管活性药物治疗**　对于口服药物无效的患者，可其建议使用 ICI 疗法，其有效率可达 85%。目前，临床上治疗 ED 最常用的 ICI 血管活性药物包括罂粟碱、酚妥拉明、前列地尔（图 33-1）。

5. **经尿道或局部给药**　血管活性药物经尿道上皮进入尿道海绵体，经过与阴茎海绵体间的静脉交通支进入阴茎海绵体，进而发挥作用。

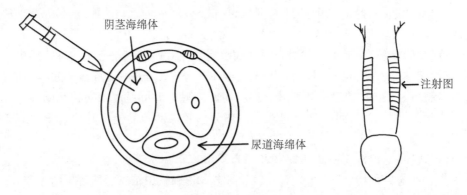

图 33-1　阴茎海绵体内注射血管活性药物示意图

(二)手术治疗

ED 的外科治疗手段主要包括血管手术和阴茎假体置入术。

1. 血管重建手术　包括动脉旁路、搭桥手术和静脉结扎手术。因其远期疗效差,目前已很少应用。如患者年轻且无血管性疾病,血管病变部位明确且局限,如外伤或其他原因引起的动脉狭窄或栓塞,病史短者,可考虑血管重建手术治疗。

2. 阴茎假体置入术　对于药物治疗无效的重度 ED 患者,可考虑外科手术置入可弯曲或可膨胀的阴茎假体。这种治疗方法的优点是作用持久、满意度较高,不影响性快感、射精及排尿。这种方法的缺点是阴茎海绵体不可逆损伤,且具有侵袭性、外科并发症和机械故障等。虽然阴茎假体置入手术是 ED 的高效治疗方法,但其是一种不可逆转的手术,伴随许多风险。仔细的患者评估和准备对该手术至关重要(图 33-2)。

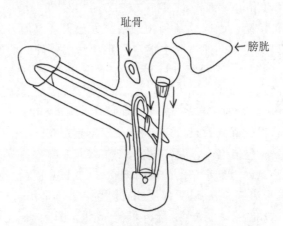

图 33-2　三件套可膨胀性阴茎假体勃起示意图

(三)特殊类型勃起功能障碍的治疗

1. 骨盆骨折尿道损伤(pelvic fracture urethral injury,PFUI)**后 ED 的康复治疗**　PFUI 后 ED 是创伤后 ED 的最常见类型。PFUI 后 ED 的阴茎康复治疗可选用药物治疗、VED 治疗及 ICI 血管活性药物联合治疗,以及阴茎假体置入术等。

2. 脊髓损伤(spinal cord injury,SCI)**后 ED 的治疗**　SCI 后患者不仅有肢体感觉及运动功能障碍、排尿及排便功能障碍,也存在不同程度的性功能障碍,严重影响 SCI 康复期男性患者的生活质量。SCI 后 ED 的治疗包括心理治疗、口服 PDE5i、ICI 血管活性药物、经尿道给予前列地尔、VED 治疗及阴茎缩窄环、阴茎假体置入术、骶神经调节等。

3. 根治性前列腺切除术(radical prostatectomy,RP)后 ED 的康复　随着保留神经血管束的根治性前列腺切除术(nerve-sparing radical prostatectomy,NSRP)的出现和不断完善,RP 术后 ED 的发生率有所降低,但仍高达 12%～96%。RP 术后 ED 的发生与海绵体神经损伤、海绵体纤维化、动脉灌注减少、缺氧等有关。不同于 ED 治疗的是,RP 术后勃起功能康复治疗的目的在于改善海绵体组织病理状态,增加患者术后勃起功能恢复的概率。RP 术后恢复勃起功能的治疗方式包括应用 PDE5i、VED 治疗、ICI 血管活性药物及阴茎假体置入术等。

4. 直肠癌术后 ED 患者的康复　对于全直肠系膜切除的直肠癌根治术患者,其术后性功能障碍是一个严重的问题,很大程度上影响着患者的生活质量。口服 PDE5i 疗效确切、使用方便,是目前首选的治疗方案。二线治疗方案包括 ICI 和尿道内给药。三线治疗方案为阴茎假体置入,但因创伤较大,一般仅用于其他阴茎康复手段均无效的患者。

5. 高催乳素血症继发 ED 的治疗　由垂体-下丘脑肿瘤及药物等因素引起的男性高催乳素血症可导致患者 ED、第二性征减退、性欲下降和性功能紊乱等症状。高催乳素血症的治疗应首先去除诱发因素(如停用相关药物),而后根据病因选择疗法。高催乳素血症治疗首选药物为多巴胺受体激动剂——溴隐亭。反复治疗效果不佳的患者,可考虑使用其他多巴胺受体激动剂或改变治疗方案。对于肿瘤体积较大及侵袭性催乳素瘤患者,建议手术治疗或放射治疗。血催乳素水平显著升高(>40 ng/ml)的男性患者,经治疗后其勃起功能可得到明显改善。

第八部分

外生殖器整形
手术麻醉

第34章

外生殖器整形手术的麻醉方式

一、麻醉概念

麻醉学是研究消除患者手术疼痛,保证患者安全,为手术创造良好条件的科学。麻醉的成功与否决定着手术能否顺利进行。此外,麻醉医师还承担危重患者的复苏急救、休克救治及疼痛治疗等。

二、麻醉方式

(一)常用麻醉方式

1. **局部麻醉** 包括表面麻醉、局部浸润麻醉、区域阻滞麻醉、周围神经阻滞麻醉、静脉局部麻醉。

2. **椎管内麻醉** 从用药和原理上来说,椎管内麻醉也属于局部麻醉(简称"局麻")。包括蛛网膜下腔阻滞麻醉(俗称"腰麻")和硬膜外阻滞。

3. **全身麻醉** 包括吸入麻醉(气管插管)、静脉麻醉、肌肉麻醉、直肠麻醉。

全身麻醉(简称"全麻")发展至今已是一种较为安全且成熟的医学手段。但任何麻醉方式都是有风险的,风险与医院规模及麻醉医师的临床经验有关系。成功的麻醉不会导致患者发生后遗症或不良反应。

(二)外生殖器整形常用的麻醉方式

外生殖器整形手术常用的麻醉有3种方式,即局麻、蛛网膜下腔阻滞及全麻(静脉、吸入)。

1. **局麻** 为在局部注射麻醉药物,可能有一个明显的肿胀期。其优点在于简便易行、安全、患者清醒、并发症少,以及对患者的生理功能影响小。

2. **蛛网膜下腔阻滞** 俗称"腰麻""半麻",即麻醉患者的下半身,在术后可能需要观察一段时间,待下肢肌力恢复,能正常行走后才可回家,故留院观察时间会稍微长一些。

3. **全麻** 通常采用吸入麻醉或静脉麻醉,麻醉药物作用于中枢神经系统产生麻醉作用。大手术及时间长的手术都需要全麻。在全麻过程中,患者一般没有意识,其舒适度也比较高。

在麻醉方式的选择方面,患者有提出自己想法的权力,外科医师也要表达在术中对麻醉效果的要求,但最后还是由麻醉医师综合考虑后确定。

三、不同麻醉方式的概念、特性及优点

(一)局部麻醉

1. **概念和优点** 局麻是指在患者神志清醒状态下,将局麻药应用于身体局部,使患者身体某一部分的感觉神经传导功能暂时被阻断,而运动神经传导保持完好或同时有程度不

等的被阻滞的状态。这种阻滞应完全可逆,不产生任何组织损害。局麻的优点在于简便易行、安全、患者清醒、并发症少和对患者生理功能影响小。

2. 常用药物 普鲁卡因(易过敏)、利多卡因(毒性反应较小)、布比卡因(心脏毒性较大)和罗哌卡因等。

3. 作用机制 主要适用于周围神经阻滞和脊柱中枢神经阻滞。当神经受到刺激而产生动作电位时,会引起神经膜通透性改变,从而引起钠离子内流和钾离子外流。局麻药主要是通过抑制神经膜通透性而阻断钠离子内流,阻止动作电位的产生和神经冲动的传导,从而产生局麻作用,故局麻药主要作用于周围神经。在局麻作用下,患者一般是清醒的,其意识不会受到影响(相对于全麻而言);全麻药主要作用于脊髓以上的中枢神经,即大脑,一般会对意识产生影响,这是两者的区别。

4. 酰胺类局麻药种类及其各自特点 酰胺类局麻药的种类较多,主要包括利多卡因和丁卡因,还有罗哌卡因和普鲁卡因。局麻药分短效、长效和中效。在为患者进行麻醉时,需要注意局麻药可能产生的毒性反应。局麻药的具体使用主要有以下几个特点。

(1)表面麻醉主要在黏膜吸收,而局麻穿透力较强,可采用丁卡因进行表面麻醉。

(2)神经阻滞和椎管内麻醉、浸润麻醉均可使用利多卡因。

(3)罗哌卡因属于长效局麻药,其时效长、毒性低,同时具有麻醉的分离作用,目前已广泛应用于局部麻醉。

5. 利多卡因的使用浓度 不同麻醉方式会选用不同的浓度,具体如下。

(1)局部浸润麻醉:通常会选用 0.50%～0.75% 的利多卡因,起效时间为 1 min,作用时效为 90～120 min,一次最大剂量为 300～500 mg。

(2)表面麻醉:通常会选用 2%～4% 的利多卡因,起效时间为 2～5 min,作用时效为 60 min,一次最大剂量为 200 mg。

(3)神经阻滞:通常会选用 1.0%～1.5% 的利多卡因,起效时间为 10～20 min,作用时效为 120～240 min,一次最大剂量为 400 mg。

需要注意的是,上述所说的均是成人的利多卡因使用浓度和最大剂量。

6. 局麻药中加入少量肾上腺素的目的

(1)延长药物的作用时间:每种麻醉药均有相应的安全剂量和安全范围,不能因为患者反复出现痛感就在短时间内输入大剂量药物。通过在局麻药中加入少量肾上腺素,可以达到延长麻醉时间、增加局麻作用、降低中毒概率及减少出血的目的。

其原理是:肾上腺素的主要作用是收缩血管,加入后,注射部位血管收缩后血流量会随之减少,同时经过血液吸收的麻醉量也会减少,麻醉时间延长。通过此机能够达到术中麻醉的效果,并可延长相应的作用时间。需要注意的是,肾上腺素具有较强的强心效果,会造成心率加快、血压增高,严重时可能出现心脑血管并发症,在局麻药中加肾上腺素时应严格控制剂量为 1∶20 万 U。在安全剂量范围内尽可能延长麻醉药的作用时间,让患者在进行局麻手术过程中感到舒适。

(2)禁止在局麻药中加肾上腺素的手术部位:局麻药中禁忌肾上腺素的部位主要是指端,如手指、足趾,以及阴茎、鼻尖、耳垂等。加用肾上腺素的目的是减慢局麻药的吸收速度,减轻可能发生的局麻药毒性反应。而指端仅靠 1 条动、静脉运送血液,没有其他循环血液来源,如在局麻药中加入肾上腺素会收缩动脉,造成指端缺血,严重者会导致局部坏死,故上述部位禁止注射肾上腺素。

7. 局部浸润麻醉操作要点

（1）局部浸润麻醉应用于较浅表和时间较短的手术。通常选择0.5%或1.0%的利多卡因。在手术切口部位进行局部浸润，或在切口周围进行菱形或椭圆形浸润，以此麻醉皮肤和皮下组织。

（2）穿刺针要逐层浸润手术可能涉及的层次，包括肌层和深部肌层等。在麻醉过程中需反复回抽，避免药物注入血液，同时要注意穿刺部位是否有皮肤感染或肿瘤。此外，还需避免药物超量。

8. 局麻的时效

局麻的时效与局麻药的种类、浓度、剂量均相关。常用的局麻药包括利多卡因、布比卡因和罗哌卡因。

（1）利多卡因：一般维持时间为0.5～2.0 h。如果加入肾上腺素等收缩血管药物，麻醉时效可延长至3.0～4.0 h。

（2）罗哌卡因：属于长效局麻药，可维持时间达4～6 h。如果加入肾上腺素等收缩血管药物，麻醉时效可延长至6～8 h。

（3）布比卡因：通常用于硬膜外阻滞麻醉。使用该药物进行局部浸润麻醉的心脏毒性较大，故在临床上已不经常使用。

（二）阻滞麻醉

阻滞麻醉是将局麻药注射于神经干或主要分支周围，以阻断神经末梢的传入刺激，使该神经分布区域产生麻醉效果。此种方法麻醉区域广泛，可避免多次注射给患者带来的疼痛，且使用药物剂量少、麻醉效果强、麻醉维持时间长。阻滞麻醉临床应用广泛，可作为独立的麻醉方式以满足不同手术需求，也可配合全身麻醉，以减少全麻药的用量。神经阻滞麻醉也可作为术后镇痛方法。

四、麻醉风险

局麻的风险包括：①药物过敏；②误注入血时发生的中毒反应。

全麻的风险包括：①药物过敏；②心血管系统抑制，表现为心率、血压下降，以及心律失常等；③呼吸抑制和呼吸道梗阻也很常见；④呕吐误吸的危险。

（一）局麻药中毒的原因

1. 一次用量超过患者的耐受量，或者一次用量超过最大剂量。

2. 药物浓度过高。不同的麻醉方式，局麻药所使用的浓度也会有所不同。浓度过高也可能诱发局麻药的中毒反应。

3. 如果注射部位血液循环丰富，药物吸收过快，也有可能会引起局麻药中毒反应的发生。

4. 不慎将药物误注入血管内也是在临床中局麻药中毒的常见原因。因此，无论是任何一种局麻药的注射，一定要回抽不见血再继续注射。

5. 患者因体质衰弱、特殊体质等原因导致耐受力降低。

6. 药物间相互影响，使局麻药毒性增高。

（二）局麻药中毒的症状

局麻药中毒主要引起中枢、循环系统抑制：早期临床表现包括精神症状、多语、烦躁、动作不协调，中期包括恶心、呕吐、颜面肌抽搐，晚期包括全身痉挛、昏迷。

　　循环系统早期临床表现包括面部潮红、血压升高、心率增快,中、晚期包括面色苍白、出汗、血压下降、心律失常。

　　(三)局麻药中毒的抢救措施

　　1. 立即停止给药。

　　2. 保持呼吸道通畅、吸氧、人工辅助呼吸。

　　3. 早期给予咪达唑仑静脉注射;患者发生抽搐、惊厥时给予丙泊酚静脉注射;若效果不佳,应用肌肉松弛药并进行气管内插管辅助呼吸。

　　4. 全身支持疗法。有呼吸抑制或停止者,立即进行面罩通气或气管内插管辅助呼吸,严重低血压、心律失常、心搏骤停者要立即启动心、肺、脑复苏治疗,维持血流动力学稳定。

参考文献

[1] ACOG practice bulletin No. 155: Urinary incontinence in women [J]. Obstet Gynecol,2015,126(5): e66-e81.

[2] NALEWCZYNSKA A A,BARWIJUK M,KOLCZEWSKI P,et al. Pixel-CO_2 laser for the treatment of stress urinary incontinence[J]. Lasers Med Sci,2021,37(2):1061-1067.

[3] ALINSOD R M. Transcutaneous temperature controlled radiofrequency for orgasmic dysfunction[J]. Lasers Surg Med,2016,48(7):641-645.

[4] An International Urogynecological Association(IUGA). International Continence Society(ICS)joint report on the terminology for female pelvic organ prolapse(POP)[J]. Int Urogynecol J,2016,27(2):165-194.

[5] ANDERSON R R,PARRISH J A. Selective photothermolysis:precise microsurgery by selective absorption of pulsed radiation[J]. Science,1983,220(4596):524-527.

[6] ANNE GILROY, BRIAN MAC PHERSON. Atlas of anatomy, 3rd edition [M]. New York: Thieme,2016.

[7] ARVONEN T,FIANU-JONASSON A,TYNI-LENNÉ R. Effectiveness of two conservative modes of physical therapy in women with urinary stress incontinence[J]. Neurourol Urodyn,2001,20:591-599.

[8] ASHTON-MILLER J A,DELANCEY J. Functional anatomy of the female pelvicfloor [J]. Ann N Y Acad Sci,2007,1101:266-296.

[9] BO K,SHERBURN M. Evaluation of female pelvic-floor muscle function and strength[J]. Phys Ther, 2005,85(3):269-282.

[10] ALLAN B B,BELL S,HUSAREK K. A 12-month feasibility study to investigate the effectiveness of cryogen-cooled monopolar radio frequency treatment for female stress urinary incontinence[J]. Can Urol Assoc J,2020,14(7):e313-e318.

[11] CARUTH J C. Evaluation of the safety and efficacy of a novel radio frequency device for vaginal treatment[J]. SurgTechno lnt,2018,32:145-149.

[12] CHAVIS W M,LAFERLA J J,NICCOLINI R. Plastic repair of elongated,hypertrophic labia minora. a case report [J]. J Reprod Med,1989,34(5):373-375.

[13] CHIO H Y,KIM K T. A new method for aesthetic reduction of labia minora(the deepithelialized reduction of labiaplasty)[J]. Plast Reconstr Surg,2000,105(1):419-422.

[14] CIHANTIMUR B,HEROLD C. Genital beauti fication:a concept that offers more than reduction of the labia minora[J]. Aesthetic Plast Surg,2013,37(6):1128-1133.

[15] CORNEL E B, van HAARST E P,SCHAARSBERG R W,et al. The effect of biofeedback physical therapy in men with Chronic Pelvic Pain Syndrome Type Ⅲ [J]. Eur Urol,2005; 47(5):607-611.

[16] SRINIVAS CR,KUMARESAN M. Lasers for vascular lesions:Standard guidelines of care[J]. Dermatosurgery Specials,2011,77(3):349-368.

[17] CRISTOFARI S,REVOL M. Postoperative complications after genital gender confirming surgery in transgender women[J]. Ann Chir Plast Esthet,2019,64(5-6):667-673.

[18] CRUFF J,KHANDWALA S. A double-blind randomized sham-controlled trial to evaluate the efficacy

of fractional carbon dioxide laser therapy on genitourinary syndrome of menopause[J]. J Sex Med, 2021,18(4):761-769.

[19] GIANNINI A,RUSSO E,CANO A,et al. Current management of pelvic organ prolapse in aging women:EMAS clinical guide[J]. Maturitas,2018,110:118-123.

[20] DAVOUDI S M,BEHNIA F,GOROUHI F,et al. Comparison of long-pulsed alexandrite and Nd:YAG lasers,individually and incombination,for leg hair reduction:an assessor-blinded,randomized trial with 18 months of follow-up[J]. Arch Dermatol,2008,144(10):1323-1327.

[21] DELANCEY J. Functional anatomy of the pelvic floor and urinary continence mechanisms//SCHUSSLER B,LAYCOCK J,NORTON P,et al. Pelvic floor re-education:principles and practice[M]. London:Springer-Verlag,1994:9-27.

[22] LIGHTNER D J,GOMELSKY A,SOUTER L,et al. Diagnosis and treatment of overactive bladder (non-neurogenic) in adults:AUA/SUFU guideline amendment 2019 [J]. J Urol, 2019, 202 (3): 558-563.

[23] DIETZ H P,HOYTE L,STEENSMA A B. Pelvic floor ultrasound:basic physics,instrumentation,and examination technique[J]. London:Springer,2008.

[24] DIETZ H P. Pelvic floor ultrasound:a review[J]. Clin Obstet Gynecol,2017,60(1):58-81.

[25] EDER S. Long-term safety and efficacy of fractional CO_2 laser treatmentin post-menopausal women with vaginal atrophy [J]. Laser Therapy,2019,28(2):103-109.

[26] ELIA D,GAMBACCIANI M,BERRENI N,et al. Genitourinary syndrome of menopause(GSM) and laser VEL:a review[J]. Horm Mol Biol Clin Investig,2019,41(1):/j/hmbic. 2020. 41.

[27] ELIA D,GAMBIACCIANI M,AYOUBI J M,et al. Female urine incontinence: *vaginal erbium laser* (VEL)effectiveness and safety[J]. Horm Mol Biol Clin Investig,2020,41(4):doi:10. 1515.

[28] SERRA J,POHI D,AZPIROZ F,et al. European society of neurogastroenterology and motility guidelines on functional constipation in adults [J]. Neurogastroenterol Motil,2020,32(2):e13762.

[29] FASOLA E,GAZZOLA R. Labia majora augmentation with hyaluronic acid filler:technique and results[J]. Aesthet Surg J,2016,36(10):1155-1163.

[30] FELDMAN H A,GOLDSTEIN I,HATZICHRISTOU D G,et al. Impotence and its medical and psychosocial correlates:results of the Massachusetts Male Aging Study[J]. J Urol,1994,151:54-61.

[31] Felicio Y A. Labial surgery [J]. Aesthet Surg J,2007,27:322-328.

[32] American College of Obstetricians and Gynecologists' Committee on Practice Bulletins—Gynecology. Female sexual dysfunction:ACOG practice bulletin clinical management guidelines for obstetrician-gynecologists,Number 213 [J]. Obstet Gynecol,2019; 134(1):e1-e18.

[33] FISHER W A,EARDLEY I,MCCABE M,et al. Erectile dysfunction(ED)is a shared sexual concern of couples I:couple conceptions of ED. J Sex Med,2009,6:2746-2760.

[34] FLINT R,CARDOZO L,GRIGORIADIS T,et al. Rationale and design for fractional microablative CO2 laser versus photothermal non-ablative erbium:YAG laser for the management of genitourinary syndrome of menopause:a non-inferiority,single-blind randomized controlled trial[J]. Climacteric. 2019 Jun;22(3):307-311.

[35] GAMBACCIANI M,LEVANCINI M,RUSSO E,et al. Long-term effects of vaginal erbium laser in the treatment of genitourinary syndrome of menopause. Climacteric,2018,21(2):148-152.

[36] GANDAGLIA G,BRIGANTI A,JACKSON G,et al. A systematic review of the association between erectile dysfunction and cardiovascular disease[J]. Eur Urol,2014,65:968-978.

[37] GEORGIOU C A,BENATAR M,DUMAS P,et al. A cadaveric study of the arterial blood supply of the labia minora[J]. Plast Reconstr Surg,2015,136(1):167-178.

[38] GLAZER H I,ROMANZI L,POLANECZKY M. Pelvic floor muscle surface electromyography. Relia-bility and clinical predictive validity [J]. J Reprod Med,1999,44(9):779-782.

[39] GONZÁLEZ P I. Classification of hypertrophy of labia minora:con-sideration of a multiple component approach [J]. Surg Technol Int,2015,27:191-194.

[40] GONZALEZISAZA P,JAGUSZEWSKA K,CARDONAJ L,et al. Long-term effect of thermoablative fractional CO_2 laser treatment as a novel approach to urinary incontinence management in women with genitourinary syndrome of menopause [J]. Int Urogynecol J,2018,29(2):211-215.

[41] GOODMAN M P. Female genital plastic and cosmetic surgery[M]. New Jersey:John Wiley & Sons, Ltd,2016.

[42] GRATZKE C,ANGULO J,CHITALEY K,et al. Anatomy,physiology,and pathophysiology of erectile dysfunction[J]. J Sex Med,2010,7:445-475.

[43] GRESS S. Composite reduction labiaplasty [J]. Aesthetic Plast Surg,2013,37(4):674-683.

[44] SHIN J E,JUNG H K,LEE T H,et al. Guidelines for the diagnosis and treatment of chronic functional constipation in Korea,2015 Revised Edition [J]. J Neurogastroenterol Motil,2016,22(3):383-411.

[45] LEIBASCHOFF G,Pablo GonzaleZIZASA P G,CARDONA J L,et al. Transcutaneous temperature controlled radiofrequency(TTCRF)for the treatment of menopausal vaginal/genitourinary symptoms. Surg Technol Int,2016,26(29):149-159.

[46] HAMORI C A. Aesthetic surgery of the female genitalia:labiaplasty and beyond [J]. Plast Reconstr Surg,2014,134(4):661-673.

[47] HAN X,SHEN H,CHEN J,et al. Efficacy and safety of electrical stimulation for stress urinary incon-tinence in women:a systematic review and meta-analysis [J]. Int Urogynecol J,2022,33(4):789-799.

[48] HASHIMOTO B,SHETH S,MUELLER E,et al. AIUM/IUGA practice parameter for the perform-ance of Urogynecological ultrasound examinations Developed in collaboration with the ACR, the AUGS,the AUA,and the SRU. Int Urogynecol J Pelvic Floor Dysfunct,2019(9):1389-1400.

[49] HELLINGA J,TEGROOTENHUIS N C,WERKER P M N,et al. Quality of life and sexual functio-ning after vulvar reconstruction with the lotus petal flap [J]. Int J Gynecol Cancer,2018,28(9): 1728-1736.

[50] HOLLEY R L,VARNER R E,KERNS D J,et al. Long-term failure of pelvic floor musculature exerci-ses in treatment of genuine stress incontinence[J]. South Med J,1995,165:322-329.

[51] HUNTER J G. Labia minora,labia majora,and clitoral hood alteration:experience-based recommenda-tions aesthetic surgeryjournal oxford academic[J]. Aesthet Surg J,2016,36(1):71-79.

[52] MAEDA K,MIMURA T,YOSHIOKA K,et al. Japanese practice guidelines for fecal incontinence part 2-Examination and conservative treatment for fecal incontinence-English version [J]. J Anus Rectum Colon,2021,5(1):67-83.

[53] JODOIN A,DUBUC E. Labia minora surgery in the adolescent population:a cross-sectional satisfac-tion study[J]. J Sex Med,2021,18(3):623-631.

[54] JOHANNES C B,ARAUJO A B,FELDMAN H A,et al. Incidence of erectile dysfunction in men 40 to 69 years old:longitudinal results from the Massachusetts male aging study[J]. J Urol,2000,163: 460-463.

[55] KAHYAOGLU S H,BALKANLI K P. Effect of pelvic floor muscle exercise on pelvic floor muscle ac-tivity and voiding functions during pregnancy and the postpartum period[J]. Neurourol Urodyn,2016, 35(3):417-422.

[56] KANNAN P,WINSER S J,CHOI H L,et al. Effectiveness of physiotherapy interventions for impro-ving erectile function and climacturia in men after prostatectomy:a systematic review and meta-analy-

sis of randomized controlled trials [J]. Clin Rehabil,2019,33(8):1298-1309.

[57] KARJALAINEN P K,GILLOR M,DIETZ H P. Predictors of occult stress urinary incontinence[J]. Aust N Z J Obstet Gynaecol,2021,61(2):263-269.

[58] KEGEL A H. Progressive resistance exercise in the functional restoration of the perineal muscles[J]. Am J Obstet Gynecol,1948,56(2):238-248.

[59] KELISHADI S S,ELSTON J B,RAO A J,et al. Posterior wedge resection:a more aesthetic labiaplasty [J]. Aesthet Surg J,2013,33(6):847-853.

[60] KIM S H,PARK E S,KIM T H. Rejuvenation using platelet-rich plasma and lipofilling for vaginal atrophy and lichen sclerosus [J]. J Menopausal Med,2017,23(1):63-68.

[61] KRYCHMAN M,ROWAN C G,ALLAN B B,et al. Effect of single-treatment,surface-cooled radiofrequency therapyon vaginal laxity and female sexual function:the vivevei randomized controlled trial[J]. J Sex Med,2017,14(2):215-225.

[62] LALJI S,LOZANOVA P. Evaluation of the safety and efficacy of a monopolar nonablative radiofrequency device for the improvement of vulvo-vaginal laxity and urinary incontinence[J]. J Cosmet Dermatol,2017,16(2):230-234.

[63] LI J,LI H,ZHOU Y,et al. The fractional CO_2 laser for the treatment of genitourinary syndrome of menopause:a prospective multicenter cohort study[J]. Lasers Surg Med,2021,53(5):647-653.

[64] LIANG S N,SU H Y,ZHAO Y,et al. Evaluation of the safety and early therapeutic effect of magnetic resonance guided focused ultrasound surgery on uterine fibroid[J]. BME & Clin Med,2012,16(3): 233-237.

[65] MANSTEIN D,HERRON G S,SINK R K,et al. Fractional photothermolysis:a new concept for cutaneous remodeling using microscopic patterns of thermal injury. Lasers Surg Med,2004,34:426-438.

[66] MARRAZZO J M,MARTIN D H. Management of women with cervicitis[J]. Clin infect dis,2007,44: (suppl 3):S102-110.

[67] MCLENNAN M T,MELICK C F,ALTEN B,et al. Patients' knowledge of potential pelvic floor changes associated with pregnancy and delivery[J]. Int Urogynecol J Pelvic Floor Dysfunct,2006,17(1): 22-26.

[68] MINASSIAN V A,STEWART W F,WOOD G C. Urinary incontinence in women:variation in prevalence and risk factors [J]. Obstet Gynecol,2008,111(2):324-331.

[69] MOTAKE F S,RODRIGUEZ-FELIZ J,Chung M T,et al. Vaginallabia-plasty:currentpracticesandsimplifiedclassificationsystemforlabialprotrusion [J]. Plast Reconstr Surg,2015,135(3):774-788.

[70] TULPULE M S,BHIDE D S,BHARATIA P,et al. 810nm diode laser for hair reduction with Chill-tip technology:prospective observation alanalysis of 55 patients of Fitzpatrick skin types Ⅲ,IV,V[J]. J Cosmet Laser Ther,2020,22(2):65-69.

[71] NARANJO G P,LOPEZ A R,GOMEZ G C,et al. Three wavelengths integrated:Efficacy and safety of a novel combination for hairremoval[J]. J Cosmet Dermatol,2022,21(1):259-267.

[72] NEIBURGER E J. Rapid healing of gingival incisions by the helium-neon diode laser[J]. J Mass Dent Soc,1999,48(1):8-13,40.

[73] OGRINC U B,SENČAR S,LENASI H. Novel minimally invasive laser treatment of urinary incontinence in women[J]. Lasers Surg Med. 2015 Nov,47(9):689-697.

[74] OLEKSY Ł,WOJCIECHOWSKA M,MIKA A,et al. Normative values for Glazer Protocol in the evaluation of pelvic floor muscle bioelectrical activity[J]. Medicine(Baltimore),2020,99(5):e19060.

[75] ONI G,MAHAFFEY P. Treatment of angiokeratoma of the vulva with pulsed dye laser therapy[J]. J Cosmet Laser Ther,2010,12(1):51-52.

[76] OSTRZENSKI A,KRAJEWSKI P,DAVIS K. Anatomy and histology of the newly discovered adipose sac structure within the labia majora:international original research[J]. Arch Gynecol Obstet,2016, 294(3):1-6.

[77] PAGANO I,GIERI S,NOCERA F,et al. Evaluation of the CO_2 laser therapy on vulvo-vaginal atrophy (VVA)in oncological patients:Preliminary results [J]. J Cancer Ther,2017,8(5):452-463.

[78] PANICKER R,PANDURANGAN T. Cosmetic surgical procedures on the vulva and vagina-anoverview[J]. Indian J Med Ethics,2022,7(1):1-9.

[79] Petros P E. 女性骨盆底—基于整体理论的功能、功能障碍及治疗(第 1 版)[M].罗来敏,译. 上海:上海交通大学出版社,2007.

[80] PEATTIE A B,PLEVNIK S,STANTON S L. Vaginal cones:a conservative method of treating genuine stress incontinence. Br J Obstet Gynecol,1988,95:1049-1053.

[81] PECHEV Y L,GOURARI A,CARLONI R,et al. Mons plasty after massive weight loss:assessment of its aesthetic and functional impact[J]. Ann Chir Plast Esthet,2016,61(1):e21-e35.

[82] Pelvic floor re-education:principles and practice[J]. London:Springer-Verlag,1994:9-27.

[83] Peter Papa Petros,丁曙晴,孙秀丽. 从中医整体观理解盆底整体论[J]. 中国妇产科临床杂志,2022,23(4):441-442.

[84] PLACIK O J,DEVGAN L L. Female genital and vaginal plastic surgery:an overview[J]. Plast Reconstr Surg,2019,144(2):284e-297e.

[85] PLACIK O J,ARKINS J P. Plastic surgery trends parallel Playboy magazine:the pudenda preoccupation [J]. Aesthet SurgJ,2014,34(7):1083-1090.

[86] PROPST K,FERRANDO C A. Outcomes of labiaplasty in women with labia lhypertrophy[J]. Int Urogynecol J,2021,32(5):1247-1251.

[87] QUICK A M,DOCKTER T,LE-RADEMACHER J,et al. Pilot study of fractional CO_2 laser therapy for genitourinary syndrome of menopause in gynecologic cancer survivors[J]. Maturitas,2021,144:37-44.

[88] QURESHI A A,SHARMA K,THORNTON M,et al. Vaginal laxity,sexualdistress,and sexual dysfunction:across-sectional study in a plastic surgery practice[J]. Aesthet Surg J,2018,38(8):873-880.

[89] QURESHI A A,TENENBAUM M M,MYCKATYN T M. Nonsurgical vulvovaginal rejuvenation with radio frequency and laser devices:a literature review and comprehensive update for aesthetic surgeons[J]. Aes thet Surg J,2017,38(3):1-10.

[90] RAI B P,CODY J D,ALHASSO A,et al. Anticholinergic drugs versus non-drug active therapies for non-neurogenic overactive bladder syndrome in adults [J]. Cochrane Database Syst Rev,2012,12(12):CD003193.

[91] RAJFER J,EHRLICHRM,GOODWIN W E. Reduction clitoroplasty via ventral approach[J]. J Urol,1982,128(2):341-343.

[92] RAO K,SANKAR T K. Long-pulsed Nd:YAG laser-assisted hair removal in Fitzpatrick skin types Ⅳ-Ⅵ[J]. Lasers Med Sci,2011,26(5):428-432.

[93] REZAK K M,BORUD L J. Integration of the vertical medial thigh lift and monsplasty:the double triangle technique [J]. Plast Reconstr Surg,2010,126(3):153e-154e.

[94] ROBINSON A J,SNYDER-MACKLER L. 临床电生理治疗学[M]. 3 版. 张翼,燕铁斌,庄甲举,译. 2011. 北京:人民军医出版社.

[95] RUIZ-ESPARZA J, GOMEZ J B. The medical face lift:anoninvasive, nonsurgicalapproachtotissuetighteninginfacialskinusingnonablativeradiofrequency[J]. DermatolSurg,2003,29:325-332.

[96] RUNELS C,MELNICK H,DEBOURBON E,et al. A pilot study of the effect of localized injections of

autologous Platelet Rich Plasma(PRP)for the treatment of sexual dysfunction[J]. J Women's Health Care,2014(3):169.

[97] SALVATORE S,FRANÇA K,LOTTI T et al. Early regenerative modifications of human postmenopausal atrophic vaginal mucosa following fractional CO laser treatment. [J]. Open Access Maced J Med Sci,2018,6:6-14.

[98] SALVATORE S,NAPPI R E,PARMA M,et al. Sexual function after fractional micro ablative CO_2 laser in women with vulvovaginal atrophy[J]. Climacteric,2014,18(2):219-225.

[99] SAMUELS J B,GARCIA M A. Treatment to external labia and vaginal canal with CO_2 laser for symptoms of vulvovaginal atrophy in postmenopausal women[J]. Aesthet Surg J,2018,39(1):83-93.

[100] SASAKI G H,TRAVIS H M,TUCKER B. Fractional CO_2 laser resurfacing of photoaged facial and non-facial skin: histologic and clinical results and side effects[J]. J Cosmet Laser Ther,2009,11:190-201.

[101] SEJAL A. DESAI,M D. Vaginal rejuvenation:from scalpel to wands. Int J Womens Dermatol,2019(5):79-84.

[102] SMARRITO S. Classification of labia minora hypertrophy:aretro-spective study of 100 patient cases[J]. JPRAS Open,2017,13:81-91.

[103] SONG S,BUDDEN A,SHORT A,et. al. The evidence for laser treatments to the vulvo-vagina/Making sure we do not repeat past mistakes[J]. Aust N Z J Obstet Gynaecol,2018,58:148-162.

[104] STEWART F,BERGHMANS B,BØ K,et al. Electrical stimulation with non-implanted devices for stress urinary incontinence in women[J]. Cochrane Database Syst Rev,2017; 12(12):CD012390.

[105] STEWART F,GAMEIRO L F,EL D R,et al. Electrical stimulation with non-implanted electrodes for overactive bladder in adults[J]. Cochrane Database Syst Rev,2016; 12(12):CD010098.

[106] TANGHETTI E A. The histology of skin treated with a picosecond alexandrite laser and a fractional lens array [J]. Lasers Surg Med,2016,48(7):646-652.

[107] TRIANAL L,ROBLEDO A M. Aesthetic 433 surgery of female external genitalia[J]. Aesthet Surg J,2015,35(2):165-177.

[108] BIZJAK-OGRINC U,SENCAR S. Sutureless laser labiaplasty of labia minora[J]. Sex Med,2021,9(5):100406.

[109] UNGAKSORNPAIROTE C,MANUSKIATTI W,JUNSUWAN N,et al. A prospective,split-face,randomized study comparing picosecondto q-Switched Nd:YAG laser for treatment of epidermal and dermal pigmented lesionsin asians[J]. Dermatol Surg,2020,46(12):1671-1675.

[110] van DER SLUIS W B,BOUMAN M B,de BOER N K,et al. Long-term follow-up of transgender women after secondary intestinal vaginoplasty[J]. J Sex Med,2016,13(4):702-710.

[111] VAN LEEUWEN K,BAKER L,GRIMSBY G. Autologous buccal mucosa graft for primary and secondary reconstruction of vaginal anomalies[J]. Semin Pediatr Surg,2019,28(5):150843.

[112] VONTHEIN R,HEIMERL T,SCHWANDNER T,et al. Electrical stimulation and biofeedback for the treatment of fecal incontinence:a systematic review [J]. Int J Colorectal Dis, 2013, 28(11):1567-1577.

[113] WAGNER B,STEINER M,HUBER D F X,et al. The effect of biofeedback interventions on pain,overall symptoms,quality of life and physiological parameters in patients with pelvic pain :a systematic review [J]. Wien Klin Wochenschr,2022,134(Suppl 1):11-48.

[114] WANG A C,WANG Y Y,CHEN M C. Single-blind,randomized trial of pelvic floor muscle training,biofeedback-assisted pelvic floor muscle training,and electrical stimulation in the management of overactive bladder [J]. Urology,2004; 63(1):61-66.

[115] WANG W,WANG Y,WANG T,et al. Safety and efficacy of US-guided high-intensity focused ultra-sound for treatment of submucosal fibroids[J]. Eur Radio,2012,(11):2553-2558.

[116] WELLS C,KOLT G S,BIALOCERKOWSKI A. Defining pilates exercise:a systematic review[J]. Complement Ther Med,2012,20(4):253-262.

[117] WELLS C,KOLT G S,MARSHALL P,et al. The effectiveness of pilates exercise in people with chronic low back pain:a systematic review[J]. PLOS One,2014,9(7):e100402.

[118] WILSON L,BROWN J S,SHIN G P,et al. Annual direct cost of urinary incontinence [J]. Obstet Gynecol,2001,98(3):398-406.

[119] WU D C,GOLDMAN M P. WAT H,et al. A systematic review of picosecond laser in dermatology: evidence and recommendations [J],Lasers Surg Med,2021,53(1):9-49.

[120] WU X,ZHENG X,YI X,et al. Electromyographic biofeedback for stress urinary incontinence or pelvic floor dysfunction in women:a systematic review and meta-analysis[J]. Adv Ther,2021,38(8): 4163-4177.

[121] YANG E,HENG SHU Z. Individualized surgical treatment of different types of labia minora hypertrophy[J]. Aesthetic Plast Surg,2020,44(2):579-585.

[122] YE S,YANG J,CAO D,et al. Quality of life and sexual function of patients following radical hysterectomy and vaginal extension [J]. J Sex Med,2014,11(5):1334-1342.

[123] HUANG Y H,CHUANG Y H,KOU T T,et al. Vulvar syringoma:a clinicopathologic and immunohistologic study of 18 patients and results of treatment[J]. J Am Acad Dermatol,2003,48(3): 735-739.

[124] ZANETTI M R,CASTRO R A,ROTTA A L,et al. Impact of supervised physiotherapeutic pelvic floor exercises for treating female stress urinary incontinence[J]. Sao Paulo Med J,2007,125(5):265-269.

[125] ZENG Y,ZHAN K,XIE W L,et al. Angiokeratoma of Fordyce response to long pulsed Nd:YAG laser treatment[J]. Dermatol Ther,2016,29(1):48-51.

[126] 岳寿伟,何成奇. 中华医学会物理医学与康复学指南与共识[M]. 北京:人民卫生出版社,2019.

[127] 中华医学会超声医学分会妇产超声学组. 盆底超声检查中国专家共识(2022版)[J]. 中华超声影像学杂志,2022,31(3):185-191.

[128] 中国整形美容协会."AI温控射频技术治疗盆底相关疾病的多中心临床试验"专项基金评审结果公示[EB/OL]. (2019-12-25)[2020-2-25].

[129] 中国整形美容协会女性生殖整复分会. 小阴唇整形术专家共识(2020年版)[J]. 中国实用妇科与产科杂志,2020,36(10):968-970.

[130] 何照华,付荣华. 自体脂肪颗粒移植治疗阴道松弛[J]. 中国美容医学,2013,22(10):1030-1032.

[131] 侯崇超,周传德. SVF-gel联合自体颗粒脂肪在外生殖器整形中的临床应用[J]. 中国美容整形外科杂志,2019,30(3):179-181,195.

[132] 冯若,朱辉,李发琪,等. 高强聚焦超声(HIFU)无创治疗肿瘤技术的崛起[J]. 中华肝胆外科杂志, 2011,17(1):77-78.

[133] 刘德风,姜辉,洪锴,等. 近5年来中国11个城市门诊勃起功能障碍患者的流行病学变化[J]. 中华男科学杂志,2009,724:6.

[134] 刘琼芬,周丹,王红桂,等. 点阵式CO_2激光联合阴道后壁黏膜切除术对阴道松弛患者TGF-β1、IGF-1水平及性生活的影响[J]. 中国计划生育和妇产科,2021,13(1):54-58.

[135] 卫小梅,喻勇,姜丽,等. 肌张力检测仪用于口面部肌张力评估的初步研究[J]. 中国康复医学杂志, 2017,32(7):768-772.

[136] 吴小蔚,简麒超,董玉林. 阴茎延长同期行脱细胞异体真皮基质补片双平面植入阴茎增粗术[J]. 中华

医学美容与美学杂志,2011,17(5):336-339.

[137] 吴晓瑾,张振.皮秒激光的临床应用进展[J].中华医学美学美容杂志,2021,27(2):157-160.

[138] 周青松,孙中义.耻骨上 V-Y 切口阴茎延长术与冠状沟环切口＋耻骨上抽脂阴茎延长(Sun's)术比较[J].中华男科学杂志,2019,25(8):6.

[139] 唐昆,王建民,李明,等.针刺联合生物反馈治疗盆底松弛型便秘疗效观察.安徽中医药大学学报,2019,38(3):47-50.

[140] 奈嫚嫚,金玉茜,高桂香,等.点阵二氧化碳激光在小阴唇缩小术中的应用[J].中国妇产科临床杂志,2021,22(2):125-127.

[141] 中华医学会妇产科学分会妇科盆底学组.女性压力性尿失禁诊断和治疗指南(2017)[J].中华妇产科杂志,2017,52(5):289-293.

[142] 张娟林.中医护理联合盆底康复训练治疗产后盆底损伤临床观察[J].光明中医,2022,37(20):3791-3794.

[143] 张庆江,朱积川,许清泉,等.三城市 2226 例男性勃起功能流行病学调查[J].中国男科学杂志,2003,191:3.

[144] 张应虎,牛巧能.张靖敏教授针药并用治疗子宫脱垂的经验[J].中国中医药现代远程教育,15(10):76-78.

[145] 张志超,孙斌,刘永胜,等.北京市社区已婚男子勃起功能障碍患病情况调查[J].中华泌尿外科杂志,2003,63:5.

[146] 张樯,李发琪,冯若,等.高强聚焦超声消融微米级靶体组织的理论研究[J].南京大学学报(自然科学版),2013,49(4):512-516.

[147] 张海波,苏佰燕,范融,等.MR 引导下聚焦超声术治疗子宫肌瘤的研究进展[J].磁共振成像,2013,(4):236-240.

[148] 张琴,孙平良,汤勇,等.中医治疗直肠脱垂研究进展[J].河南中医,2021,41(3):466-469。

[149] 张艳莉 毛刚.生物反馈及中医治疗对盆底松弛型便秘临床观察[J].贵州医药,2021,45(9):1450-1451.

[150] 张金明,崔永言,潘淑娟,等.应用脱细胞异体真皮植入 Bucks 筋膜下加大阴茎[J].中华整形外科杂志,2004,20(6):418-420.

[151] 中华医学会,中华医学会杂志社,中华医学会消化病学分会,等.慢性便秘基层诊疗指南(实践版.2019)[J].中华全科医师杂志,2020,19(12):1108-1114.

[152] 朱保平,胡礼泉,郑新民,等.国人阴茎血管神经的解剖及临床意义[J].中国实验外科杂志,1997,14(5):308-311.

[153] 朱辉,龙云,崔永言,等.阴茎部整形术的应用解剖学研究[J].中华整形外科杂志,2005,21(4):274-277.

[154] 李勤,吴溯帆.激光整形美容外科学[M].浙江:科学技术出版社,2012.

[155] 李朝阳,王延婷,王媛丽,等.阴道松弛综合征的临床治疗[J].中华医学美学美容杂志,2018,24(4):294-296.

[156] 李秀娟,陈亚萍.聚焦超声技术在妇产科领域的应用[J].中国现代医生,2011,(2):8-9.

[157] 李蕾,聂让让,王鲁文,等.阴道紧缩术联合点阵式 CO_2 激光治疗阴道松弛的临床研究[J].中国妇产科临床杂志,2019,20(4):308-311.

[158] 柯先莎,雷正权,孙子昕.近 5 年中医药治疗压力性尿失禁临床研究进展[J].辽宁中医药大学学报,2021,23(10):211-216.

[159] 樊云井,李欣迎,陶国振,等.山东省 3991 例男性勃起功能流行病学调查[J].中国性科学,2012:3-5.

[160] 毛卉,吴氢凯,邱雨,等.产后阴道压力与阴道表面肌电信号的相关性研究[J].同济大学学报(医学版),2018,39(6):19-23.

[161] 毛永江,黄泽萍,曹君妍,等.经会阴超声在女性膀胱膨出分型中的应用[J].中华超声影像学杂志,2014,239(8):694-696.

[162] 汪伟,刘文英,周洁敏,等.高强度聚焦超声治疗症状性子宫肌瘤的初步临床研究[J].中华超声影像学杂志,2002,(3):161-163.

[163] 游文佳.对妇科慢性宫颈炎治疗的分析与探讨[J].中外医疗,2012,(6):84.

[164] 潘铁军,李佳怡.女性压力性尿失禁的诊治进展[J].临床泌尿外科杂志,2019(6):417-421.

[165] 熊燃,邹建中.缩宫素在高强度聚焦超声治疗子宫肌瘤中的应用现状[J].临床超声医学杂志,2014,(16):619-621.

[166] 燕铁斌.物理治疗学[M].3版.北京:人民卫生出版社,2018.

[167] 王媛丽,高琳.能量仪器在女性阴道年轻化中的应用[J].中国计划生育和妇产科,2020,12(12):10-12,16.

[168] 王建六.中国女性生殖整复现状及展望[J].中国实用妇科与产科杂志,2017,33(1):55-58.

[169] 王恒才,王新生,申东亮.成人阴茎血管分布特点及其意义[J].中国临床解剖学杂志,1998,16(2):157-159.

[170] 王炜.整形外科学[M].浙江:科学技术出版社,1999.

[171] 中华医学会妇产科学分会妇科盆底学组.盆腔器官脱垂的中国诊治指南(2020年版)[J].中华妇产科杂志,2020,55(5):300-306.

[172] 程文洁,周传德.阴道年轻化手术的研究进展[J].组织工程与重建外科杂志,2021,17(4):363-367.

[173] 简麒超,宋进学,詹艺.应用阴囊前动脉皮瓣修复同种异体脱细胞真皮基质补片阴茎增粗术后皮肤坏死[J].中国美容整形外科杂志,2012,23(6):324-344.

[174] 罗光楠.阴道成形术[M].北京:人民军医出版社,2009.

[175] 罗冬梅.爱宝疗联合激光治疗宫颈糜烂的疗效观察[J].现代医院,2006,(9):73-74.

[176] 聂丽丽.小切口阴道后壁紧缩联合自体脂肪移植治疗中重度阴道松弛[J].中国医疗美容,2014,4:59.

[177] 胡守容,王玥,陈广兰,等.经直肠双平面高频超声对正常女性阴道形态的评估[J].中华医学超声杂志(电子版),2021,18(11):5.

[178] 董玉林,吴小蔚.同种异体脱细胞真皮补片移植矫正白膜型阴茎弯曲的临床价值[J].中华泌尿外科杂志,2012,33(2):146-148.

[179] 薛春雨,李孟,刑新,等.阴蒂肥大整复术进展[J].中国美容医学,2004,13(3):328-330.

[180] 许振付,张朝红,刘曼丽,等.佛山市顺德区流动人口成年男性生殖健康状况调查[J].中国男科学杂志,2013,35:8.

[181] 谢志红.女性生殖系统发育异常诊断治疗学[M].合肥:安徽科学技术出版社,2013.

[182] 赵丽君,王建六.射频技术在女性私密健康和年轻化中的应用[J].中国医疗美容,2021,11(2):113-116.

[183] 邓天勤,谢雨莉,阮建波,等.东莞市1812名流动男性勃起功能障碍流行病学调查[J].中国男科学杂志,2015:31-34.

[184] 邢新,欧阳天祥,李军辉,等.阴蒂成形术11例报告[J].中华整形外科杂志,2001,17(3):170-172.

[185] 郑勇,王斌,付荣华.中药联合生物反馈治疗盆底松弛型便秘的25例临床研究[J].临床医药文献电子杂志,2019,6(41):61-62.

[186] 郭青戈,陈思超,黄飞翔,等.中药联合穴位刺激治疗产后盆底功能障碍性疾病临床观察[J].浙江中西医结合杂志,2020,30(11):935-937.

[187] 陈娟,任远,朱兰.改良牛津肌力分级和盆底表面肌电评估女性压力性尿失禁患者盆底肌功能的相关性[J].中华医学杂志,2020,100(37):2908-2912.

[188] 陶灵,李世荣,孙建森,等.成人尸体阴茎延长长度的测量及其静脉淋巴管的解剖学观察[J].第三军

医大学学报,2005,27(10):997-999.

[189] 黄士元.聚焦超声治疗尖锐湿疣[J].中国民间疗法,2013,(1):77.

[190] 龙道畴,龙云,朱辉.龙式阴茎整复术[M].武汉:湖北科学技术出版社,2015.

[191] 龚宇航,张雪娟,党文珊,等.基于"治未病"理论探讨中医体质与产妇盆底肌力的关系[J].北京中医药大学学报,2021,44(3):232-237.

[192] SYDNEY R,COLEMAN,RICCARDO F,et al. Fat injection:from filling to regeneration. Second edition[M]. New York:Thieme,2017.

学习培训及学分申请办法

一、《国家级继续医学教育项目教材》经原卫生部（现为国家卫生健康委员会）科教司、全国继续医学教育委员会批准，由全国继续医学教育委员会、中华医学会联合主办，中华医学电子音像出版社编辑出版，面向全国医学领域不同学科、不同专业的临床医生，专门用于继续医学教育培训。

二、学员学习教材后，在规定时间（自出版日期起1年）内可向本教材编委会申请继续医学教育Ⅱ类学分证书，具体办法如下：

方法一：PC 激活

1. 访问"中华医学教育在线"网站 cmeonline. cma-cmc. com. cn，注册、登录。
2. 点击首页右侧"图书答题"按钮，或个人中心"线下图书"按钮。
3. 刮开本书封底防伪标涂层，输入序号激活图书。
4. 在个人中心"我的课程"栏目下，找到本书，按步骤进行考核，成绩必须合格才能申请证书。
5. 在"我的课程"－"已经完成"，或"申请证书"栏目下，申请证书。

方法二：手机激活

1. 微信扫描二维码 关注"中华医学教育在线"官方微信并注册。
2. 点开个人中心"图书激活"，刮开本书封底防伪标涂层，输入序号激活图书。
3. 在个人中心"我的课程"栏目下，找到本书，按步骤进行考核，成绩必须合格才能申请证书。
4. 登录PC端网站，在"我的课程"－"已经完成"，或"申请证书"栏目下，申请证书。

三、证书查询

在 PC 端首页右上方帮助中心"查询证书"中输入姓名和课程名称进行查询。

《国家级继续医学教育项目教材》编委会